ALLE ZEIT WACH 1842

Aktuelle chirurgische Onkologie

Festschrift zum 70. Geburtstag von Prof. Dr. Dr. med. h.c. mult. F. Linder

Herausgegeben von
A. Encke, K. H. Jungbluth, H.-D. Röher
und M. Trede

Mit 82 Abbildungen und 91 Tabellen

Springer-Verlag
Berlin Heidelberg New York 1982

Professor Dr. A. ENCKE, Zentrum Chirurgie, Abteilung für Allgemein- und Abdominalchirurgie, Theodor-Stern-Kai 7, 6000 Frankfurt/Main 70

Professor Dr. K. H. JUNGBLUTH, Chirurgische Universitätsklinik, Unfallchirurgische Abteilung, Martinistraße 52, 2000 Hamburg 20

Professor Dr. H.-D. RÖHER, Chirurgische Universitätsklinik, Robert-Koch-Straße 8, 3550 Marburg/Lahn

Professor Dr. M. TREDE, Chirurgische Klinik im Klinikum Mannheim der Universität Heidelberg

ISBN-13:978-3-642-68521-7 e-ISBN-13:978-3-642-68520-0
DOI:10.1007/978-3-642-68520-0

CIP-Kurztitelaufnahme der Deutschen Bibliothek. Aktuelle chirurgische Onkologie / hrsg. von
A. Encke ... – Berlin ; Heidelberg ; New York : Springer, 1982.

NE: Encke, Albrecht [Hrsg.]

Reproduktions-, Druck- und Bindearbeiten: Konrad Triltsch, Graphischer Betrieb, 8700 Würzburg
2123/3130/543210

Foreword

This Festschrift Volume prepared by the students and friends of Prof. Dr. med. F. Linder to honor the occasion of his 70th birthday presents a remarkable collection of interesting and important subjects in the field of surgical oncology. A fitting tribute it is, as Prof. Linder during his professional career has had a keen interest in oncology and has made important contributions to our knowledge in many of the diverse diseases discussed in this volume. But it is not alone the academic and professional career of this remarkable man that this volume salutes. It is the man himself who is honored; the man who has provided the stimulus, the encouragement and the leadership for the professional development of this group of distinguished contributors.

Professor Dr. med. F. Linder, or "Fritz" as he is affectionately known by surgeons in so many countries, is truly a "surgeon of the world". He is one of those rare individuals who has created such close personal friendships around the world that he would be welcomed, and would feel perfectly at home, in departments of surgery in many lands.

When visiting in Germany in 1950, I first heard of a brilliant young surgeon by the name of Fritz Linder, an Oberarzt in Professor Bauer's surgical clinic in Heidelberg, and I was pleased to learn a few months later that he had been appointed Direktor der Chirurgischen Universitätsklinik, Freie Universität, Berlin. Our lasting friendship began on a chilly, rainy April, 1952 morning at the Lichterfelde railroad station in Berlin and for the next two years we intermittently worked together at the West End Krankenhaus as Professor Linder began the development of a newly organized academic Department of Surgery and the establishment of one of the first cardiac surgery programs in Germany. I remember so well many pleasant mid-day meals at the Linder's home, 8 Oldenburg Allee, with his charming wife Ilsegret and sons Malte and Rupert. A few months after I arrived in Berlin, Professor Linder traveled to Los Angeles to become the first Visiting Professor of Surgery at our new UCLA School of Medicine and thereby established an exchange program between his Department and Los Angeles that continued for many years.

In 1962, he followed a long line of distinguished surgeons to become the tenth Direktor der Chirurgischen Universitätsklinik, Heidelberg. Under his leadership, the creative work of his Department has been recognized world-wide, and his students and associates have moved on to occupy important positions in German surgery and to develop outstanding academic and research programs of their own. It is the product of the academic endeavors in the field of surgical oncology by this next generation of "Linder" surgeons that make up this Festschrift.

Professor Linder has been honored by surgeons in his own land by election to the Presidency of the Deutsche Gesellschaft für Chirurgie and further honored by being named an Ehrenmitglied of that Association. International surgery has recognized his outstanding qualities by electing him President of the Société Internationale de Chirurgie and of the International Federation of Surgical Colleges. He has also received honorary fellowship in many surgical colleges and societies in other lands.

On the occasion of his 70th birthday, Professor Linder's surgical friends from around the world join the authors of this volume in saluting him and wishing him well in the years to come.

W.P. LONGMIRE

Inhaltsverzeichnis

Mitarbeiterverzeichnis

Dr. H. AMBERGER	Chirurgische Univ.-Klinik, Im Neuenheimer Feld 110, 6900 Heidelberg
Professor Dr. D. BOKELMANN	Chirurgische Klinik des Ev. Krankenhauses Bethesda, 4300 Essen-Borbeck
Professor Dr. R. DAUM	Zentrum Chirurgie, Abt. Kinderchirurgie, Im Neuenheimer Feld 110, 6900 Heidelberg
Dr. J. DOERTENBACH	Zentrum Chirurgie, Abt. f. Allgemein- und Abdominalchirurgie, Theodor-Stern-Kai 7, 6000 Frankfurt/Main 70
Professor Dr. A. ENCKE	Zentrum Chirurgie, Abt. f. Allgemein- und Abdominalchirurgie, Theodor-Stern-Kai 7, 6000 Frankfurt/Main 70
Professor Dr. K.-H. GRÖZINGER	Städt. Krankenhaus, Abt. f. Allgemeinchirurgie, Dhünnberg 60, 5090 Leverkusen 1
Professor Dr. O. HALLWACHS	Städt. Urologische Klinik, Grafenstraße 9, 6100 Darmstadt
Professor Dr. W. CH. HECKER	Kinderchirurgische Klinik im Dr. von Haunerschen Kinderspital, Lindwurmstraße 4, 8000 München 2
Dr. St. HEINRICH	Thoraxchirurgische Spezialklinik, Krankenhaus Rohrbach, Amalienstraße 5 6900 Heidelberg
Priv.-Doz. B.B. HENNINGSEN Chefarzt	Knappschafts-Krankenhaus, Abt. f. Allgemein- u. Unfallchirurgie, Schlierseer Straße 18, 8164 Hausham
Priv.-Doz. Dr. G. HOREYSECK	Chirurgische Univ.-Klinik, Robert-Koch-Straße 8, 3550 Marburg/Lahn
Priv.-Doz. Dr. E.C. HOTTENROTT	Zentrum Chirurgie, Abt. f. Allgemein- und Abdominalchirurgie, Theodor-Stern-Kai 7, 6000 Frankfurt/Main 70
Professor Dr. K.H. JUNGBLUTH	Abt. für Unfallchirurgie Universitätskrankenhaus Eppendorf, Martinistraße 52, 2000 Hamburg 20
Professor Dr. K. JUNGHANNS	Krankenhaus Ludwigsburg, Abt. Allgemeinchirurgie, Postfach 669, 7140 Ludwigsburg

Dr. B. KOPPER	Urologische Klinik, 6650 Homburg/Saar
Professor Dr. H. KREBS	Chirurgische Univ.-Klinik, Abt. f. Allgemeinchirurgie, Im Neuenheimer Feld 110, 6900 Heidelberg
Dr. H.-U. LANGENDORFF	Universitätskrankenhaus Eppendorf Abt. f. Unfallchirurgie, Martinistraße 52, 2000 Hamburg 20
Priv.-Doz. Dr. M.M. LINDER	Chirurgische Klinik im Klinikum Mannheim der Universität Heidelberg, Postfach 23, 6800 Mannheim 1
Dr. H. LÜLLIG	Thoraxchirurgische Spezialklinik, Krankenhaus Rohrbach, Amalienstraße 5, 6900 Heidelberg
Dr. C. MENNICKEN	Chirurgische Klinik im Klinikum Mannheim der Universität Heidelberg, Theodor-Kutzer-Ufer, 6800 Mannheim
Dr. H. MEYBIER	Chirurgische Univ.-Klinik, Abt. f. Allgemeinchirurgie, Im Neuenheimer Feld 110, 6900 Heidelberg
Professor Dr. G.H. OTT	Ev. Krankenhaus, Chirurgische Abteilung, Waldstraße 73, 5300 Bonn 2
Professor Dr. H.D. RÖHER	Chirurgische Univ.-Klinik, Robert-Koch-Straße 8, 3550 Marburg/Lahn
Professor Dr. W. SAGGAU	Chirurgische Univ.-Klinik, Abt. f. Spez. Thoraxchirurgie, Im Neuenheimer Feld 110, 6900 Heidelberg
Professor Dr. W. SCHMITZ	Chirurgische Univ.-Klinik, Abt. f. Spez. Thoraxchirurgie, Im Neuenheimer Feld 110, 6900 Heidelberg
Dr. R. SCHUNCK Oberarzt	Ev. Krankenhaus, Chirurgische Abteilung, Waldstraße 73, 5300 Bonn 2
Priv.-Doz. Dr. R. SEUFERT	Zentrum Chirurgie, Abt. f. Allgemein- und Abdominalchirurgie, Theodor-Stern-Kai 7, 6000 Frankfurt/Main 70
Dr. U. STEINAU	Zentrum Chirurgie, Abt. f. Allgemein- und Abdominalchirurgie, Theodor-Stern-Kai 7, 6000 Frankfurt/Main 70
Professor Dr. Dr. H.H. STORCH	Chirurgische Univ.-Klinik, Abt. f. Spez. Thoraxchirurgie, Im Neuenheimer Feld 110, 6900 Heidelberg
Dr. H. TOOMES	Thoraxchirurgische Spezialklinik, Krankenhaus Rohrbach, Amalienstraße 5, 6900 Heidelberg

Professor Dr. M. TREDE	Chirurgische Klinik im Klinikum Mannheim der Universität Heidelberg, Theodor-Kutzer-Ufer, 6800 Mannheim
Professor Dr. I. VOGT-MOYKOPF	Thoraxchirurgische Spezialklinik, Krankenhaus Rohrbach, Amalienstraße 5, 6900 Heidelberg
Professor Dr. J.F. VOLLMAR	Zentrum für Chirurgie, Abt. Chirurgie II, Steinhövelstraße 9, 7900 Ulm/Donau
Dr. E.U. VOSS Oberarzt	Department für Chirurgie, Abt. Gefäßchirurgie, Steinhövelstraße 9, 7900 Ulm/Donau
Dr. R.A. WAHL Oberarzt	Chirurgische Klinik, Zentrum f. Operative Medizin I, Robert-Koch-Straße 8, 3550 Marburg/Lahn
Professor Dr. M. ZIEGLER	Urologische Univ.-Klinik, 6650 Homburg/Saar

Ösophaguskarzinom

H. D. Röher und G. Horeyseck

Einleitung

Das Karzinom der Speiseröhre ist - abweichend von bestimmten Regionen in China, Südafrika und am Kaspischen Meer - unter der weißen westlichen Bevölkerung ein seltener bösartiger Tumor (ca. 3.000 Sterbefälle p.a. in Deutschland). Für die zweifelsfrei anspruchsvolle Behandlung mit oft genug nur begrenzten Erfolgsaussichten stehen jeweils allein oder in Kombination a) die Operation und b) die Megavoltbestrahlung zur Verfügung. Eine über 80.000 Patienten erfassende Sammelstatistik [5, 6] konnte summarisch belegen, daß letzten Endes die Resultate der alleinigen chirurgischen Therapie mit der radiologischen Therapie vergleichbar sind (Tabelle 1). Berücksichtigt man das Operationsrisiko vornehmlich im Hinblick auf eingriffsbedingte Letalität, so müßte die bloße Ergebnisbetrachtung die Strahlentherapie bei der Auswahl des bevorzugten Behandlungsweges begünstigen. Tatsächlich jedoch muß auch die Bestrahlung in etwa 50% mit Erfolglosigkeit oder Komplikationen rechnen wie mangelhafter Ansprechrate, fortdauernder Passagebehinderung und Ausbleiben der Schluckfähigkeit, Tumorblutung infolge Gefäßarrosion oder Ösophaguswandperforation mit nachfolgender Mediastinitis, schließlich durch Strahlen induzierten Tumorzerfall mit Entstehung von Ösophagotrachealfisteln. Da der überwiegenden Zahl aller Literaturmitteilungen Eingangskriterien in den jeweils gewählten Behandlungsweg anhand der individuellen Gegebenheiten und der Karzinomausdehnung, bzw. des körperlichen Zustandes der Patienten nur ungenügend zu entnehmen sind, muß ein Vergleich der Endresultate fragwürdig bleiben.

Tabelle 1. Vergleich operativer und radiologischer Therapie in einer Sammelstatistik

Von 100 Patienten mit einem Ösophaguskarzinom wurden	
[a]58 explorativ *operiert*	[b]51 palliativ *bestrahlt*
39 reseziert	49 kurativ bestrahlt
13 starben in der Klinik	
18 überlebten 1 Jahr	18 überlebten 1 Jahr
9 überlebten 2 Jahre	8 überlebten 2 Jahre
4 überlebten 5 Jahre	6 überlebten 5 Jahre

[a]Mittelwerte von 83.783 Patienten nach [5]   [b]Mittelwerte von 8.489 Patienten nach [6]

Auch wenn man von der geringen Hoffnung auf kurative Behandlung ausgeht (5-15% Fünfjahresüberlebensraten in westlichen Ländern) [2, 4, 11, 12], kann trotzdem durch die Aussicht auf eine angemessene Linderung durch Erhaltung der oralen Ernährungsfähigkeit die Operation als bevorzugte Behandlungswahl unterstützt werden. Verbesserte perioperative Therapiemaßnahmen und modifizierte Operationstechniken sollten zur Verbesserung der palliativen Ergebnisse, aber auch der Überlebensraten, beitragen können.

Klinik

Nach wie vor wichtigstes Leitsymptom aller Ösophaguserkrankungen ist die Dysphagie mit 75-90%. Bedauerlicherweise kann sie nicht im Sinne einer wirklichen Früherscheinung gewertet werden, da sie sich in der Regel erst bei einer Lumenverlegung von wenigstens 1/2 bis 2/3 deutlicher zu erkennen gibt. Diskretere Erscheinungen, wie bewußt wahrgenommenes Hinabgleiten der Speisen, selten einmal mit flüchtigem krampfartigem Schmerz, gehäufte Regurgitation oder leichte Refluxbeschwerden mit einer Häufigkeit zwischen 10 und 20%, erfahren meist nur ungenügende Beachtung. Bei 50-70% aller Patienten liegt meist ein schon bedeutsamer Gewichtsverlust vor. Ausgeprägtere retrosternale oder in den Rücken projizierte Schmerzen, das Auftreten von Heiserkeit und schließlich sogar bronchopulmonale Komplikationen geben Hinweise auf ein bereits fortgeschrittenes Tumorstadium. Nicht selten sind auch erst tast- und sichtbar vergrößerte Halslymphknoten mit nachfolgend gesichertem metastatischem Befall Ausgangspunkt für die Diagnose [12].

Diagnostik

Im Interesse einer verbesserungsbedürftigen Früherkennung ist auch bei nur diskreten Störungen des Schluckaktes zur differentialdiagnostischen Abgrenzung gutartiger ulzerierender Prozesse, von Strikturen und gutartigen Tumoren ein konsequentes Untersuchungsprogramm einzuhalten. Die Röntgenkontrastdarstellung der Speiseröhre ist mit der Durchleuchtungskontrolle zur Erfassung von irregulären Bewegungsabläufen, Etagenspasmen oder Wandstarre in tumornahen Abschnitten zu ergänzen. Neben der eigentlichen Tumordiagnose vermag das Ösophagogramm durch Nachweis der Schlängelungen und Achsenabweichungen Hinweise auf tiefere Wandinfiltrationen oder Nachbarschaftsinvasionen zu geben. Zusätzlich ist der Einsatz der Ösophagoskopie mit Möglichkeit der Biopsie und histologischem Befundnachweis obligatorisch. Vor allem für Frühbefunde besitzt die Endoskopie die größere Treffsicherheit. Durch gleichzeitige Anwendung des Vitalfarbstoffes Toluidinblau gelingt es offensichtlich zunehmend besser, suspekte Areale im Sinne von Frühveränderungen sichtbar und der gezielten Biopsie zugänglich zu machen. Mit zunehmender Erfahrung bewährt sich der Einsatz der Computertomographie: Einerseits zur Beurteilung der Tumorausdehnung, Eindringtiefe und Nachbarschaftsausdehnung sowie ferner zur Identifizierung regionär vergrößerter suspekter Lymphknoten [10]. Computertomographie bzw. Sonographie dienen zugleich dem Nachweis oder Ausschluß vorhandener Lebermetastasen.

Tumorpathologie

Die überwiegende Zahl aller bösartigen Ösophagustumoren sind Plattenepithelkarzinome unterschiedlichen Differenzierungsgrades. Lediglich im unteren Speiseröhrendrittel, vornehmlich unter den Voraussetzungen eines Endobrachyösophagus, werden - weniger als 10% - Adenokarzinome angetroffen. Die typische Ausbreitung des Speiseröhrenkrebses erfolgt longitudinal (nicht wie im übrigen Intestinaltrakt eher zirkulär). Dabei werden die äußerlich erkennbaren Tumorgrenzen durch Ausbreitung in der Submukosa meist beträchtlich überschritten (Abb. 1). Multi-

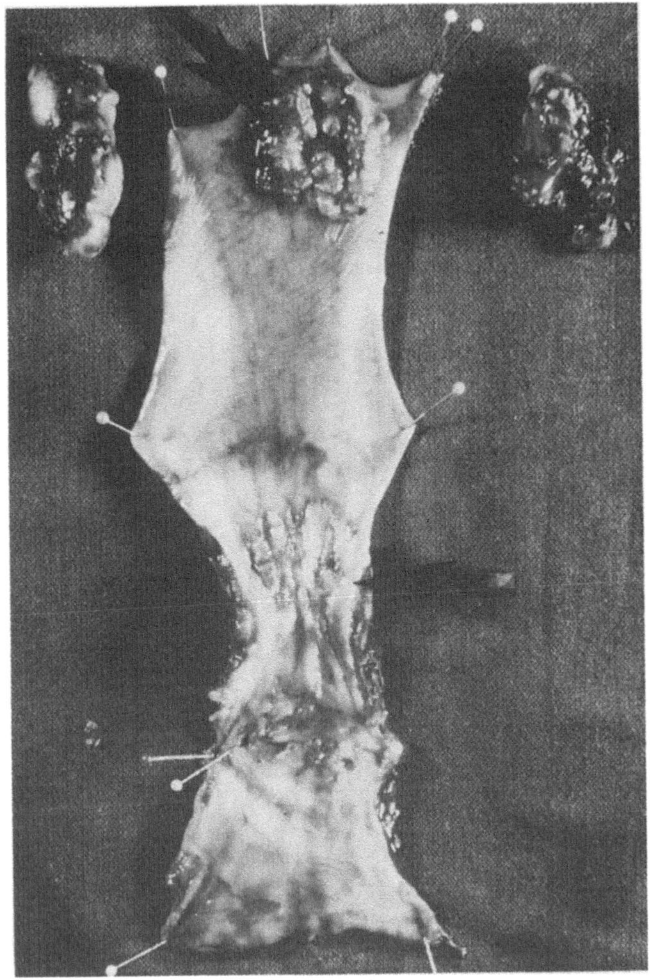

Abb. 1. Multizentrische Tumorlokalisation als Folge diskontinuierlicher Ausbreitung

zentrisches Auftreten von Tumorherden ist eher unwahrscheinlich, vielmehr entsprechen derartige Befunde einem intramuralen diskontinuierlichen Ausbreitungstyp. Die lymphogene Tumorausbreitung geschieht gleichfalls in kraniokaudaler Richtung und beteiligt im thorakalen Abschnitt die paraösophagealen, hilären und mediastinalen Lymphknoten, schließlich die zervikale Etage und nach distal subphrenisch die Lymphknotengruppen kardianahe kleinkurvaturseitig und am Truncus coeliacus (Abb. 2).

Nach einer repräsentativen Sammelstatistik [7] von insgesamt 2.400 Patienten betrifft die Tumorlokalisation mit 5% das obere Drittel, 40% das im Thorax gelegene mittlere Drittel, ca. 33% das untere Drittel und 22% die ösophagogastrale Übergangsregion (Abb. 2).

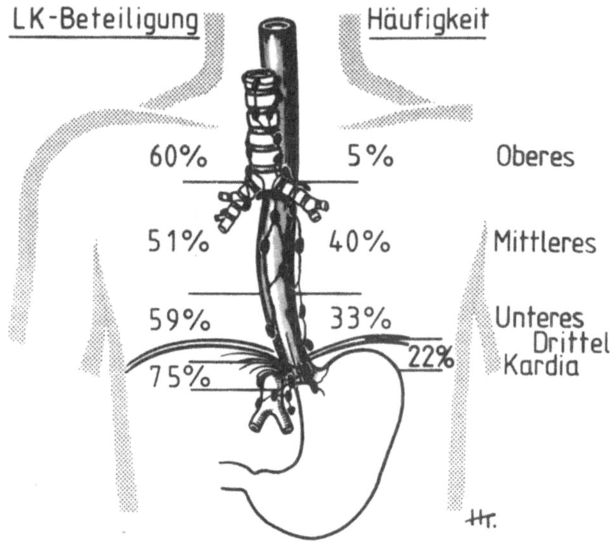

Abb. 2. Lymphknotenbeteiligung (*LK*) und Lokalisation. (nach 7)

Operationsstrategie

Aus der Lokalisationshäufigkeit, vor allem aber aus dem in Längsrichtung orientierten typischen Wachstumsverhalten der Speiseröhrenkarzinome ergibt sich die Forderung einer möglichst langstreckigen, in der Regel den gesamten thorakalen Abschnitt einbeziehenden Resektion der Speiseröhre. Nach den überzeugenden Erfahrungen im asiatischen Sprachraum [1, 13] hat die Verwendung des total mobilisierten Magens zur Ösophagogastroplastik auch in westlichen Ländern bevorzugte Anwendung gefunden. Die eigenen Erfahrungen des Ersatzes der langstreckig resezierten Speiseröhre stützen sich auf die konsequente Anwendung der totalen Magentransposition mit zervikaler Anastomosierung seit 1975. Die Bevorzugung des Magens als Interponat stützt sich auf seine überreiche Blutversorgung mit einem alle Zustromgebiete verbindenden intramuralen Anastomosennetz [3]. Selbst eine subtotale Skelettierung wird toleriert und gestattet, das Organ in Längsrichtung derart zu strecken, daß die Fundusregion in jeder beliebigen Höhe - auch zervikal - zuverlässig anastomosiert werden kann. Mehrfache Nahtvereinigungen werden dadurch überflüssig.

Operationstechnik

Bedeutsam für die Eingriffsequenz, aber auch strittig ist die Wahl des Zugangs zu den beteiligten Körperhöhlen nach Seite und Reihenfolge. Präoperative Diagnostik, vornehmlich die vorgefundene Tumorgröße und Darstellung im Röntgenbild und Endoskopie ergänzt durch die Computertomographie vermögen die Entscheidung dahingehend zu lenken, daß beim begrenzten Befund mit erwarteter guter Operabilität der thorakale Eingriff voransteht, während bei ausgedehnten Tumoren und ungünstiger Ausgangslage zunächst der Bauchеröffnung der Vorzug gebührt, um dadurch eine chancenlose Eingriffsausweitung zu vermeiden und lediglich auf ein Bypassverfahren auszuweichen.

Als Standardvorgehen hat sich uns - von Ausnahmen abgesehen - die *thorako-abdomino-zervikale* Operationsfolge bewährt. In schräger Linksseitenlage erfolgt zunächst die rechtsseitige Thorakotomie im 5. ICR. Die tumortragende Speiseröhre wird in ganzer Länge aus dem hinteren Mediastinum ausgelöst unter gleichzeitiger sorgfältiger Dissektion aller erreichbaren mediastinalen und hilären Lymphknoten. Die oralwärts gerichtete Absetzung der Speiseröhre erfolgt hoch in der Pleurakuppel. Beim nachfolgenden abdominellen Operationsakt wird der Magen unter Erhaltung der großkurvaturseitigen Gefäßarkade und des Zuflusses über die A. gastica dextra in üblicher Weise subtotal skelettiert und eine weitere Mobilisierung durch ein ausgedehntes Kochermanöver des Duodenums erzielt. Die tumortragende Speiseröhre wird unter Mitnahme eines größeren Abschnittes der kleinen Magenkurvatur unter Einschluß der hier lokalisierten Lymphknoten zwischen Klammernahtreihen abgesetzt (Abb. 3). Der gut elongierte Magenschlauch wird durch einen vorher präparierten retrosternalen Tunnel hoch verlagert und der für die Anastomose vorgesehene Fundusanteil über eine hockeyschlägerförmige Schnittführung an der linken Halsseite ausgeleitet. Die Anastomosierung von aboralem Speiseröhrenende und Magenvorderwand erfolgt durch allschichtige einreihige atraumatische Knopfnähte mit 3x0-Polyglycolfäden. Auf eine Pyloroplastik kann nach unserer Erfahrung ohne nachteilige Folgen für die Passage des langstreckig transponierten Magens verzichtet werden. Die nasogastrale Verweilsonde mit einer ausreichenden Zahl an größeren Löchern sorgt für eine zuverlässige Dekompression des Lumens. Eine postoperative Röntgenkontrolle des Operationsergebnisses zeigt Abb. 4. Diese Operationssequenz mit prinzipiell angestrebter linkszervikaler Anastomosierung gilt für alle Speiseröhrenkarzinome mit der häufigsten Lokalisation im mittleren Drittel. Bei Tumorsitz im unteren Speiseröhrendrittel und klinisch begrenztem Befund hat sich alternativ eine abdomino-rechts-thorakale Operationsfolge gleichfalls bewährt. Dabei wird der Eingriff mit intrapleuraler Anastomosierung des supraaortalen Speiseröhrenabschnittes an der Vorderwand des Magenfundus abgeschlossen (Abb. 5). Nur ver-

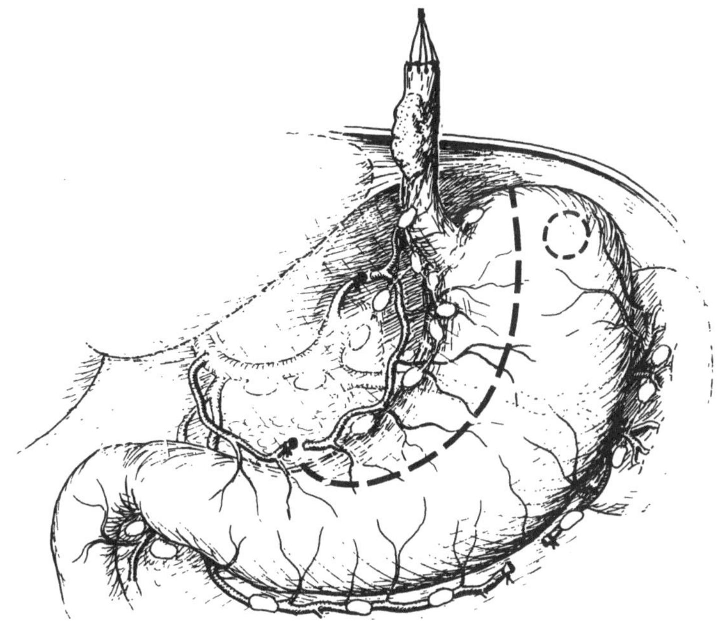

Abb. 3. Skelettierung des Magens und Gefäßversorgung; Resektionslinie mit *Markierung* der Anastomosenregion

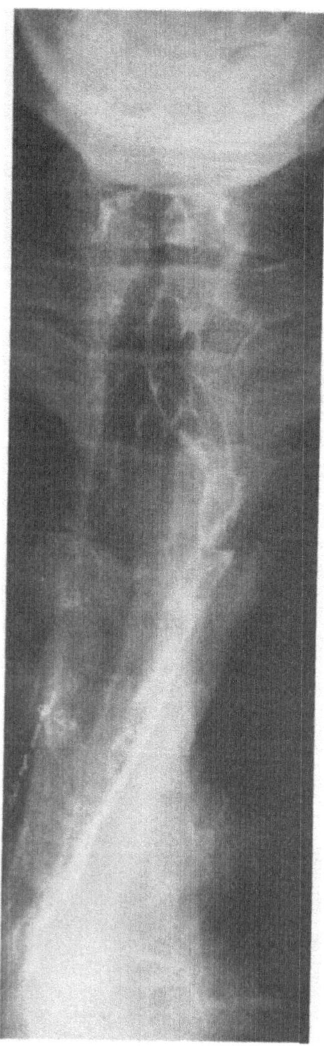

Abb. 4. Linkszervikale Transposition des Magens nach thorakaler Ösophagusresektion (Pat. C.N. 67 J.)

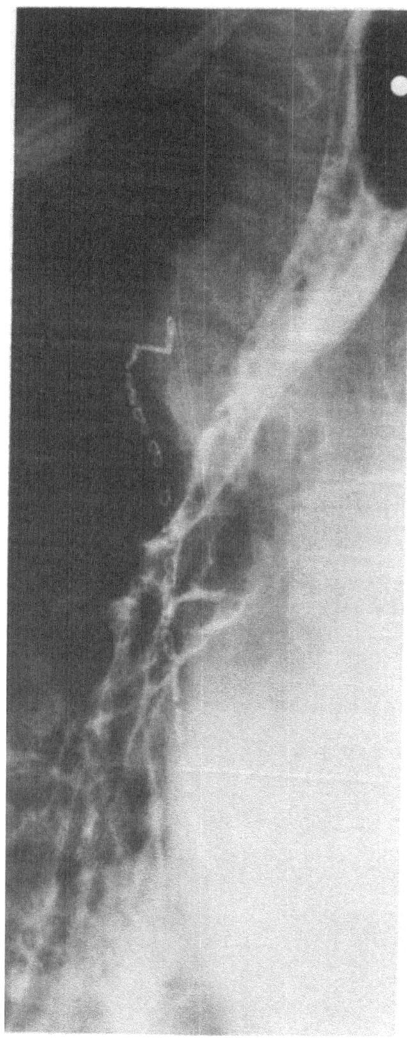

Abb. 5. Rechtsthorakale Ösophagogastroplastik bei Karzinom im unteren Speiseröhrendrittel (Pat. A.M. 68 J.)

einzelt haben wir auch bei Transposition des Magens in die rechte Pleurahöhle und Lage im hinteren Mediastinum die Anastomose extrathorakal an der rechten Halsseite ausgeführt.

Bypassverfahren zur Umgehung tumorbedingter Speiseröhrenverschlüsse und Wiederherstellung der Schluckpassage vermeiden eine Thorakotomie. Der Eingriff beschränkt sich auf die abdominelle Magenmobilisierung, die Transposition durch das vordere Mediastinum und die Anastomose an der linken Halsseite. Er findet Anwendung bei Risikopatienten im fortgeschrittenen Tumorstadium mit lokaler Ausbreitung in die Umgebung.

Eigenes Krankengut

In einem Zeitraum von etwa 5 Jahren haben wir konsekutiv 36 Patienten mit einem Ösophaguskarzinom nach dem dargestellten Verfahren der Magentransposition operiert. Es erfolgte keine strenge Selektion im Hinblick auf die zu erwartende operative Radikalität. Im Vordergrund der Bemühung stand die Wiederherstellung einer ungestörten Speisepassage. Bei 28 Patienten konnte der thorakale Ösophagus langstreckig reseziert werden, bei 8 Patienten wurde der Magen als Umgehungspassage unter Belassung der tumortragenden Speiseröhre nach dem Verfahren von Kirschner verwandt. In der Geschlechtsverteilung überwogen die Männer bei weitem; das Durchschnittsalter lag bei 58 Jahren und reichte von 44-78 Jahre (Tabelle 2). Zweimal war der Tumor im oberen, 27mal im mittleren und siebenmal im unteren Speiseröhrendrittel situiert. Nur in drei Fällen war der Tumor lokal begrenzt, in allen Fällen lag bereits ein regionärer Lymphknotenbefall vor. Ausnahmslos waren die anatomischen Magenverhältnisse für eine langstreckige Transposition geeignet.

Tabelle 2. Übersicht über das Krankengut

Ösophagus-CA -	Konsekutive Operationen 1975-1981 (30.6.1981)
Gesamt	36 Patienten (♂ 33 - ♀ 3)
Alter	58 Jahre (44-78 Jahre)
Lokalisation	2 mal oberes Drittel
	27 mal mittleres Drittel
	7 mal unteres Drittel
Tumorstadium	3 mal T_{1-2} N_O M_O
	23 mal T_2 N_{1-2} M_O
	10 mal T_3 N_{2-3} M_O

Komplikationen und Letalität

Bei 28 Patienten, die mit kurativer Intention einer langstreckigen thorakalen Ösophagusresektion unterzogen wurden, waren 4 Nahtinsuffizienzen zu verzeichnen, die bei 2 Patienten zu einer schweren Mediastinitis mit letalem Ausgang führten, während bei 2 Patienten eine spontane Ausheilung erfolgte. Von 8 Patienten, die ausschließlich unter dem Gesichtspunkt der Linderung bei weit fortgeschrittenem Tumorstadium mit Ausbreitung in die Umgebung und ösophagobronchialen Fisteln (n=7) im Sinne einer Bypassoperation operiert wurden, kam es in 4 Fällen zu einem Nahtbruch, davon 2mal mit letalem Ausgang. In dieser Patientengruppe fand sich einmal eine lokalisierte obere Magenwandnekrose, die zum Tode führte. Weiterhin verloren wir insgesamt 5 Patienten infolge nicht beherrschbarer kardialer oder bronchopulmonaler Komplikationen. Bei 4 Patienten entwickelte sich eine Stenose im Bereich der zervikalen Anastomose, die eine Bougierung erforderte.

In allen Fällen wurde eine ausreichende Schluckfähigkeit für feste Speisen wiederhergestellt (Tabelle 3).

Tabelle 3. Komplikationen und Letalität bei radikalen (resezierend) und palliativen (Bypass-)Eingriffen mit Magentransposition

	Radikal-OP N = 28	Bypass-OP N = 8
Nahtinsuffizienz	4 (2†)	4 (2†)
Magennekrose lokal		1 (†)
Myokardinfarkt	2 (2†)	
Pneumonie	1 (†)	
Lungenembolie	1 (†)	1 (†)
Anastomosenstenose	4	
Refluxbeschwerden	1	
Letalität	6 (21,4%)	4 (50%)

Diskussion

Zum langstreckigen Speiseröhrenersatz und zur Umgehung der tumortragenden Speiseröhre hat sich der Magen nach unserer Erfahrung als geeignetes Organ erwiesen. Zweifellos ist die Gesamtletalität mit 27% hoch, mag jedoch vor dem Hintergrund eines unselektierten, risikobelasteten und in der Regel in weit fortgeschrittenem Tumorstadium operierten Patientengutes verständlich sein. So weisen Ong et al. 1978 darauf hin, daß als wesentlicher Faktor für die Klinikletalität ein fortgeschrittenes Tumorstadium mit erheblicher Beeinträchtigung des präoperativen Allgemein- und Ernährungszustandes anzusehen ist. Während in den Ländern der westlichen Hemisphäre eine Letalität zwischen 16 und 32% [2, 7, 8, 11] angegeben wird, sinkt sie in asiatischen Ländern mit einem Vorsorgeprogramm zur Früherkennung des Speiseröhrenkrebses und einem hieraus resultierenden hohen Anteil begrenzter Tumorausbreitung auf etwa 4-5% [9]. Die hohe eingriffsbedingte Letalität, verbunden mit einer deprimierenden Fünfjahresheilungsquote, hat zwar manchen Chirurgen entmutigt, jedoch auch Belsey zu folgender Feststellung veranlaßt:

"The aim of surgery in the treatment of carcinoma of the esophagus should be the greatest benefit to the largest number of patients, the majority of whom are destined to die miserably unless relieved of their dysphagia.
The risks will be formidable, but no surgeon concerned with his statistics should be treating cancer of the esophagus. The patients will certainly concur with this philosophy."

Literatur

1. Akiyama H, Hiyama H, Hashimoto C (1976) Resection and reconstriction for carcinoma of the thoracic esophagus. Br J Surg 63:206
2. Belsey R, Hiebert CA (1974) An exclusive right thoracic approach for cancer of the middle third of the esophagus. Ann Thorac Surg 18:1
3. Buhr HJ, Röher HD, Horeyseck W, Schröder J (1980) Arterielle Blutversorgung des Magens bei Ösophago-Gastroplastik mit cervicaler Anastomose. Chirurg 51:511
4. Dillon MR, Mobin-Uddin K, Utley JR, Bryant LR (1974) What is rational treatment of the esophagus and cardia? J Thorac Cardivasc Surg 68:321
5. Earlam R, Cunha-Melo JR (1980) Oesophageal squamous cell carcinoma: I. A critical review of surgery. Br J Surg 67:381
6. Earlam R, Cunha-Melo JR (1980) Oesophageal squamous cell carcinoma: II. A critical review of radiotherapy. Br J Surg 67:457
7. Giuli R, Gignoux M (1980) Treatment of carcinoma of esophagus. Ann Surg 192:44
8. Heck HA, Rossi NP (1980) Esophageal and gastroesophageal junction carcinoma. Cancer 46:1873
9. Kasai M, Mori S, Watanabe T (1978) Follow-up results after resection of thoracic esophageal carcinoma. World J Surg 2:543
10. Lackner K, Weiand G, Köster O, Engel K (1981) Cumputertomographie bei Tumoren des Ösophagus und Magens. Fortschr Roentgenstr 134:364
11. Lawler MR, Gobbel WG, Killen DA, Daniel RA (1969) Carcinoma of the esophagus. J Thorac Cardiovasc Surg 58:609
12. Linder F (1976) Tumoren der Speiseröhre. Therapiewoche 26:318
13. Ong GB, Lam KH, Wong J, Lim TK (1978) Factors influencing morbidity and mortality in esophageal carcinoma. J Thorac Cardiovasc Surg 76:745

Magenfrühkarzinom

M. M. Linder und C. Mennicken

Die japanische Gesellschaft für Gastroenterologische Endoskopie hat 1962 das Magenfrühkarzinom neu definiert und in 5 Formen unterteilt. Durch das Aufblühen der Endoskopie, das gezielte Untersuchen der Operationspräparate und die Verbreitung der TNM-Einteilung ist diese Frühform des Magenkrebses auch in chirurgischen Kliniken international zunehmend erkannt und behandelt worden. Chirurgische Langzeitergebnisse liegen heute erst aus Japan vor, werden aber zunehmend auch in Europa mitgeteilt.

Definiert ist das Magenfrühkarzinom als Krebs, der Mukosa oder Mukosa und Submukosa infiltriert, unabhängig von Größe oder Lymphknotenmetastasen. Die endgültige Diagnose läßt sich somit erst am Operationspräparat stellen. Makroskopisch werden entsprechend der Wachstumsrichtung des Krebses 5 Formen unterschieden: Typ I ist ein polypoider Tumor, Typ II ein Tumor im Niveau der Schleimhaut (a) leicht erhaben, b) Mukosaniveau, c) leicht eingesenkt) und Typ III ein exkavierter oder ulzerierter Tumor. Bei der vereinfachten Zweiteilung in erhabene und eingesenkte Formen gehen die nur weitgehend im Schleimhautniveau wachsenden Krebse vor den beiden Extremen unter [9]. Häufig kommen die einzelnen Formen bei einem Kranken kombiniert vor. Histologisch hat sich die für das fortgeschrittene Magenkarzinom gültige Klassifizierung nach Laurén in den intestinalen und diffusen Typ durchgesetzt [7].

Häufigkeit

In Japan wird bei etwa 1,5% der Gastroskopien ein Magenfrühkarzinom entdeckt; diese Frequenz beträgt in Deutschland mit 0,36% nur ein Drittel [8]. Kobori findet in Japan bei knapp 29% von operierten Magenkrebskranken ein Frühkarzinom [6]. Bezogen auf die Resektionen bei Magenkrebs schwankt der Frühkarzinomanteil in Deutschland von 6,3% [14], 7% [1], 9,9% [12] bis 14,9% (Mennicken, Das Magenfrühkarzinom, in Vorbereitung) im eigenen Krankengut: 99 Resektionen und 5 Exzisionen von Magenfrühkarzinomen bei 663 Magenkrebsresektionen der Jahre 1970 bis 1980.

Alter und Geschlecht

In Deutschland liegt das mittlere Alter zwischen 57 und 62 Jahren (Mennicken, Das Magenfrühkarzinom, in Vorbereitung) [1, 2, 12], der Altersgipfel liegt meist im 7. Lebensjahrzehnt (s. auch Tabelle 1). Es überwiegen deutlich die Männer, die 57-68% der Magenfrühkarzinomkranken ausmachen (Mennicken, Das Magenfrühkarzinom, in Vorbereitung) [1, 2, 12, 15].

Tabelle 1. Häufigkeitsangaben des Magenfrühkarzinoms in den einzelnen Altersdekaden und Geschlechtsverteilung im eigenen Krankengut (1970-1980)

Dekade	31 - 40	3
	41 - 50	13
	51 - 60	22
	61 - 70	41
	71 - 80	23
	81	2
Gesamt		104
	Männer	68
	Frauen	36

Symptome

Nur etwa 5-7% der Kranken sind vor der Diagnosestellung völlig beschwerdefrei (Mennicken, Das Magenfrühkarzinom, in Vorbereitung) [12]. Schmerzen im Oberbauch geben 2/3 bis 3/4 der Patienten an (nüchtern, postprandial oder nahrungsunabhängig), Gewichtsverlust wird von 1/3 [12] bis 2/3 (Mennicken, Das Magenfrühkarzinom, in Vorbereitung) geklagt, an dritter Stelle folgen Blutungssymptome bei 13-24% der Kranken. Weitere unspezifische Symptome sind Völlegefühl, Übelkeit, Erbrechen, Sodbrennen und Appetitlosigkeit. Etwa die Hälfte der eigenen Patienten geben eine sog. "Magenanamnese" an. Schlag [15] beziffert die Verschleppungszeit vom ersten Symptom bis zur Diagnosestellung bei seinen Kranken auf 9-12 Monate. In Mannheim klagen mehr als die Hälfte (58%) über länger als 3 Monate bestehende Beschwerden (Mennicken, Das Magenfrühkarzinom, in Vorbereitung).

Risikofaktoren

Patienten mit Verwandten ersten Grades mit Magenkarzinom und solche mit der Blutgruppe A haben ein erhöhtes Karzinomrisiko. Echte Krebsrisikoerkrankungen sind:

1. Gastritis mit Epitheldysplasien, die auch bei perniziöser Anämie auf immunologischer Basis besteht,
2. proliferierende intestinale Metaplasie,
3. Epitheldysplasien bei chronischem Ulcus ventriculi,
4. Morbus Ménétrier mit seiner Riesenfaltenbildung,
5. multiple hyperplastische Polypen mit Dysplasien,
6. Zustand nach Magenoperationen [9, 12].

Rösch empfiehlt bei dieser relativ kleinen Gruppe von Risikopatienten regelmäßige Gastroskopien in 1- bis 2jährigen Abständen [13].

Diagnostik

Die Röntgendoppelkontrastmethode ergänzt nach Schlag die Gastroskopie und erhöht die diagnostische Sicherheit [15]. Die Hauptlast trägt die Endoskopie mit der Möglichkeit der Biopsie. Rösch [13] erreicht bei 77 Magenfrühkarzinomen durch Endoskopie mit Biopsie eine Trefferquote von 98%. Auch in Mannheim erhöht sich die Treffsicherheit durch die Biopsie von 72 auf 86%. Addiert man die verdächtigen Befunde, so erhöht sich die Verdachtsdiagnose auf 90% (s. auch Tabelle 2).

Tabelle 2. Treffsicherheit der Endoskopie einschließlich Biopsie beim Magenfrühkarzinom

	Positiv	Verdächtig	Negativ	Nicht durchgeführt
Endoskopie	75	20	8	1
Biopsie	86	5	9	1
	+ 3 (endoskopische Polypektomie)			

Lokalisation

Die Verteilung der Magenfrühkarzinome entspricht weitgehend der der fortgeschrittenen Karzinome, sie finden sich vorwiegend im Antrum und im Bereich der kleinen Kurvatur [9]. Nach Pichlmayr [12] liegen etwa 50% in der distalen Magenhälfte. Bei Schlag [15] und im eigenen Krankengut verteilen sich 53 bis 67% auf das distale, 38 bis 28% auf das mittlere, und 8 bis 5% auf das proximale Magendrittel.

Die Angaben über multifokales Auftreten schwanken von 0% im eigenen Krankengut bis 39% bei Grundmann [3], dazwischen liegen Mühe mit 6% [10], Schlag mit 9% [15] und Elster mit 21% [2].

Pathoanatomische Einteilung

Die makroskopische Klassifikation aus Japan (s. S. 10) wird in der Praxis meist vereinfacht durch Zusammenfassung der exulzerierenden Formen IIc und III. Dann ergibt sich für die einzelnen Formen im europäischen Schrifttum folgende Häufigkeitsangaben für Typ I (polypoide Form): 15% [4], und 23% (Mennicken, Das Magenfrühkarzinom, in Vorbereitung) [15]; für Typ IIa und b (oberflächliche Form mit erhabener oder bündiger Oberfläche): 8% [15] bzw. 11% im eigenen Krankengut. Die Häufigkeit der exulzerierenden Formen schwankt von 66% (Mennicken, Das Magenfrühkarzinom, in Vorbereitung), über 68% [15] bis 85% [4].

Histologisch gilt heute die Einteilung des Magenkarzinoms nach Laurén in intestinalen (z.B. differenziertes Adenokarzinom) und diffusen Typ (z.B. Siegelringzell- und anaplastisches Karzinom) [7]. Nur wenige Karzinome lassen sich den beiden Typen nicht zuordnen, in unserem Krankengut lediglich 3%. Der intestinale Typ ist deutlich häufiger als der diffuse Typ: 50% [2], 67% (Mennicken, Das Magenfrühkarzinom, in Vorbereitung) und 84% [1] gegenüber 16% [1], 30% (Mennicken, Das Magenfrühkarzinom, in Vorbereitung) und 44% [2].

Die Infiltrationstiefe in Mukosa und Submukosa ist in den einzelnen Zusammenstellungen unterschiedlich häufig. Allerdings korreliert der metastatische Befall von Lymphknoten positiv mit zunehmender Infiltration (Tabelle 3). Dies erklärt sich durch die reichliche Lymphgefäßversorgung der Tela submucosa (Mennicken, Das Magenfrühkarzinom, in Vorbereitung) [6, 12].

Tabelle 3. Angaben über Infiltrationstiefe und Lymphknoten-(*LK*-)Befall beim Magenfrühkarzinom in der Literatur

	Pichlmayr (1978)	Kobori (1979)	Mennicken (1981)
Mukosa	35	163	40
+ LK-Metastasen	1 (3%)	5 (3,1%)	2 (5%)
Submukosa	19	136	64
+ LK-Metastasen	4 (21%)	22 (16,2%)	5 (7,8%)
Gesamt	54	299	104

Therapie

Das Magenfrühkarzinom ist eine postoperative Diagnose. Wenn auch endoskopisch vor der Operation makroskopisch und mikroskopisch ein Verdacht geäußert werden kann, so muß der Kranke stadiengerecht nach den Regeln der Krebschirurgie operiert werden. Das beinhaltet eine sichere, vollständige Entfernung des Tumors in der Magenwand, der in etwa 1/4 der Fälle intraoperativ nicht getastet werden kann, und der drainierenden Lymphabflußgebiete. Neben der Lokalisation des Tumors können histologische Klassifizierung, Invasionstiefe und intraoperative Schnellschnittuntersuchungen der Lymphknoten in die Operationstaktik eingehen. Schließlich sind auch Allgemeinzustand und Risikofaktoren der Kranken von Bedeutung. Die Therapie reicht somit von der lokalen endoskopischen oder operativen Exzision über die verschiedenen Resektionsformen bis hin zur Gastrektomie. Die theoretisch vielleicht wünschenswerte Gastrektomie führt keine Arbeitsgruppe prinzipiell durch, obwohl sie bei jugendlichen Kranken mit diffusem Karzinomtyp oder Lymphknotenmetastasen angestrebt wird. Der Wert der verschiedenen Operationsformen bei den einzelnen Magenfrühkarzinomtypen kann z.Z. lediglich durch einige retrospektive Analysen erkannt werden. Nur in Japan gibt es Darstellungen, basierend auf Zehnjahresüberlebensraten (s. Abschn. "Prognose", S. 15).

Tabelle 4 stellt die Operationsmethoden von 3 repräsentativen Arbeitsgruppen dar (Mennicken, Das Magenfrühkarzinom, in Vorbereitung) [6, 12]. Die Gastrektomierate erreicht selbst in einer Klinik, die die

Tabelle 4. Operationsmethoden des Magenfrühkarzinoms bei 3 verschiedenen Arbeitsgruppen

	Kobori u. Mitarb. [6] 1963-1976	Pichlmayr u. Meyer [12] 1968-1977	Mennicken (in Vorbereitung) 1970-1980
Gastrektomie	16 (5,4%)	16 (28,6%)	16 (15,4%)
Resektion (distal, segmental oder proximal)	281 (94%)	39 (70%)	83 (80%)
Exzision	2	1	2
Polypektomie (endoskopisch)			3
Gesamt	299	56 (54 Pat.)	104

Tabelle 5. Letale postoperative Komplikationen beim Magenfrühkarzinom von 3 verschiedenen Arbeitsgruppen

	Dobroschke u. Mitarb. [1] 1961-1975	Pichlmayr u. Meyer [12] 1968-1977	Mennicken (in Vorbereitung) 1970-1980
Operierte Kranke	53	54	104
Anastomoseninsuffizienz	3	1	
Nachblutung, Abszeß	1		
Herzkreislaufversagen		1	
Lungenembolie	1		1
Pneumonie	1	1	2
Apoplex			1
Gesamtletalität	6 (11,3%)	3 (5,6%)	4 (3,8%)

prinzipielle Gastrektomie beim Magenkarzinom anstrebt, nur 28,6%. In unserem eigenen Krankengut von 1970-1980 liegt die Gastrektomierate bei allen resezierbaren Karzinomen über doppelt so hoch wie beim Magenfrühkarzinom: 218 (32,6%) Gastrektomien bei insgesamt 663 Resektionen. In diesem Verhältnis spiegelt sich der Versuch eines stadiengerechten Vorgehens wider.

Postoperative Komplikationen

Wegen des jüngeren Alters und des geringeren Krebsbefalls erleben Magenfrühkarzinompatienten postoperativ weniger Komplikationen, die Letalität ist deutlich geringer als bei fortgeschrittenem Krebs (Tabelle 5). Es überwiegen allgemeine, nicht von der Operation lokal bedingte Komplikationen. Die tabellarische Auswahl spiegelt außerdem wohl den historisch erwiesenen Fortschritt in der Magenkrebschirurgie wider (Mennicken, Das Magenfrühkarzinom, in Vorbereitung) [1, 12].

Prognose

Die Heilung und damit die Prognose des operierten Kranken mit einem Magenfrühkarzinom hängt von der vollständigen Entfernung des Tumors ab. Dies scheint bei dieser Krebsform durch lokale Maßnahmen möglich zu sein: Es darf somit kein Krebs an der Resektionslinie oder in nichtentfernten Lymphknoten zurückbleiben [11]. Honda (zit. nach Kidokoro [5]), berichtet über Zehnjahresüberlebenszeiten aus Japan: bei 1780 Kranken mit Magenfrühkarzinom lebten nach 5 Jahren 90%, nach 10 Jahren 1428 (80,2%) Patienten, nur 8,2% verstarben an Krebs. Für den *Mukosatyp* ergab sich eine Zehnjahresüberlebensrate von 82,5%, beim *Submukosatyp* von 74,4%. Außerdem beeinflußten *Lymphknotenmetastasen*, die beim Submukosatyp häufiger waren, die Überlebenszeit deutlich negativ. Schlag [15] findet besonders für den histologisch *diffusen* Magenfrühkarzinomtyp eine schlechte Fünfjahresüberlebensrate von 45% gegenüber 90% beim intestinalen Typ. Elster [2] bestätigt bei 215 auswertbaren Magenfrühkarzinomen die günstigere Prognose des *Mukosatyps*, bei *Multizentrizität* des Karzinoms verschlechtert sich die Prognose um 10%. Die unterschiedliche Prognose beim diffusen und intestinalen Typ kann durch die unterschiedliche Altersstruktur der Untergruppen erklärt werden. Im eigenen Krankengut beträgt bei 104 Magenfrühkarzinomen die einfache Fünfjahresüberlebensrate 72%. Nach Abzug der Operationsletalität und einer Alterskorrektur steigt diese Ziffer auf 84,5%. Eine detailliertere Analyse erlaubt dieses Krankengut nicht wegen der zu kleinen Fallzahl und der noch nicht ausreichenden Nachbeobachtungszeit.

Schlußfolgerungen

1. Die Frühdiagnostik des Magenkarzinoms muß durch erhöhte Aufmerksamkeit von Patient und Arzt bei entsprechender Symptomatik und den genannten Risikogruppen forciert werden .
2. Vorrangig kommt die Gastroskopie einschließlich der Biopsie zur Anwendung. Röntgenologische Doppelkontrastdarstellung kann eine wertvolle Zusatzmaßnahme darstellen.
3. Bei der Therapie gelten die bekannten Regeln der Karzinomchirurgie. Prinzipiell muß der gesamte Tumor mit den drainierenden Lymphwegen

entfernt werden. Bei Jugendlichen oder Patienten in gutem Allgemeinzustand, beim Submukosatyp, bei bestehenden Lymphknotenmetastasen, beim histologisch diffusen Typ oder bei proximaler Lokalisation erscheint die Gastrektomie erstrebenswert. Schlechter Allgemeinzustand und Risikofaktoren können einen eingeschränkten Eingriff bis hin zur endoskopischen Abtragung in Einzelfällen erfordern.

4. Eindeutige Aussagen wird erst die Analyse großer Fallzahlen mit einheitlicher Dokumentation über Zeiträume von 10 Jahren ermöglichen.

Literatur

1. Dobroschke J, Schwemmle K, Hermanek P, Rösch W (1976) Therapie-Ergebnisse beim Magenfrühkarzinom. Dtsch Med Wochenschr 101:1409-1412
2. Elster K, Wild A, Thomasko A (1980) Prognose des Magenfrühkarzinoms. Dtsch Med Wochenschr 105:949-953
3. Grundmann E (1978) Das Frühkarzinom des Magens. Therapiewoche 28:1160-1164
4. Johansen A (1976) Early gastric cancer. Springer, Berlin Heidelberg New York (Current topics in pathology, vol 63)
5. Kidokoro T, Serata S, Hayashida Y, Urabe M, Yamashita K, Watanabe S, Maekawa K (1980) Magenfrühkarzinom in Japan - Ergebnisse. In: Beger HG (Hrsg) Das Magenkarzinom. Thieme, Stuttgart, S 203-210
6. Kobori O, Machida T, Hosaka S, Kusama S, Shoji M, Ishikawa K (1979) Kritische Untersuchung der Todesfälle bei rezidivierten Magenfrühcarcinomen. Langenbecks Arch Chir 348:167-175
7. Lauren P (1965) The two histological main types of gastric carcinoma: Diffuse and so-called intestinal-type carcinoma. Acta Pathol Microbiol Scand 64:31
8. Miller G, Froelicher P (1980) Magenfrühkarzinome in Europa aufrund einer Umfrage 1974 bis 1978. In: Beger HG (Hrsg) Das Magenkarzinom. Thieme, Stuttgart, S 132-138
9. Mitschke H (1978) Pathologisch-anatomische Grundlagen der Krebsrisikoerkrankungen und des Frühcarcinoms des Magens. Chirurg 49:465-472
10. Mühe E, Hermanek P (1980) Therapie-Ergebnisse beim Magenfrühkarzinom. In: Beger HG (Hrsg) Das Magenkarzinom. Thieme, Stuttgart, S 214-217
11. Murakami T (1979) Early cancer of the stomach. World J Surg 3:685-692
12. Pichlmayr R, Meyer HJ (1978) Verfahrenswahl und Ergebnisse der operativen Behandlung von Krebsrisikoerkrankungen und Frühcarcinomen des Magens. Chirurg 49:479-484
13. Rösch W (1978) Endoskopische Diagnostik und Therapie bei Krebsrisikoerkrankungen und beim Frühcarcinom des Magens. Chirurg 49:473-478
14. Schlag P, Merkle P, Wetzel S, Rödl W, Meister H, Herfarth C (1978) Diagnostische und therapeutische Aspekte des Magenfrühkarzinoms. Dtsch Med Wochenschr 103:773-777
15. Schlag P, Merkle P, Altunbay S (1981) Das Magenfrühkarzinom. Chir Prax 28:245-253
16. Trede M, Mennicken C, Bohrer MH, Manegold BC (1981) Die chirurgische Behandlung des Magenfrühkarzinoms. Zentralbl Chir 106:1005-1015

Dünndarmtumoren

K.-H. Grözinger

Epidemiologie

Die *Häufigkeit* maligner Tumoren in den verschiedenen Abschnitten des Verdauungskanals ist außerordentlich variabel. Beispielhaft für ihre Seltenheit sind die in den 15 Jahren von 1958-1973 im Schwedischen Krebsregister aufgeführten 66 Fälle mit malignen *Dünndarmtumoren*. In einem Viertel der Fälle wurde diese Diagnose erst bei der Sektion von aus anderer Ursache Verstorbenen gestellt. Das Krebswachstum war bei 32 Patienten so weit fortgeschritten, daß bei der Erstdiagnose bereits Metastasen bestanden [1].

Miles und Mitarb. [11] beobachteten in 20 Jahren 79 maligne und 37 benigne Dünndarmtumoren bei 993.855 in der gleichen Zeit behandelten Patienten eines Krankenhauses, entsprechend einer Häufigkeit von 12 Kranken mit Dünndarmtumoren auf 100.000 stationäre Krankheitsfälle.

Aus vielen Einzelstatistiken wird ein mäßiges bis deutliches Überwiegen maligner Dünndarmtumoren gegenüber benignen Geschwülsten ersichtlich. Auffallend ist auch das häufige Vorkommen maligner Zweittumoren außerhalb des Verdauungstraktes, z.B. nach Reyes u. Talley [12] in mehr als 17%.

Die Frage, warum maligne Geschwülste im Dünndarm so selten vorgefunden werden, ist umstritten. Lowenfels [10] nannte u.a. als mögliche Gründe hierfür Besonderheiten der bakteriellen Besiedlung von Jejunum und Ileum, aber auch mechanische Faktoren wie die weiche Konsistenz des Dünndarminhalts oder die relativ kurze Verweildauer bei rascher Passage. Unter dem Eindruck einer deutlich höheren Frequenz von Dünndarmgeschwülsten nach immunsuppressiver Therapie hat er auch ein immunglobulinproduzierendes System im Dünndarm vermutet. In ähnlicher Weise diskutierten Croom u. Newsome [4] ein körpereigenes, dünndarmeigentümliches Schutz- und Abwehrsystem gegen bösartige Neubildungen.

In den seit unserer Publikation von 1970 (Literaturübersicht s. [7]) erschienenen Statistiken sind sowohl benigne als auch maligne Dünndarmtumoren ziemlich unterschiedlich verteilt. So fanden Reyes u. Talley [12] z.B. 38,4%, Wilson u. Mitarb. [14] 50% Adenokarzinome (Tabelle 1).

Vergleicht man die benignen mit den malignen Dünndarmgeschwülsten (Tabelle 2), sind besonders im Hinblick auf ihre *Lokalisation* deutliche Unterschiede zu erkennen. Beide Geschwulstformen finden sich in zunehmender Häufigkeit vom Duodenum über das Jejunum bis zum Ileum (Tabelle 3). Primär maligne Tumoren verteilen sich nach Bridge u. Perzin [2] zu 2/3 auf das Jejunum und zu 1/3 auf das Ileum. Für die verschiedenen pathologisch-histologischen Gewebeformen fanden Reyes u. Talley [12] einen bevorzugten Sitz in einzelnen Dünndarmabschnitten (Tabelle 4).

Tabelle 1. Häufigkeit maligner Dünndarmtumoren

Autoren	n	Adeno-karzinom	Karzinoid	Leioymo-sarkom	Lymphom
Reyes u. Talley [12]	62	16			
Geroulanos u. Mitarb. [6]	42	19	6	15	
Wilson u. Mitarb. [14]	96	48	37	11	
Miles u. Mitarb. [11]	79	22	31	10	15

Tabelle 2. Gut- und bösartige Dünndarmgeschwülste

Autoren	n	Maligne	Benigne
Cohen u. Mitarb. [3]	78	44	34
Geroulanos u. Mitarb. [6]	61	42	19
Miles u. Mitarb. [11]	116	79	37
Wilson u. Mitarb. [14, 15]	180	96	84

Tabelle 3. Verteilungsmuster gut- und bösartiger Dünndarmgeschwülste. (Nach [11])

Lokalisation	Anzahl der Fälle	[%]
Duodenum	18	15
Jejunum	41	35
Ileum	57	50

Tabelle 4. Überwiegende Lokalisation maligner Dünndarmtumoren. (Nach [12])

Duodenum	Adenokarzinom
Jejunum	Leiomyosarkom
Oberes Ileum	Lymphom
Terminales Ileum	Karzinoid

Klinik

Die von Dünndarmgeschwülsten verursachten *Beschwerden* sind meist uncharakteristisch. Sie können mit rezidivierenden Bauchschmerzen beginnen und über Blutungen bis zur partiellen oder totalen Obstruktion im Extremfall reichen. Viele Dünndarmtumoren sind völlig symptomfrei; z.B. waren 14 von 116 Patienten aus der Serie von Miles u. Mitarb. [11] ohne jegliche Beschwerden und wurden lediglich durch Zufall festgestellt.

Die vielfach fehlende oder nur geringfügige Symptomatik mag mit eine Ursache für die Verschleppung der Diagnose sein. Nach Miles u. Mitarb. [11] dauert das durchschnittliche Intervall zwischen ersten subjektiven Beschwerden und Sicherung der Diagnose 6,5 Monate. Bis zum Zeitpunkt einer chirurgischen Intervention kommt es deshalb auch bei oft mehr als 50% der Kranken zu Metastasen.

Als häufigstes *Symptom* primärer Adenokarzinome im Jejunum und Ileum fanden Bridge u. Perzin [2] eine Passagebehinderung bei 74% der Kranken. Andererseits ist der Dünndarmileus nur in 7% durch maligne Geschwülste verursacht, wie Stewardson u. Mitarb. [13] bei der Fahndung nach den Ursachen von Dünndarmpassagestörungen in 238 Fällen herausfanden. Mehr als die Hälfte aller Kranken mit Dünndarmtumoren klagte über Abdominalbeschwerden. Wiederkehrende Blutungen führen in 37% zur Anämie; 35% der Patienten klagten über Gewichtsverlust.

Neben dem Ileus als wichtigstem Akutsymptom geben auch massive Darmblutungen deutliche Hinweise auf Dünndarmtumoren. In einer Analyse der Blutungstypen bei Dünndarmerkrankungen gelangten Farthmann u. Eichen [5] zu der Erkenntnis, daß die Blutungsneigung von der Tumorpathologie beeinflußt wird. Danach können Hämangiome, neurogene Tumoren und Leiomyosarkome ein starkes, Karzinome, Lipome, Karzinoide und Lymphome ein mäßiges, und Adenome und Fibrome ein vergleichsweise geringes *Blutungsrisiko* heraufbeschwören.

Während bei den gutartigen Dünndarmtumoren alle Altersgruppen betroffen sein können - etwa 4-91 Jahre im Krankengut von Miles u. Mitarb. [11] - wird die zweite Lebenshälfte von malignen Geschwülsten bevorzugt. Die 62 Fälle von Reyes u. Talley [12] waren 50-70 Jahre alt; im Krankengut von Wilson u. Mitarb. [14] waren 96 Patienten 31-83 Jahre alt. In allen Serien findet sich ein leichtes Überwiegen des männlichen Geschlechts.

Therapie

Weil bis zu 30% der Dünndarmtumoren erst während einer Laparotomie wegen Ileus oder anderer Ursachen festgestellt werden, kann die geplante oder intraoperativ notwendig werdende Intervention für den erwarteten Operationserfolg verschiedener Art sein. Eine lokale Tumorausbreitung limitiert naturgemäß den chirurgischen Behandlungserfolg ebenso wie regionaler Lymphknotenbefall und intra- und/oder extraabdominale Fernmetastasen. Nach Kerremans u. Mitarb. [9] ist eine kurative Dünndarmtumorresektion nur erfolgversprechend, wenn bei der histologischen Schnellschnittuntersuchung die regionalen Lymphknoten tumorfrei sind. Das lange Intervall zwischen Erstsymptomen und Diagnosestellung ist auch die Ursache für die geringe Zahl kurativer Operationsmöglichkeiten. Im Krankengut von Miles u. Mitarb. [11] kam bei 79 bösartigen Dünndarmtumoren nur noch in 36 Fällen eine kurative Chirurgie in Frage. 43 Patienten mußten palliativ operiert werden.

Inwieweit andere Behandlungsformen bei malignen Dünndarmtumoren nützlich sind, bleibt fraglich. Jedenfalls sind von radionuklearen Therapieversuchen ebensowenig Erfolge zu erwarten, wie von einer adjuvanten Polychemotherapie. Dies gilt auch weiterhin, obwohl Hillemand u. Mitarb. [8] über bescheidene Behandlungsergebnisse mit 5-Flurouracil bei sehr seltenen malignen Zottengeschwülsten des Dünndarms berichteten.

Behandlungsergebnisse

Wenn allerdings die chirurgische Behandlung vor einem Befall regionaler Lymphknoten oder vor einer allgemeinen Metastasierung maligner Dünndarmtumoren den Krebsherd vollständig eliminieren kann und die Kontinuität der Dünndarmpassage rekonstruiert wird, besteht nicht nur eine Fünfjahresüberlebenschance, sondern auch eine absolute Heilungsmöglichkeit. Die Fünfjahresüberlebenschance ist nach Wilson u. Mitarb. [14] immerhin in 20% aller Fälle gegeben. Miles u. Mitarb. [11] nennen für kurativ operierte Kranke mit malignen Dünndarmtumoren eine Fünfjahresüberlebensquote von 41%, aber auch eine Zehnjahresüberlebensquote von 21%. Hier spielen sicher Altersfaktoren eine begünstigende Rolle, wie die Hauptverteilung bösartiger Dünndarmtumoren in der zweiten Lebenshälfte unterstreicht.

Nach dem eingangs zitierten schwedischen Krebsregister überleben 67% ein Duodenalkarzinom um 1 Jahr und 18% um 5 Jahre. Dies lenkt den Blick auf den Zusammenhang zwischen der Lokalisation der malignen Dünndarmtumoren und ihrer Prognose. Die örtliche Nähe zu lebenswichtigen Organen ist im Duodenum besonders hoch, jenseits der Flexura duodenojejunalis praktisch zu vernachlässigen. Dementsprechend ist die Prognose weiter aboral lokalisierter Tumoren auch günstiger zu beurteilen. Reyes u. Talley [12] gaben dafür ein eindrucksvolles Beispiel: nach dem Sitz des bösartigen Dünndarmtumors sind die Aussichten am besten bei Geschwülsten im Ileum, weniger gut im Jejunum und am schlechtesten im Duodenum.

Zusammenfassung

Die seltenen malignen Dünndarmtumoren kommen als Adenokarzinome überwiegend im Duodenum, als Leiomyosarkome im Jejunum, als Lymphome im oberen Ileum und als Karzinoide im terminalen Ileum vor. Als Zufallsbefunde oder als Verursacher von Passagestörungen werden Dünndarmtumoren häufig entdeckt, wenn bereits Metastasen bestehen. Prognostisch ungünstig ist eine hohe Tumorlokalisation.

Literatur

1. Alwmark A, Andersson A, Lasson A (1980) Primary carcinoma of the duodenum. Ann Surg 191:13
2. Bridge MF, Perzin KH (1975) Primary adenocarcinoma of the jejunum and ileum. A clinico-pathologic study. Cancer 36:1876
3. Cohen A, McNeill D, Terz JJ, Lawrence W (1971) Neoplasms of the small intestine. Am J Dig Dis 16:815
4. Croom RD, Newsome JF (1975) Tumors of the small intestine. Am Surg 41:160
5. Farthmann EH, Eichen R (1977) Chirurgische Behandlung der intestinalen Blutungen. Chirurg 48:219
6. Geroulanos S, Messmer B, Hahnloser P (1972) Primäre Dünndarmtumoren. Helv Chir Acta 39:241
7. Grözinger KH, Schüler HW (1970) Dünndarm-Tumoren. Z. Gastroenterol 8:471
8. Hillemand P, Roux M, Delavierre P, Muller JM (1972) Les tumeurs villeuses dégénérées du jéjunoiléon. Ann Med Interne (Paris) 123:623
9. Kerremans RP, Lerut J, Penninckx FM (1979) Primary malignant duodenal tumors. Ann Surg 190:179
10. Lowenfels AB (1973) Why are small-bowel tumours so rare? Lancet I:24
11. Miles RM, Crawford D, Duras S (1979) The small bowel tumor problem. Ann Surg 189:732
12. Reyes EL, Talley RW (1970) Primary malignant tumors of the small intestine. Am J Gastroenterol 54:30
13. Stewardson RH, Bombeck CT, Nyhus LM (1978) Critical operative management of small bowel obstruction. Ann Surg 187:189
14. Wilson JM, Melvin DB, Gray GF, Thorbjarnarson B (1974) Primary malignancies of the small bowel: A report of 96 cases and review of the literature. Ann Surg 180:175
15. Wilson JM, Melvin DB, Gray GF, Thorbjarnarson B (1975) Benign small bowel tumor. Ann Surg 181:247

Dickdarmkarzinom

D. Bokelmann

In der Chirurgischen Universitätsklinik Heidelberg wurden von 1943-1980 insgesamt 1.551 Patienten mit Kolontumoren, einschließlich des Sigmas, behandelt. Besonders in den letzten zwei Jahrzehnten ist es zu einer beträchtlichen Steigerungsrate gekommen. Dies ist bedingt durch die absolute Zunahme dieser Karzinomformen, da die Bundesrepublik Deutschland heute den Ländern zuzuordnen ist, welche durch epidemisches Auftreten der Kolon- und Rektumkarzinome auch die höchste Rate an Sterbefällen haben. Die bekannten Dickdarmpräkanzerosen spielen hinsichtlich der Verursachung nur eine untergeordnete Rolle. Vor allen Dingen sind Umwelteinflüsse für die Entstehung verantwortlich zu machen, so daß in den hochindustrialisierten Ländern die Dickdarmkarzinomhäufigkeit auch am größten ist [2]. Diese Tatsache schlägt sich auch im Krankengut der Chirurgischen Universitätsklinik Heidelberg nieder. So wurden seit 1962 - dem Jahre, in dem F. Linder die Klinik übernahm - 977 Kolonkarzinompatienten behandelt, wobei das Verhältnis zwischen Männern und Frauen fast genau 1:1 betrug. Dabei ist bemerkenswert, daß bei dem früheren Überhang der Erkrankungshäufigkeit bei Männern, heute das Kolonkarzinom zu dem häufigsten Karzinom der Frau geworden ist.

Therapie

Nach Sicherung der Diagnose ist die kurative Behandlung durch chirurgische Therapie anzustreben, da keine andere Therapieform vergleichbare Resultate ergibt. Meistens handelt es sich um Patienten im höheren Lebensalter, oft sind es schwerkranke Patienten mit verminderter allgemeiner Resistenz, so daß die präoperative Vorbereitung von außerordentlich großer Bedeutung ist (Tabelle 1). Während in der Regel Elektrolyt- und Volumendefizite in kurzer Zeit ausgeglichen werden können, ist bei der meist vorausgegangenen Mangelernährung mit Hypo-

Tabelle 1. Maßnahmen zur präoperativen Vorbereitung für Koloneingriffe

Kardiale, pulmonale Vorbehandlung
Ausgleich von Wasser-, Elektrolyt- und Stoffwechselungleichgewichte (schlackenfreie Kost, Infusionstherapie)
Mechanische Darmreinigung (orale Abführmaßnahmen, Reinigungseinläufe, orthograde Darmspülung)
Darmentkeimung (schwerresorbierbare Antibiotika)

proteinämie selbst bei intravenöser Hyperalimentation nur selten genügend Zeit vorhanden, um den Ausgleich herbeizuführen. Die präoperative Vorbereitung ist aber mitentscheidend für den Erfolg von Dickdarmeingriffen.

Besondere Bedeutung hat die lokale Darmvorbereitung. Neben oralen Abführmaßnahmen und wiederholten Reinigungseinläufen, die für den Patienten eine erhebliche subjektive Belastung darstellen, hat sich die orthograde Darmspülung, die wir seit 1976 durchgeführt haben, als erstaunlich wirksam und gut verträglich erwiesen. Kontrovers ist bis heute die präoperative Darmentkeimung durch schwer lösliche Antibiotika. Der unbestrittene Effekt der verminderten Infektions- und Anastomoseninsuffizienzrate, bedingt durch die größere Keimarmut bzw. nahezu Keimfreiheit, wird aber durch eine temporäre Vernichtung der natürlichen Darmflora erkauft. Wir haben daher keine Antibiotika mehr angewandt, sondern halten eine sorgfältige mechanische Darmreinigung und eine schonende Anastomosentechnik unter peinlicher Beachtung der Asepsis für ausreichend.

Die Ausdehnung der typischen, klassischen Dickdarmresektionen wird durch den Lymphabfluß und die Gefäßversorgung bestimmt (Abb. 1a,b).

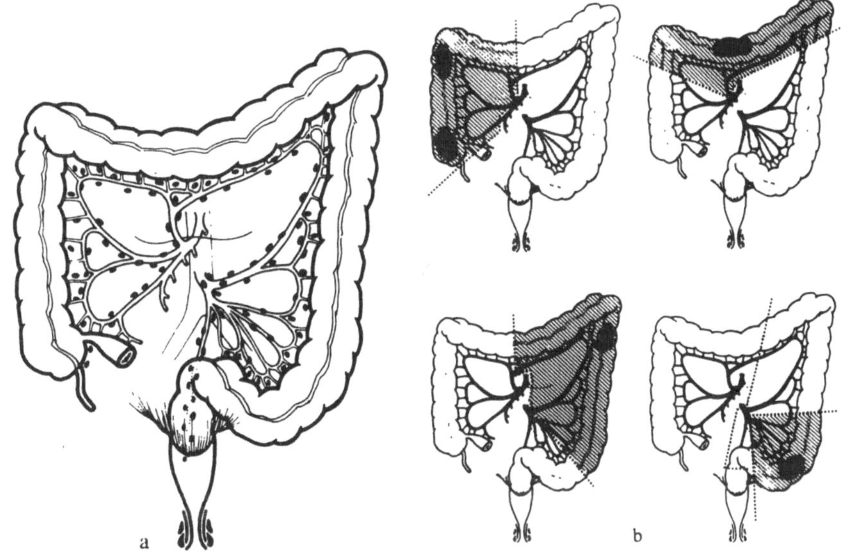

Abb. 1. a Lymphknoten der 1. und 2. Station; b typische Resektionen beim Dickdarmkrebs. [6]

Der Lymphabfluß erfolgt in der ersten Station tangential zur Darmwand und in der zweiten Station entlang der großen Mesenterialgefäße. Die Lymphknoten der ersten Station können nur gemeinsam mit den entsprechenden Darmabschnitten, die der zweiten nur mit den zugehörigen ernährenden Gefäßen radikal entfernt werden. Von 1962-1980 wurden 824 Resektionen des Kolons durchgeführt (Tabelle 2). Zur Operationstaktik stellt sich vor allem die Frage der ein- oder mehrzeitigen Resektion. Liegt ein Ileus vor, so haben wir bei rechtsseitig gelegenen Stenosen bei gutem Allgemeinzustand des Patienten die primäre Resektion mit End-zu-End Anastomose durchgeführt. Dies ist bei linksseitig gelegenen

Stenosen nicht die Regel. Bei diesen Patienten wurde zwei- oder dreizeitig vorgegangen: primäre Kolostomie, dann Resektion mit Anastomose und spätere Anus-praeter-Rückverlagerung. Gelegentlich wurden die beiden letzten Eingriffe in einer Sitzung durchgeführt. Bei der Betrachtung der Wertigkeit der operativen Behandlung in den Zeiträumen vor 1962 und danach (Tabelle 3) zeigt sich, daß die Resektionsquote von 67,4 auf 84,3% angestiegen ist. Es wird daraus deutlich, daß die Indikationsstellung zur Tumorentfernung in dem späteren Zeitabschnitt beträchtlich erweitert werden konnte, was sich an der größeren Zahl der erweiterten Eingriffe und auch der palliativen Resektionen zeigt. Entsprechend ist die Zahl der Patienten, bei denen keine Operation oder nur eine palliative Umgehungsanastomose vorgenommen wurde, beträchtlich kleiner.

Tabelle 2. Zusammenstellung der radikalen und palliativen Kolonresektionen von 1962-1980

Operationsart	Radikal	Palliativ	Gesamtzahl
Hemikolektomie rechts	166	31	188
Transversumresektion	111	18	126
Hemikolektomie links	91	10	103
Sigmaresektion	360	37	407
Gesamt	728	96	824

Tabelle 3. Wertigkeit der operativen Behandlung bei 1.551 Kolonkarzinompatienten in den Zeiträumen 1943-1961 und im Vergleich von 1962-1980

Wertigkeit der operativen Behandlung	1943 - 1961 n	[%]	1962 - 1980 n	[%]
Radikal	293	51,0	534	54,6
Erweitert radikal	49	8,5	109	11,2
Palliative Tumorresektion	37	6,4	127	13,0
Erweiter palliativ	8	1,4	54	5,5
Resektionsquote	387	= 67,4	824	= 84,3
Palliativ ohne Tumorresektion	146	25,4	95	9,7
Keine Operation	41	7,1	58	5,9
Gesamt	574	100%	977	100%

Die Diskussionen über die Art der Anastomosentechnik sind noch nicht abgeschlossen. Experimentell ist erwiesen, daß die einreihige, mehrschichtige Naht durch geringere Stenosierung und verminderte Drosselung der Durchblutung an der Anastomose bessere Ergebnisse ergeben kann [7]. Wir haben aber gleichzeitig auch die zweireihige Naht durchgeführt, ohne dabei Nachteiliges gesehen zu haben. Ausschlaggebend für die primäre Wundheilung der Anastomose ist sicher die sorgfältige und gewebeschonende Operationstechnik, die peinliche Beachtung der Asepsis und die zarte Vorspannung der an den Darmsegmenten gelegten Fäden. Als Nahtmaterial verwenden wir nur noch resorbierbare synthetische Fäden aus Polyglykolsäure (Dexon). Zur tumorspezifischen Operationstaktik gehören neben der primären Ligatur des Gefäßstiels, der zum Resektionsgebiet führt, auch das Abbinden des zu- und abführenden Dickdarmschenkels, um eine intraluminale und intravasale Abschwemmung von Tumorzellen zu verhindern. Dazu gehört auch die En-bloc-Resektion der tumorbefallenen Darmteile mit weitem Sicherheitsabstand, des Mesokolons und möglicherweise von Nachbarorganen, sowie die geringstmögliche Traumatisierung des Tumorgebietes, welches so früh wie möglich nach Mobilisierung in eine Kompresse oder ein Bauchtuch eingehüllt werden soll, um eine direkte Berührung zu vermeiden.

Behandlungsergebnisse

Im unausgesuchten eigenen Krankengut betrug die Gesamtletalität in der Zeit von 1943-1972 beim Kolonkarzinom 21,4%. Diese war bedingt durch die hohe Zahl von Patienten, die mit einem primären Darmverschluß zur stationären Aufnahme kamen (285 Patienten = 28,6%), und durch den hohen Anteil älterer Patienten im fortgeschrittenem Tumorstadium. Seit 1972 ist durch die Änderung des Krankengutes und durch die besseren Möglichkeiten der präoperativen Vorbehandlung die Operationsletalität bei Wahleingriffen mit primärer Anastomose auf 5,6% gesunken.

Die Heilchance radikal operierter Kolonkrebskranker ist neben dem Alter und dem Allgemeinzustand des Patienten vor allem vom Tumorstadium abhängig. Zur Beurteilung ist der Vergleich mit der Absterbekurve der Normalbevölkerung wichtig, denn nur die Differenz zur Absterbekurve Kolonkarzinomkranker ergibt das eigentliche Krebssterberisiko an (Abb. 2). Die Abweichung von der Absterbekurve der Normalbevölkerung ist bei lokaler Begrenzung des Tumors ohne Lymphknotenbeteiligung vergleichsweise gering, wobei der Unterschied zwischen kleinen Primärtumoren (T 1, 2) und größeren Primärtumoren (T 3, 4) im wesentlichen dadurch bedingt ist, daß die Zahl der später auftretenden Metastasen und Lokalrezidiven bei den größeren Tumoren höher ist als bei den kleineren Tumoren. Aber auch bei den Tumoren mit regionaler Metastasierung beträgt die Fünfjahresüberlebensrate noch 34%, während die Kurven der Patienten, die zum Zeitpunkt der Erstoperation bereits Fernmetastasen hatten, einen dramatisch schlechten Verlauf nehmen. Da das Durchschnittsalter des untersuchten Kolonkarzinompatientenkollektivs 63 Jahre betrug, wurde auch die entsprechende altersbezogene Absterbekurve der Normalbevölkerung in Vergleich gesetzt.

Jeder radikal operierte Kolonkarzinompatient unterliegt der Gefahr einer Rezidiventstehung. Als Ursache des lokalen Rezidivs müssen bei zu sparsamer Resektion die intramurale Tumorausbreitung und der Befall regionaler Lymphknoten, und außerdem die Implantation von Tumorzellen durch die Manipulation angesehen werden.

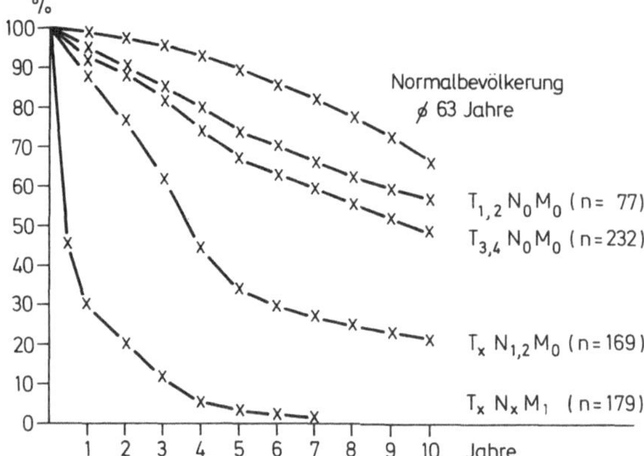

Abb. 2. Überlebenszeiten bei Kolonkarzinompatienten in Abhängigkeit vom Tumorstadium (ohne Frühkarzinome oder präinvasive Formen) bei Primärdiagnose vor 1969

Beim Kolonkarzinom fanden wir im eigenen Krankengut (untersuchtes Kollektiv: N = 609) in 11,7% lokale Rezidive [2]. Zwei Drittel aller lokalen Rezidive (65,2%) traten innerhalb der Zweijahresgrenze nach der Primäroperation auf. Anders verhält sich diese Kurve, wenn man Lokalrezidive und Auftreten von Metastasen prüft. Im Gesamtkollektiv aller Kolonkarzinompatienten, die bis 1972 radikal operiert wurden, konnten wir 152 Patienten hinsichtlich des Auftretens von Lokalrezidiven und Metastasen untersuchen. In dieser Gruppe fand sich in 75% innerhalb der Zweijahresgrenze ein Fortschreiten des Tumors, wobei die lokalen Rezidive früher auftraten als die Fernmetastasen. Gegenüber dem Gesamtkollektiv der radikal operierten Patienten überlebten insgesamt nur 12% die Fünfjahresgrenze (Abb. 3). Bei dieser Untersuchung wurden nur die Patienten mit einem Lebensalter unter 65 Jahren untersucht, da die lokalen Rezidive und Metastasen sich prognostisch bei älteren Menschen völlig anders verhalten. Das Tumorwachstum ist

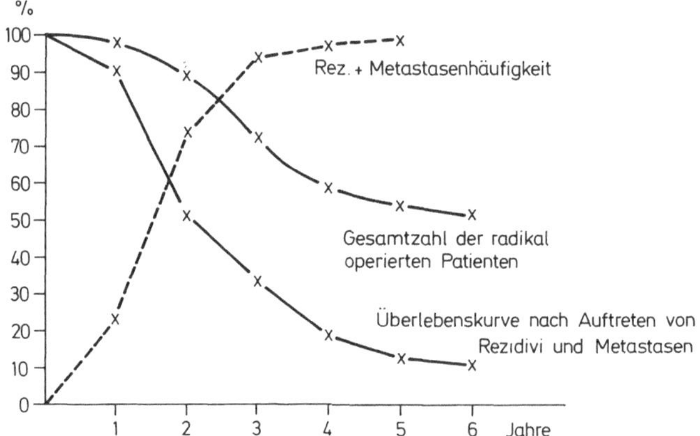

Abb. 3. Auftreten von Metastasen und Rezidiven (---) mit Einfluß auf die Überlebensrate nach radikalen chirurgischen Primäroperationen bei Patienten unter 65 Jahren (n=152)

beim älteren Menschen sehr stark verlangsamt, so daß diese Patienten oft jahrelange Verläufe zeigen und häufig an interkurrenten Erkrankungen und nicht tumorbedingt versterben. Die Tumorstadienverteilung der radikal operierten Primärtumoren zeigte bei 58 Patienten, die später ein lokales Tumorrezidiv erlitten, ein erhebliches Überwiegen der T-3- und T-4-Tumoren (Tabelle 4). Bei der Altersverteilung der Patienten mit Lokalrezidiv fand sich ein deutlicher Schwerpunkt um das 50. Lebensjahr.

Tabelle 4. Tumorstadienverteilung der radikal operierten Primärtumoren bei 58 Patienten mit Kolonkarzinomrezidiven

	N 0	N 1	N 2	
T 1	0	0	0	
T 2	2	0	0	2
T 3	24	5	1	30
T 4	19	7	0	26
Gesamt	45	12	1	58

Durch den verhältnismäßig kleineren Anteil an jüngeren Patienten im gesamten Krankengut zeigt sich besonders deutlich, daß die jüngeren Altersgruppen bevorzugt von Rezidiven befallen werden (Abb. 4). Die Geschlechtsverteilung liegt mit 53% Männern und 47% Frauen im Normbereich, so daß Geschlechtsfaktoren keine wesentliche Rolle spielen dürften. Wichtiger war die Lokalisation, da das Colon descendens und das Sigma eindeutig häufiger befallen wurden. Am wahrscheinlichsten

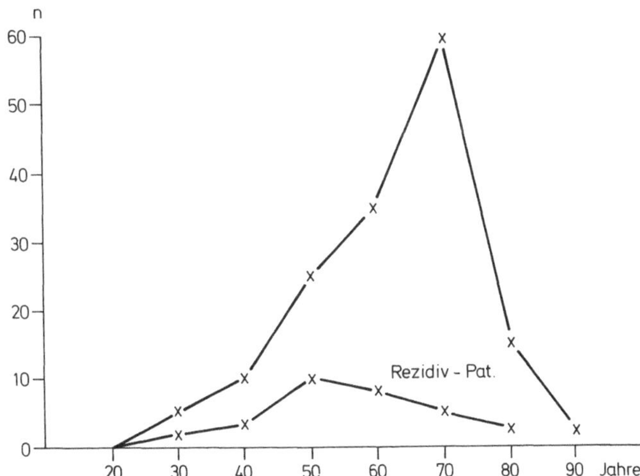

Abb. 4. Altersverteilung der Patienten mit Kolonkarzinomrezidiv gegenüber dem Gesamtkollektiv der radikal Operierten

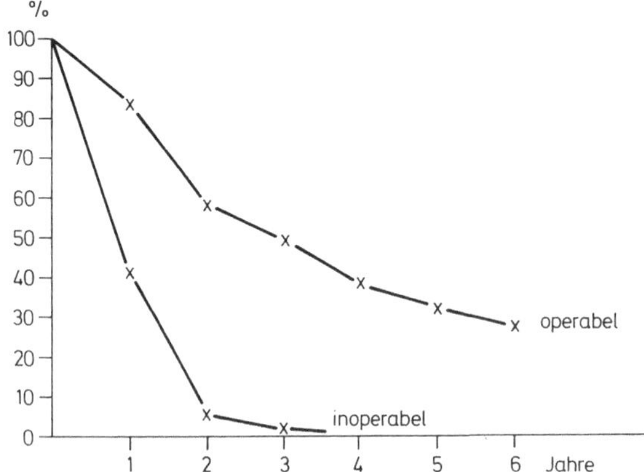

Abb. 5. Überlebenszeiten bei erfolgreicher Rezidivoperation bei Kolonkarzinomrezidivpatienten gegenüber inoperablen Patienten (n=78)

ist, daß die Entstehungsursache in einer zu sparsamen Resektion liegt. Da das linkseitige Kolon und das Sigma durch Resektionen besonders leicht durchblutungsgefährdet sind, neigt der Chirurg bei dieser Lokalisation dazu, daß Mesokolon und das Mesosigma nur schonend zu entfernen. Für diese Erklärung sprechen auch die Untersuchungen von Wright u. Mitarb. [11], die an der ileokolischen Anastomose nach rechtsseitiger Hemikolektomie nur selten Rezidive fanden.

Prognose der Rezidiverkrankung

Für die Prognose der Kolonrezidive spielt die frühzeitige Entdeckung eine entscheidende Rolle. Darauf hat Dunphy bereits 1947 hingewiesen [5]. So findet sich bei radikal operierten Kolonkarzinomrezidiven eine Fünfjahresheilung von 32%, während die palliativ resezierten Patienten - ebenso wie solche, bei denen andere palliative Maßnahmen ohne Resektion durchgeführt wurden - nach 3 Jahren verstorben waren (Abb. 5). Bemerkenswert ist, daß bei einer Latenzzeit zwischen Primärtumoroperation und Entdeckung des Rezidivs unter 3 Jahren eine nochmalige Radikaloperation nur in 37% der Fälle möglich war, während bei einer Latenzzeit von über 3 Jahren die Radikaloperation in 82% der Fälle möglich wurde.

Ein besonders aktuelles Problem stellt die Frage dar, ob beim Vorhandensein von Lymphknotenmetastasen die operativen Eingriffe beschränkt werden sollten, bzw. ob auf die Tumorresektion verzichtet werden muß. Linder [8] hat immer wieder darauf hingewiesen, daß auch bei fortgeschrittenen Tumoren die palliative Tumorresektion den Patienten vor schmerzhafter oder belästigender lokaler Tumorausbreitung und Tumorzersetzung mit allen Folgen bewahrt. Die Überlebenszeit wird nicht verlängert, aber die Lebensqualität wird dadurch entscheidend verbessert. In jüngster Zeit wird die aktuelle Frage wiederholt diskutiert, ob beim Auftreten von Lebermetastasen die Indikation zur Tumorresektion eingeschränkt werden und sich die Eingriffe in diesen Fällen nur auf palliative Maßnahmen beschränken sollen. Die Entfernung von Lebermetastasen kann durchaus einen günstigen Effekt auf den Verlauf des Tumorleidens nehmen. So lag die Fünfjahresüberlebensrate bei Patienten mit Lebermetastasen, die durch Metastasektomie oder durch Teilresektion der Leber behandelt wurden, bei 24% (Tabelle 5). Auf diese Tatsache hatten kürzlich Trede u. Raute [10] wieder hingewiesen. Wir streben auch bei diesen Fällen eine radikale Operation an. Bei inoperablen Lebermetastasen ist die Desarterialisation der Leber, durch die es zu einer Nekrotisierung der Lebermetastasen kommen kann, eine weitere Behandlungsmöglichkeit. Mit diesem Verfahren haben wir allerdings nur wenig Erfahrung sammeln können.

Tabelle 5. Überlebenszeit nach Resektion von Lebermetastasen nach kolonrektalem Karzinom bei 21 Patienten im Vergleich mit einem früheren Kollektiv ohne Resektion

Überlebenszeit in Jahren	ohne Resektion n=135 [%]	mit Resektion n	[%]
1	38	15/21	71
2	20	13/21	62
3	12	9/21	43
4	8	6/21	28
5	4	5/21	24

Die adjuvanten Behandlungsverfahren der Kolonkarzinome sind wenig befriedigend. So hoffnungsvoll die Ergebnisse der Vorbestrahlung und Nachbestrahlung von Adenokarzinomen des Rektums sind, so muß die Bestrahlung des Kolonkarzinoms mit Zurückhaltung beurteilt werden. Wegen der z.T. schweren Schädigung gesunder Organe der Umgebung als Folge der ungewollten Mitbestrahlung, ist die Indikation zur Strahlentherapie bei fortgeschrittenen Kolonkarzinomen nur bei Ausnahmefällen zu stellen.

Auch die Chemotherapie ist noch unbefriedigend, da niedrige und kurzfristige Remissionsraten von nur 20-40% eine Anwendung lediglich in ausgewählten Fällen gestatten [4]. Hinsichtlich der Remissionsraten erweist sich die Polychemotherapie der Monotherapie überlegen. Besonders bei jüngeren Patienten mit fortgeschrittenen Karzinomen ist nach durchgeführter operativer Behandlung der frühzeitige Einsatz der Chemotherapie in der postoperativen Phase zu einer Verbesserung der Langzeitergebnisse zu erwägen. Es ist daher in der weiteren Behandlung eine enge Kooperation zwischen Chirurgen, internistischen Onkologen und in Einzelfällen mit dem Radiologen anzustreben.

Zusammenfassung

Von 1943-1980 wurden 1.551 Patienten mit Kolontumoren, einschließlich des Sigmas, behandelt. Seit 1962 hat sich die Resektionsquote von 67,4 auf 84,3% anheben lassen, was sich besonders in der Steigerung der erweiterten Eingriffe und der palliativen Resektionen zeigt.

Durch Verbesserung der präoperativen Vorbereitung und der operativen Technik haben sich die Behandlungsergebnisse in den vergangenen 2 Jahrzehnten entscheidend verbessern lassen.

Die Zahl der lokalen Rezidive beträgt 11,7%, wobei diese bei jüngeren Patienten häufiger sind als bei älteren. Durch Früherkennung läßt sich die Operabilität der Lokalrezidive in vielen Fällen noch erreichen. Bei fortgeschrittenen Tumoren sollte die Resektion des Primärtumors in jedem Fall angestrebt werden, wobei auch das Vorhandensein von Lebermetastasen keine Kontraindikation darstellt. Lebermetastasen sollten so weit wie möglich mitentfernt werden.

Die operative Behandlung der Kolonkarzinome ist trotz vieler bisheriger Fortschritte durch Verfeinerung der Operationstechnik und tumorspezifisches Vorgehen noch verbesserungsfähig. Die Möglichkeiten der adjuvanten Therapie sind begrenzt. Trotz allem ist besonders bei jüngeren Patienten mit fortgeschrittenen Tumoren die interdisziplinäre Therapieplanung zur Verbesserung der Langzeitergebnisse notwendig.

Literatur

1. Bokelmann D, Drüner HU, Schulz U (1972) Klinik und Prognose der Kolon- und Rektum-Karzinome. Dtsch Med Wochenschr 97:1590
2. Bokelmann D (1977) Möglichkeiten der Operativen Krebsbehandlung: Dickdarmkarzinome. MMW 119:623
3. Bokelmann D (1979) Surgery of colo-rectal cancer. In: Thatcher N (ed) Digestive cancer, vol 9. Pergamon, Oxford New York, S 67
4. Drings (1979) Chemotherapeutische Möglichkeiten bei Dickdarmmalignom. In: Frommhold W, Gerhardt P (Hrsg) Erkrankungen des Dickdarms. Thieme, Stuttgart, S 97-104
5. Dunphy JE (1947) Recurrent cancer of the colon and rectum. N Engl J Med 237:111
6. Encke A, Bokelmann D (1979) Operative Behandlung von Dickdarmerkrankungen. In: Frommhold W, Gerhardt P (Hrsg) Erkrankungen des Dickdarms. Thieme, Stuttgart, S 141-149
7. Hell K, Allgöwer M (1976) Die Colonresektion. Springer, Berlin Heidelberg New York
8. Linder F (1971) Colon- und Rektumkarzinom. Langenbecks Arch Chir 329:302
9. Linder (1973) Carcinom of the rectum. Jpn J Surg 3:9
10. Trede M, Raute M (1981) Die Behandlung von Lebermetastasen bei Kolo-rektalen Karzinomen. Dtsch Med Wochenschr 106:492
11. Wright HK, Thomas WH, Cleveland JC (1969) The low recurrence rate of colonic carcinoma in ileocoloc anastomoses. Surg Gynecol Obstet 129:960

Rektumkarzinom

K. Junghanns und H. Amberger

Das Rektumkarzinom nimmt, wie der Kolonkrebs, in den letzten 30 Jahren in allen Ländern parallel zum steigenden Lebensstandard an Häufigkeit zu (Abb. 1 u. 2). Das Hamburger Krebsregister verzeichnete seit dem Krieg eine Verdoppelung der Zahl der Erkrankten [18]. In den USA ist die Zunahme noch deutlicher.

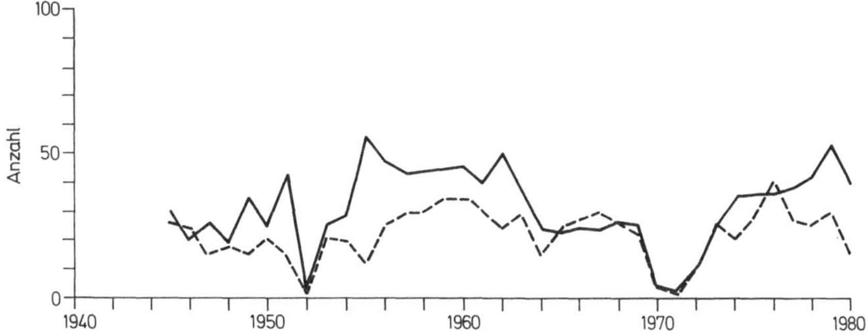

Abb. 1. Zunahme der Rektumkarzinome; ——— männliche Patienten, ---- weibliche Patienten (Chirurgische Universitätsklinik Heidelberg)

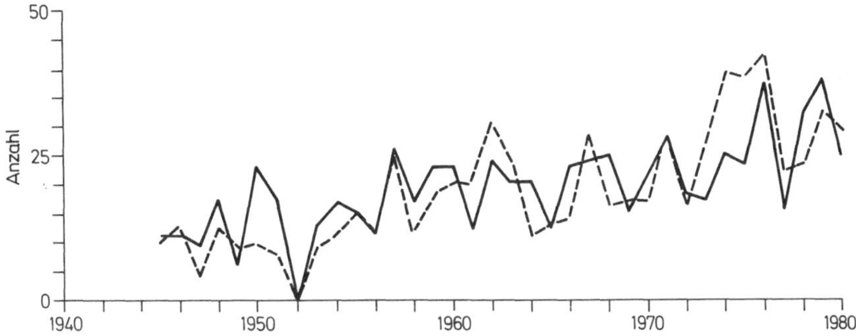

Abb. 2. Zunahme der Kolonkarzinome; ——— männliche Patienten, ---- weibliche Patienten (Chirurgische Universitätsklinik Heidelberg)

Epidemiologie und Ursachenforschung

Eine wesentliche Ursache für die zunehmende Häufigkeit des Rektumkarzinoms ist wahrscheinlich in einer Veränderung der Lebens- und Eßgewohnheiten zu suchen. Die immer hochwertiger werdende Nahrung führt zu einer verminderten Mengenzufuhr. Es werden weniger faserreiche oder voluminöse Speisen bevorzugt mit hoher Kalorienzahl. Dadurch vermindert sich die Stuhlmenge- und Frequenz. Bei allen epidemiologischen Untersuchungen scheint die abgesetzte Stuhlmenge in umgekehrter Relation zur Häufigkeit des Dickdarmkrebses zu stehen. Obstipation wird zur Volkskrankheit. Die längere Verweildauer des Stuhles im Darm führt zu einer verlängerten Kontaktzeit evtl. vorhandener Karzinogene mit der Dickdarmschleimhaut. Auch die Veränderung der bakteriellen Besiedlung des Darms kann eine Vermehrung der möglichen Karzinogene zur Folge haben.

Allein durch den normalen Abbau der Proteine im Kolon können karzinogene Metaboliten, z.B. Tryptophan, entstehen. Beim Tyrosinabbau treten karzinogene Phenole auf und Lysin/Arginin wird zu N-Nitrosamin abgebaut. Auch beim Abbau der Fette entsteht über Lecithin Methylamin, aus dem Dimethylhydrazin werden kann oder Dimethylamine, die zu N-Nitrosamin umgebaut werden, von deren maligner Potenz im Dickdarm wir uns selbst experimentell überzeugen konnten. Auch die Cholezystektomie wird als eine der möglichen Ursachen der Krebsentstehung im Dickdarm angeschuldigt. Experimentell fanden Werner u. Mitarb. [16] bei Gabe von Dimethylhydrazin 16% Kolonkarzinome, bei Gabe von DMH nach Cholezystektomie 70%. Aus Gallensäuremetaboliten entstehen karzinogene Substanzen, die bei längerer Einwirkungszeit eine Ursache für das vermehrte Auftreten von Dickdarmkrebs nach Cholezystektomie sein können. Auch statistische Analysen bestätigen eine Korrelation. Alkohol scheint auch ein Faktor zu sein, während Nikotin fraglich ist.

Durch Dimethylhydrazin und Methylnitronitrosoguanidin können tierexperimentell Dickdarmtumoren erzeugt werden, die den menschlichen Tumoren in ihrem morphologischen und klinischen Erscheinungsbild ähnlich sind. Sie entstehen fast ausschließlich auf dem Boden von Adenomen, in eigenen Experimenten bevorzugt am Anus praeternaturalis.

Als Präkanzerosen für das Rektumkarzinom werden neben den adenomatösen Rektumpolypen (besonders den villösen Adenomen), Colitis ulcerosa, Morbus Crohn, Zustand nach Dickdarmkrebs und familiäre Polyposen, Bestrahlung und Ureterosigmoideostomie angeführt. Bei der Colitis ulcerosa steigt das Risiko nach 10 Jahren auf 10%, nach 25 Jahren auf 40%. Bei Einpflanzung des Ureters in den Dickdarm liegt das Risiko, an Darmkrebs zu erkranken, 20mal höher als in der Normalbevölkerung.

Wie im Tierexperiment entstehen wohl auch im menschlichen Darm die meisten Karzinome auf dem Boden neoplastischer Polypen: villöser, tubulärer oder gemischter Adenome. Diese gelten als Präkanzerosen und sollten in jedem Falle entfernt werden.

Im Bereich des Rektums können die gestielten Polypen mit der Schlinge abgetragen werden und die breitbasigen transanal nach Unterspritzung und Umschneidung. Eine sorgfältige histologische Untersuchung in Serienschnitten muß immer vorgenommen werden, um bei maligner Entartung das Überschreiten der Muscularis mucosae zu beurteilen. Das Malignitätsrisiko steigt mit zunehmender Größe der Polypen [11].

Bei familiärer Polypose ist im Gegensatz zur Peutz-Jegher-Erkrankung immer mit maligner Entartung zu rechnen. Bis zum 35. Lebensjahr ist die Kolektomie in jedem Falle durchzuführen. Ileorektostomie ist nur bei sorgfältiger regelmäßiger Kontrolle des Rektumstumpfes bei vernünftigen und kooperativen Patienten zu vertreten.

Bei Morbus-Crohn-Befall des Dickdarms wird ebenfalls eine vermehrte Karzinomrate vermutet.

Zu den sorgfältig zu überwachenden Risikofällen gehören alle Patienten, die einmal eine Tumorresektion oder eine Polypentfernung im Dickdarm durchgemacht haben. Divertikulose und Divertikulitis gelten nach den meisten statistischen Untersuchungen nicht als Präkanzerosen.

Lokalisation, Diagnostik

Das Rektumkarzinom ist ein Tumor des höheren Lebensalters, im Mittel sind die Patienten zwischen 60 und 69 Jahren alt. Die Verteilung der Tumore in den 3 Abschnitten des Mastdarms ist etwa gleich. Ungefähr 30-40% aller Dickdarmkrebse befallen das Rektum. Fast die Hälfte der Mastdarmtumoren ist mit dem tastenden Finger zu erreichen, damit bleibt die digitale - rektale Untersuchung immer noch die billigste und effektivste Screening-Methode. Sie sollte nicht durch die einfachen Teste auf Blut im Stuhl ersetzt werden. Diese sind im positiven Fall zwar in 95% richtig, im negativen Fall auch in etwa 90% bei sorgfältiger Durchführung verläßlich. Leider ist die Beteiligung an Vorsorgeuntersuchungen mit unter 30% bei Männern noch viel zu gering; aber durch zunehmende Aufklärung wird sich dies sicher verbessern lassen. Insgesamt wird durch das zunehmende Bewußtwerden der Bedeutung des Rektumkarzinoms erwartet, daß der Krebs früher erkannt wird und damit auch letztlich die Gesamtbehandlungsergebnisse beeinflußt werden.

Besteht ein Verdacht auf Rektumkarzinom, so läuft die Untersuchung routinemäßig ab: rektaldigitale Untersuchung, Rektoskopie mit Probeexzision, Kolonkontrasteinlauf (Tabellen 1 u. 2). Nach Sicherung der Diagnose sollte eine urologische Untersuchung mit Zystoskopie und I.-v.-Pyelogramm erfolgen und bei Frauen auch die Vorstellung beim Gynäkologen.

Tabelle 1. Vorsorgeuntersuchungen auf Rektumkarzinom

a) Rektaldigitale Untersuchung
b) Test auf Blut im Stuhl
c) CEA-Bestimmung
d) Rektoskopie

Tabelle 2. Voruntersuchungen bei Rektumkarzinom

Rektoskopie mit Probeexzision
Intravenöses Pyelogramm
Zystoskopie
Gynäkologische Untersuchung
Kolonkontrasteinlauf

Indikation zur Operation

Die Operationsindikation ist bei allen entdeckten Rektumkarzinomen gegeben. Auch bezüglich des Alters und des Allgemeinzustandes werden die Grenzen immer weiter gesteckt. Auch über 85jährige werden wegen des Alters allein nicht als inoperabel betrachtet. Durch Ultraschall oder CT festgestellte Lebermetastasen sind keine Gegenindikation. Die einzige Grenze ist die lokale Inoperabilität, die immer erst in tabula festgestellt werden kann. Alternativ stehen beim Rektumkarzinom noch lokale Abtragung durch Elektroresektion oder Kryochirurgie zur Verfügung. Die Bestrahlung ist als Palliativmaßnahme in einigen Fällen, besonders bei starken Schmerzen, indiziert. Die Kryochirurgie befindet sich noch in den Anfängen und eine eventuelle immunologische Beeinflussung des Tumorwachstums wird noch diskutiert. Die Auswahl zur Palliativtherapie wird immer eine individuelle Entscheidung für den Einzelfall bleiben. Aber gerade bei sehr alten Patienten in reduziertem Allgemeinzustand, die auch mit einem Anus praeternaturalis nicht zurechtkommen, ist die lokale Abtragung eine erwägenswerte Alternative. Die Anlage eines Anus praeternaturalis als alleinige Maßnahme sollte immer so lange wie möglich hinausgeschoben werden. Der prophylaktische Kunstafter muß die Ausnahme bleiben.

Wahl des Operationsverfahrens und der Operationsvorbereitung

Die Routineoperation für das Rektumkarzinom ist die Rektumamputation, die je nach Tradition und Schule sakroabdominell (Bauer), abdominosakral (Miles, Quénu, Kirschner, Schmieden) oder simultan (Kirschner) ausgeführt wird. Die Rektumresektion von perineal oder bevorzugt von abdominell ist für die oberen Bezirke des Rektums bei kleinen Tumoren indiziert. Die aktuelle Diskussion über die Tiefe einer noch möglichen anterioren Resektion und Anastomosierung sollte nicht dazu verleiten, die Grundprinzipien der radikalen Tumorchirurgie zu vergessen. Die Euphorie, die durch die technische Vereinfachung bei der Anwendung der Nahtapparate entstanden ist, wird immer geringer, je schneller die Zahl der dann meist inoperablen Rezidive steigt. Die Erlanger Arbeitsgruppen um Hegemann u. Gall [9] haben sich sehr intensiv um die anteriore Resektion bemüht.

Die Einteilung des Rektums in Drittel mit je 4 oder 5 cm Länge hat sich bewährt, obwohl die jeweilige Zuordnung der Tumore wegen der Beweglichkeit der Schleimhaut unsicher bleibt. Wegen des meist gut abgrenzbaren Tumorwachstums im Dickdarm scheint ein Tumorabstand von 3 cm zur Resektionslinie ausreichend [11].

Es sollten also Tumoren des unteren Drittels auf jeden Fall durch Amputation behandelt werden. Erst bei einer Tumorhöhe von 7 cm an beginnt die Möglichkeit der anterioren Resektion. Die exakte Aussage ist meist erst intraoperativ nach Lösung des Rektums aus seinen Verankerungen möglich, wobei sich Frauen und schlanke Patienten leichter zur tiefen Anastomose eignen als Männer und Übergewichtige.

Eine vernünftige, dem Einzelfall angepaßte Auswahl der Patienten ist die beste Empfehlung. Die intraoperative Untersuchung der Lymphabflußwege kann die Entscheidung unterstützen [9, 11]. Sicher ist im Zweifelsfall gerade bei jüngeren Patienten dem radikaleren Vorgehen der Vorzug zu geben. Es bleibt immer noch die Regel mit wenigen Ausnahmen: alle mit dem Finger erreichbaren Tumore müssen abdominosakral operiert werden.

Bei Wahl des radikalen Verfahrens ist es von der jeweiligen Schule abhängig, ob sakroabdominell oder abdominosakral oder simultan operiert wird. Die sakroabdominelle Methode hat den Vorzug der größeren Sauberkeit und Schnelligkeit gegenüber dem abdominosakralen Vorgehen. Das beste Verfahren ist die simultane Operation, wenn die personelle und räumliche Situation es erlaubt.

Der Operationsablauf ist bei allen Verfahren ähnlich. Ob zum Schluß der Beckenboden durch das Peritoneum verschlossen werden soll, ist umstritten. Argumente für den Verschluß sind die Verhinderung von

Adhäsionen, übersichtlichere Verhältnisse bei Rezidiveingriffen und weniger Sakralhernien. Gegen den Verschluß spricht, daß die Peritonealnaht häufig aufgeht oder nicht möglich ist, und daß die Höhle hier kleiner ist und Komplikationen selten.

Der Vorbereitung zur Operation wurde in den letzten Jahren mehr Interesse gewidmet. Antibiotikagabe, Astronautenkost und präoperative orthograde Darmspülung werden diskutiert. Die Reinigung des Darms durch orthograde Spülung mittels einer Duodenalsonde hat sich hier, einen ausreichenden Allgemeinzustand vorausgesetzt, bestens bewährt [1]. Außerdem scheint die perioperative Gabe von Antibiotika die Zahl der Wundinfekte zu reduzieren, ohne daß die Gefahr einer bakteriellen Selektion oder verschlechterten Anastomosenheilung besteht.

Strahlentherapie und Chemotherapie

Schon seit 1920 ist die Strahlentherapie des Rektumkarzinoms in der Diskussion. In den letzten Jahren hat die präoperative Bestrahlung durch die positiven Ergebnisse einiger Studien Auftrieb erhalten. Es gibt bisher jedoch noch keine einheitliche Meinung über die Art, Dosierung und den günstigsten Zeitpunkt der Bestrahlung, da die meisten - auch die großangelegte EORTC-Studie - noch nicht genügend Fälle über einen ausreichend langen Zeitraum beobachtet haben. Die postoperative Bestrahlung bei palliativ operierten oder nicht resezierbaren Patienten ist bei genügend gutem Allgemeinzustand ebenso indiziert wie die Bestrahlung bei inoperablen Rezidiven mit erheblichen Schmerzen [13]. Durch die präoperative Bestrahlung ist möglicherweise bei T_3- und T_4-Tumoren eine bessere Operabilität zu erreichen.

Die Chemotherapie zeigt beim Adenokarzinom des Rektums nur geringe Remissionsraten. Sie werden zwischen 10 und 40% je nach verwendetem Schema angegeben. Sicher sollte die Auswahl der Patienten individuell erfolgen und man sollte sie nur bei deutlicher Progredienz des Tumorleidens und gutem Allgemeinzustand anwenden. Bei alten Patienten und terminalen Stadien ist die Zytostatikatherapie nicht angezeigt [10].

Ergebnisse und Prognosen

Im Vergleich zu anderen Krebslokalisationen im Abdomen hat der Mastdarmkrebs eine relativ günstige Prognose. Auch die postoperative Letalität, die vom Tumorstadium und Alter des Patienten abhängt, ist gering. Sie wird i. allg. zwischen 4 und 15% angegeben [9]. Die Fünfjahresheilziffern sind abhängig vom Tumorstadium und liegen zwischen 4 und 66% (Tabelle 3). Die Fünfjahresheilziffer aller Patienten liegt zwischen 24 und 50% (Tabelle 4), im eigenen Krankengut bei 35,4% (Abb. 3).

Es ist damit zu rechnen, daß sich bei zunehmender Zahl im früheren Stadium operierter Tumore die Ergebnisse verbessern werden. Nur eine exakte Analyse der jetzigen Operationsergebnisse und ein Vergleich mit den Zahlen früherer Jahre, in denen auch bei höhersitzenden Rektumtumoren immer radikal amputiert wurde, kann zeigen, ob die zunehmende Indikationsausweitung zur anterioren Resektion nicht doch eine Abnahme der günstigen Prognose des Rektumkarzinoms zur Folge hat.

Tabelle 3. Fünfjahresüberlebensziffern (Chirurgische Universitätsklinik Heidelberg). (Nach Bokelmann [4] u. Encke [7]

Tumorstadium	Anzahl der Patienten	Fünfjahres-überlebenszahl [%]	
$T_1 N_0 M_0$	124	82	(66,1)
$T_2 N_0 M_0$	204	120	(58,8)
$T_3 N_0 M_0$	293	135	(46,7)
$T_4 N_0 M_0$	23	4	(17,4)
$T_{1-4} N_1 M_0$	88	31	(36,3)
$T_{1-4} N_2 M_0$	99	95	(23,8)
$T_{1-4} N_x M_1$	215	10	(4,6)
$T_x N_x M_x$	1.346	477	(35,4)

Tabelle 4. Fünfjahresüberlebenzeiten beim Rektumkarzinom

Autoren	Jahr	Patienten	Überleben [%]
Faltermann	(1974)	2.010	24
Axtell	(1972)	44.227	32-45
Albarat	(1973)	100	45
Petel	(1977)	1.100	50
Bokelmann	(1973)	1.346	35

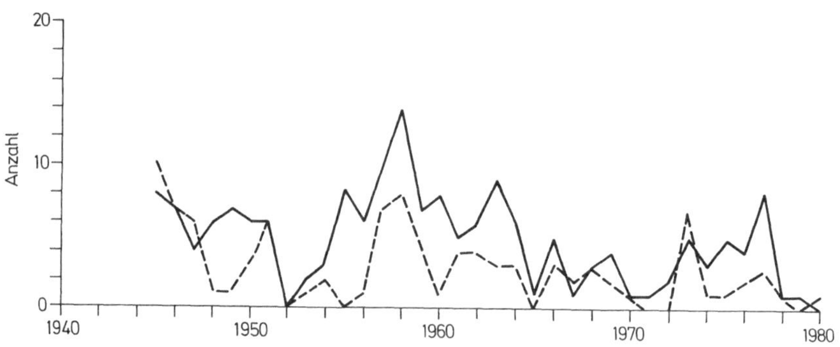

Abb. 3. Postoperative Mortalität: Rektumkarzinom; ——— männliche Patienten, ---- weibliche Patienten (Chirurgische Universitätsklinik Heidelberg)

Nachsorge

Wie eingangs bereits ausgeführt, kann eine Dickdarmkrebsoperation immer als "Präkanzerose" für das Entstehen weiterer Tumore in diesem Bereich angesehen werden. So dient die Nachsorge nicht nur der frühzeitigen Feststellung eines Rezidivs, sondern auch der Prophylaxe weiterer Kolontumoren (metachroner Zweitkarzinome). Die CEA-Untersuchung ist ein wichtiges Hilfsmittel geworden und bietet einen sicheren Hinweis, wenn nach postoperativer Normalisierung wieder ein eindeutiger Anstieg sichtbar wird, wobei es sich um ein lokales Rezidiv oder Metastasierung handeln kann. In vierteljährlichen Abständen sollte neben der klinischen Untersuchung auch Gewicht, BSG, Blutbild, Blut im Stuhl bestimmt werden. Bei Resektionen wird eine Rektoskopie oder ein Kolonkontrasteinlauf durchgeführt. Die Abstände hierfür sollen für die ersten 2 Jahre halbjährlich sein [5]. Verdacht auf Metastasen außerhalb des Darms können durch Sonographie oder im kleinen Becken durch Computertomographie abgeklärt werden.

Schwierig bleibt die Frage der Relaparotomie bei Rezidiv. Ein frühes Rezidiv nach anteriorer Resektion sollte dann abdominosakral radikal operiert werden. Wenn es sich um einen Zustand nach Rektumamputation handelt, kann durch Bestrahlung eine Remission erwartet werden. Solitäre Leber- oder Lungenmetastasen können operativ entfernt werden, wenn durch alle Untersuchungen auch intraoperativ eine weitere Metastasierung ausgeschlossen ist.

Ein Problem stellen die schweren Schmerzzustände bei inoperablen Rezidiven oder Primärtumoren im terminalen Stadium dar. Eine Phenolinjektion in den Plexus sacralis, die Chordotomie oder intrathekale Alkoholinjektionen können indiziert sein und eine Linderung der erheblichen Schmerzen bringen [5]. Schmerzhafte Knochenmetastasen können ebenfalls erfolgreich durch Bestrahlung angegangen werden.

Bei Rektumamputation ist für den Patienten der wesentlichste Punkt der Anus praeternaturalis. Durch versorgungsgerechten Anlageort und gute Versorgung wird den Operierten das tägliche Leben wesentlich erleichtert. Der Anlageort sollte vor der Operation im Liegen, Sitzen und Stehen beurteilt und angezeichnet werden.

Die in den subkutan implantierten Magnetring gesetzten Hoffnungen haben sich nicht ganz erfüllt. Ob die Muskelumschlingung zur präterminalen Einengung des Anus praeternaturalis die Versorgung verbessert, ist noch nicht sicher. Alle anderen Verschlußsysteme, wie sie seit langem in regelmäßigen Abständen erneut ausprobiert werden, mit aufblasbaren Ballons, Kathetern und Zwingen, haben sich nicht bewährt.

Die Versorgung des günstig angelegten Kunstafters ist mit den modernen Beutelsystemen nicht schwierig. Am meisten verwendet und am besten bewährt haben sich die Beutel mit Klebefläche und eingearbeiteter Hautschutzfolie aus nichtknisterndem, geruchsfestem Plastikmaterial. Durch die internationale Vereinigung der Kolostomie- und Ileostomieträger finden die Operierten einen Kreis von Menschen, die die gleichen Probbleme haben, und dies ist allen eine starke psychische Hilfe und Erleichterung. So kann die häufige innere Abkapselung von der Umwelt vermieden werden (Deutsche ILCO e.V., Kammergasse 9, 8050 Freising).

Bei der Nachsorge gilt es, auf Komplikationen zu achten. Karzinome am Anus praeternaturalis sind selten. Trotzdem muß die regelmäßige Inspektion der Anus-praeternaturalis-Schleimhaut durchgeführt werden. Ein Prolaps des Anus ist häufig, aber nur selten eine Indikation zu erneuter Operation. Erst wenn die Versorgung gefährdet wird, er nicht mehr reponibel ist oder über 10 cm weit herausragt, sollte er operiert werden.

Eine Anus-praeternaturalis-Stenose sollte man durch eine Neuimplantation beseitigen. Eine Perikolostomiehernie muß ebenfalls, wenn sie die Versorgung beeinträchtigt, trotz des sicher bestehenden Infektrisikos operativ versorgt werden.

Zusammenfassung

Die Chirurgie des Rektumkarzinoms hat in den letzten 30 Jahren erhebliche Veränderungen erlebt. Die steigende Zahl der Erkrankungen hat den Mastdarmkrebs mehr in den Vordergrund gerückt. Die Diagnostik wurde durch Entwicklung von Koloskopie, Computertomographie und Ultraschall erleichtert. Die präoperative Vorbereitung des Darms durch orthograde Spülung, die durch Nahtapparate erleichterte Technik der anterioren Resektion, die Simultanoperation und die perioperative Antibiotikagabe sind weitere kleine Schritte zur Verbesserung der Ergebnisse. Die Vorsorgeuntersuchung kann mehr Frühstadien erkennen und somit die Prognose verbessern. Ein deutlicher Fortschritt ist in der postoperativen Betreuung der Anus-praeternaturalis-Träger durch Stomatherapeuten, ILCO und die Irrigation erreicht worden.

Literatur

1. Ackermann D, Akovbiantz A (1978) Wendepunkt in der Kolonvorbereitung? Helv Chir Acta 45:835-846
2. Albaret P, Pillet J, Rogon LM (1973) Resultats à cinq ans d'une sêrie continue de cent cancers du rectum. Ann Chir 27:977-981
3. Axtell LM, Cutler SJ, Myers MH (1972) End results. In: Cancer report, No 4. National Cancer Institute, Washington, pp 1-7
4. Bokelmann d (1978) Kolon- und Rektumtumoren. Diagnostik 11:3-6
5. Bokelmann D (1980) Kolon, Rektum, Anus. In: Scheibe O, Wagner G, Bokelmann D (Hrsg) Krebsnachsorge. Urban & Schwarzenberg, München Wien Baltimore, S 254-260
6. Deucher F (1980) Die Rektumchirurgie. Med Welt 31:425-428
7. Encke A, Bokelmann D (1979) Operative Behandlung von Dickdarmerkrankungen. In: Frommhold W, Gerhardt P (Hrsg) Erkrankungen des Dickdarmes, Bd 9, Thieme, Stuttgart, S 140-149
8. Faltermann KW, Hill CB, Markey JC, Fox JW, Cohn I (1974) Cancer of the colon, rectum and anus: A review of 2.313 cases. Cancer 34:951-959
9. Gall FP, Hermanek P (1980) Therapie des Rektumkarzinoms. Dtsch Aerztebl 15:939-947
10. Hartenstein R, Ehrhadt H, Possinger K (1981) Gegenwärtiger Stand der Chemotherapie des Magen- und kolorektalen Karzinoms. Onkologie 4:101-107
11. Hermanek P (1979) Kolorektale Polypen und Polypose: eine grundlegende Darstellung. Proktologie 2:6-16
12. Linder F (1971) Kolon- und Rektumkarzinom. Langenbecks Arch Chir 329:302-311
13. Metzger H, Ahlemann L, Voss AC (1980) Stellenwert der Strahlentherapie beim fortgeschrittenen rezidivierenden und metastasierenden Rektumkarzinom. Arzt Krankenhaus 3:9-12
14. Otto HF, Winkler R, Heitmann C (1976) Tierexperimentelle Untersuchungen zur Morphogenese nitrosamininduzierter kolo-rektaler Tumoren. z Krebsforsch 87:333-342

15. Patel SC, Tovee EB, Langer B (1977) Twenty-five years of experience with radical surgical treatment of carcinoma of the extraperitoneal rectum. Surgery 82:460-465
16. Werner B, de Heer K, Mitschke H (1977) Cholecystektomie und experimentell erzeugtes Dickdarmkarzinom. Langenbecks Arch Chir 343:267-270
17. Wiebecke B, Krey U, Löhrs U, Eder M (1973) Morphological and autoradiographic investigations on experimental carcinogenesis and polyp development in the intestinal tract of rats and mice. Virchows Arch [Pathol Anat] 360:179-193

Primäre und sekundäre Malignome der Leber

R. M. Seufert und A. Encke

Einleitung

Die chirurgische Therapie *maligner Primärtumoren der Leber* hat bei insgesamt nur begrenzten Erfahrungen bislang enttäuscht. Dies ist hauptsächlich darauf zurückzuführen, daß in Ländern mit hoher Inzidenz, vor allem in Südostasien, ein hepatozelluläres, cholangiozelluläres oder mesenchymales Malignom meist multifokal auf dem Boden einer nutritiven Leberzirrhose entsteht, womit durch eingeschränkte funktionelle Reserve, begrenzte Regenerationsfähigkeit und gestörte Blutgerinnung das Risiko einer Leberresektion beträchtlich erhöht wird. In Europa und den USA sind die genannten Karzinome und Sarkome andererseits relativ selten und wegen ihrer Ausdehnung zum Zeitpunkt der Diagnose in nur geringem Prozentsatz chirurgisch angehbar, so daß bis heute kaum ausreichende Erfahrungen mit der Therapie primärer maligner Lebertumoren bei im übrigen intakter Leber gewonnen werden konnten.

Weltweite Untersuchungen zeigen, daß ein primäres oder sekundäres Leberkarzinom unbehandelt im Mittel innerhalb von 6 Monaten nach seiner klinischen Manifestation zum Tode führt, obwohl etwa die Hälfte der an einem solchen Krebs Verstorbenen keine extrahepatischen Metastasen aufweist [5]. Damit erscheint eine chirurgische Therapie in vielen Fällen durchaus sinnvoll. Entsprechend lassen die spärlichen Ergebnisse operativer Therapie in der westlichen Hemisphäre deutlich werden, daß die Operation bei korrekter Indikation zumindest eine beträchtliche Lebensverlängerung erreicht.

Ähnlich liegen die Verhältnisse bei der Behandlung von *Lebermetastasen*; auch hier sind die Erfahrungen gering und somit Voraussetzungen und Indikation für ein chirurgisches Eingreifen noch nicht definiert.

Offenbar ist die Leber für zirkulierende maligne Zellen ein wirksames Filtersystem, aber auch ein guter Nährboden. In großen Sektionsstatistiken finden sich bei Adenokarzinomen des V.-porta-Typs (erstes Filter: Leber) in 37,4% als einzige Fernabsiedlung Lebermetastasen, während das zweite Filter, die Lunge, allein nur in etwa 4% betroffen ist [7]. Aber auch bei Tumoren des V.-cava-Typs, also bei Metastasen aus Prostata, Knochen, Mamma oder Nieren, lohnt es sich, nach alleinigen Lebermetastasen zu fahnden. Bei diesen Tumoren ist die Leber als zweite Filterstation immerhin noch in 12% der einzige Manifestationsort jenseits des Primärtumors [7]. Offenbar besteht also bei 30-40% metastasierter gastrointestinaler und bei bis zu 12% metastasierter anderer Tumoren eine noch nicht systemische, lokal begrenzte, damit chirurgisch potentiell kurable Tumorerkrankung.

Diagnose

Bei *primären malignen Hepatomen* weisen Lebervergrößerung, Spontan- und Druckschmerz im rechten Oberbauch und allgemeine Tumorzeichen den diagnostischen Weg; leider ist es bei Ausbildung dieser Symptome für ein chirurgisches Eingreifen oft schon zu spät. Nach einer effizienten, aber ökonomischen und wenig belastenden Screeningmethode für Risikogruppen, die von *Lebermetastasen* bedroht sind, wird noch gesucht. In jüngster Zeit zeichnet sich ein Fortschritt ab. Die Kombination einer erhöhten alkalischen Phosphatase und eines erhöhten karzinoembryonalen Antigens deutet nach Resektion eines kolorektalen Primärtumors mit einer Treffsicherheit von nahezu 90% auf Lebermetastasen und damit die Notwendigkeit einer weiteren Diagnostik hin [12]; diese Ergebnisse wurden nicht durch Verlaufskontrollen, sondern anhand von Absolutwerten ermittelt. Eine solche Sensibilität hat bisher kein anderes Untersuchungsverfahren erreicht. Wie dringend die Überwachung von Patienten nach Operation eines Primärtumors verbessert werden muß, zeigt folgende einfache Rechnung, die auf bisher bekannten Zahlen basiert: Von 100 Kranken mit metastasierten Adenokarzinomen des Kolon und Rektum ist bei 30 mit einem ausschließlichen Leberbefall bei kurablem Primärtumor (T_x N_x M_1) zu rechnen. Davon sind 1/3 der Metastasen solitär und somit leicht und mit geringem Risiko entfernbar. Ein weiteres Drittel ist durch eine größere Resektion zu behandeln, nämlich dann, wenn die Metastasierung auf einen Lappen beschränkt bleibt. Bei den restlichen Kranken liegt eine diffuse Lebermetastasierung vor. Da die Lebertransplantation als routinemäßige Methode so lange nicht zur Verfügung steht, bis die immunologischen Probleme beherrscht werden können [9], bedeutet dies, daß unsere heutige, teilweise sehr aufwendige Diagnostik während der Nachsorge (Labor, Sonographie, Computertomographie) nur 20% der Lebermetastasen von Kolonkarzinomen frühzeitig genug erfaßt, um sie noch chirurgisch therapieren zu können.

Präoperative Diagnostik

Die präoperative Diagnostik hat zu klären, ob Lokalisation und Verteilung von Primärtumoren oder Metastasen eine Leberresektion zulassen, ob nach der Resektion genügend funktionstüchtiges Gewebe zur Verfügung steht, um den Teilverlust an Parenchym zu kompensieren, und ob der etwa vorhandene Primärtumor bereits kuriert ist oder als kurabel angesehen werden kann. Schließlich müssen sonstige Fernabsiedlungen ausgeschlossen werden.

Wesentliche Bedeutung für die Operationsplanung kommt der Leberfunktion zu. Das Ausmaß einer präexistenten Lebererkrankung kann durch die üblichen qualitativen Untersuchungen nur unzureichend eruiert werden. Quantitative Lebertests geben hingegen einen guten Einblick in die metabolische Kapazität des Organs. Glaktoseeliminationsvermögen und vor allem C^{14}-Aminopyrin-Atemtest scheinen als einfache und sehr empfindliche Parameter besonders geeignet [8]. Bei Normalwerten ist eine ausreichende Regeneration auch bei Resektion von 85% des Parenchyms zu erwarten. Ergibt sich eine mäßige Einschränkung der Funktion, etwa durch eine Leberzirrhose, dürfen nicht mehr als 20% entfernt werden; bei schwerer Störung, also vor allem der fortgeschrittenen Zirrhose, hat jeder Verlust von Leberparenchym einen fatalen Totalausfall des Organs zur Folge [3, 11]. Die Untersuchungen müssen feststellen, ob die bestehende Leberinsuffizienz die geplante Ausdehnung der Resektion zuläßt oder verbietet. Die mangelnde Beachtung dieser Prämisse ist für die anfangs sehr hohe Operationsletalität der Leberresektion zumindest teilweise verantwortlich, die einige Autoren dazu geführt hat, die Zirrhose generell als Kontraindikation gegen eine Resektion anzusehen [6]. Diese Einschränkung als obligate Kontraindikation ist wahrscheinlich nicht aufrechtzuerhalten, vielmehr hängt die Operabilität auch bei der Zirrhose vom Grad der Leberinsuffizienz ab.

Die Überprüfung der Indikation wird nach Klärung der Leberfunktion durch Sonographie und vor allem Computertomographie ergänzt. Letztere ermöglicht bereits eine weitgehende Information über die notwendigen Resektionsgrenzen. Läßt die Leberfunktion den Eingriff zu, müssen Größe und Gefäßversorgung des Prozesses angiographisch exakt bestimmt werden. Leider ist bei primären malignen Hepatomen die Differentialdiagnose zu einer benignen Erkrankung, insbesondere zu einem Adenom oder der fokalen nodulären Hyperplasie, nicht immer zu sichern. In diesen Fällen ist die Laparotomie mit Entnahme einer repräsentativen Schnellschnittprobe aus dem Tumorgewebe der einzige Weg zur endgültigen Diagnose.

Behandlungsergebnisse

Die bisher publizierten Ergebnisse *operativer Therapie* sowohl von Primärtumoren als auch von Metastasen lassen eine endgültige Wertung des Behandlungserfolges nicht zu, da einerseits die Patientenzahlen der einzelnen Zentren zu niedrig sind, andererseits differente Selektionskriterien und Berücksichtigung unterschiedlicher Teilaspekte eine Zusammenfassung verbieten. Immerhin aber zeigen Mitteilungen, die über anekdotische Berichte von Einzelfällen hinausreichen, daß der bis heute weit verbreitete therapeutische Nihilismus nicht angebracht ist.

Zuverlässige Zahlen über die *Resektabilität primärer Hepatome* stehen nicht zur Verfügung. Foster u. Berman [5] haben in einer ausgedehnten Sammelstatistik Operationsletalität und Überlebenszeiten zusammengetragen. An den Folgen der Operation verstarben 11% der Patienten; wurden allerdings Fälle aus der Anfangszeit der Leberchirurgie ausgeschlossen, ergab sich mit 5% ein wesentlich geringeres Operationsrisiko. Fortner u. Mitarb. [4] berichten über eine Letalität von 4%, Adson [1] von 11%. Starzls [10] Mitteilung einer Letalität von 3,3% nach ausgedehnter Leberresektion belegt, daß bei entsprechender Technik und Erfahrung auch bei größeren Eingriffen ein durchaus vertretbares Operationsrisiko besteht. Die Statistik Foster u. Bermans [5] beweist, daß selbst bei Vorliegen einer Leberzirrhose die Prognose der Erkrankung durch die Operation erstaunlich verbessert werden kann. Von 91 Patienten, die den Eingriff überstanden, lebten nach 2 Jahren 72%, nach 3 Jahren 60% und nach 5 Jahren noch 34%. Adson u. van Heerden [2] erreichten bei Patienten mit normaler Leberfunktion eine Dreijahresüberlebenszeit von 65%. 35% der Kranken überlebten 5, 1/3 sogar 10 Jahre. Aus Fortners u. Mitarb. [4] Kollektiv überlebten 88% der "kurativ" Resezierten 3 Jahre, von den "palliativ" Behandelten nur noch 31% die gleiche Zeitspanne. Man kann insgesamt mit einer Fünfjahresheilziffer um 30% rechnen.

Primäre Hepatome

Die ermutigenden Zahlen zu Operationsletalität und Überlebenszeit lassen die Resektion primärer Hepatome als angemessene Therapie erscheinen, wann immer Reservekapazität des Organs, Ausdehnung des Prozesses und Allgemeinzustand des Patienten die Operation zulassen. Nach den genannten Ergebnissen ist eine oft geforderte, prospektive, randomisierte Studie zwischen Resektion und anderen Therapieformen nicht mehr zu vertreten. Allenfalls wäre eine solche Untersuchung zur Evaluierung einer adjuvanten Therapie gerechtfertigt.

Im Gegensatz zu den weitgehend erfolglosen chemotherapeutischen und immunologischen Behandlungsversuchen könnte mit der Bestrahlung primärer hepatozellulärer Karzinome ein neuer therapeutischer Weg eröffnet werden. Bislang galten diese Malignome als weitgehend strahlenresistent. Yu u. Mitarb. [16] erreichten jedoch mit einer Telekobaltbestrahlung eine Einjahresüberlebenszeit bei histologisch gesicherten Tumoren von 56,8% (mittlere Überlebenszeit 13,5 Monate), während aus einer Vergleichsgruppe nur 2% den gleichen Zeitraum überlebten. Wurde die Radiotherapie mit Methoden traditioneller chinesicher Medizin kombiniert, erlebten sogar 72,7% das erste Jahr nach Diagnosesicherung mit einer durchschnittlichen Überlebenszeit von knapp 20 Monaten.

Metastasen

Größere Zahlen über die *Behandlung von Lebermetastasen* liegen nur über die metastasierenden kolorektalen Karzinome vor. Es besteht Einigkeit, daß synchron aufgetretene, also bei der Operation des Primärtumors entdeckte Lebermetastasen in gleicher Sitzung entfernt werden sollten, wenn dies, wie häufig, durch eine Keilexzision zu bewerkstelligen ist. Größere Resektionen können zweizeitig in Angriff genommen werden.

Nach Foster u. Berman [5] finden sich Absiedlungen in der Leber während der Operation eines kolorektalen Tumors in 10-30%. Davon sind etwa 1/4 technisch resektabel. Andere Autoren kommen zum gleichen Ergebnis.

Wilson u. Adson [15] haben 1976 retrospektiv ermittelte Daten von Patienten publiziert, bei denen synchron mit der Operation eines Primärtumors Lebermetastasen entfernt wurden. Es ergab sich eine Fünfjahresüberlebenszeit von 40%; 10 Jahre nach der Operation lebten noch 28% der Patienten (Abb. 1).

Kleine, asymptomatische Metastasen sollten also beim Ersteingriff entfernt werden, weil bei minimaler Erhöhung des Risikos ein überraschend großer Teil der Patienten davon profitiert. Daß sich auch durch größere, anatomiegerechte (Lobektomie, Segmentresektion, Trisegmentektomie) oder atypische Leberresektionen eine Verbesserung der Prognose erreichen läßt, hat die gleiche Arbeitsgruppe 1980 [2] gezeigt. Synchron und metachron, also zeitlich nach der Resektion des Primärtumors, wurden 34 Patienten durch größere Leberresektion behandelt. Zwei Kranke verstarben postoperativ; man muß bei diesen Eingriffen mit einer Letalität von 6% rechnen. Die Überlebenskurven sind ermutigend (Abb. 2): Nach 2 Jahren lebten 58%, nach 5 Jahren 24% der Kranken. Drei Patienten leben inzwischen 10-22 Jahre nach Entfernung der Lebermetastase. Diese Ergebnisse stimmen mit den Daten anderer Publikationen überein [4, 14].

Derzeit stellt sich die Indikation zur Resektion von Lebermetastasen kolorektaler Tumoren so dar: Ein synchron oder metachron aufgetretener Tumor sollte auf jeden Fall entfernt werden, wenn es der Allgemeinzustand des Patienten erlaubt und eine radikale Sanierung des Primärprozesses möglich war oder ist. Muß mehr als eine Keilexzision durchgeführt werden, ist die Reservekapazität der Leber zusätzliches Kriterium der Operabilität; in diesen Fällen empfiehlt sich ein zwei-

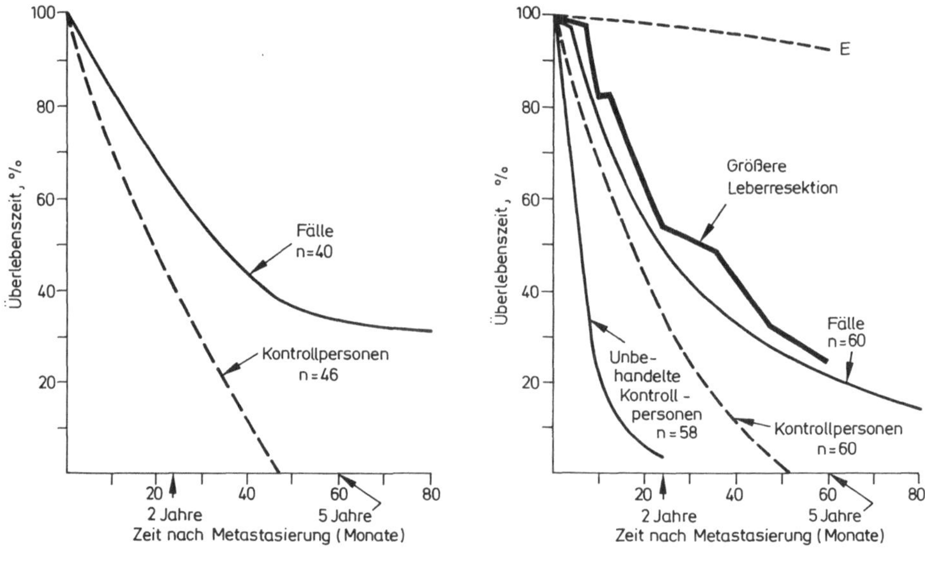

Abb. 1 Abb. 2

Abb. 1. Überlebenskurve von 40 Patienten nach Entfernung einer solitären Lebermetastase bei kolorektalem Primärtumor durch Keilexzision. ----- Überlebenszeit von Patienten, bei denen der Primärtumor entfernt die Lebermetastase aber belassen wurde. (Wilson et al. [15])

Abb. 2. Überlebenszeit von 32 Patienten nach Entfernung einer Lebermetastase bei primärem kolorektalem Tumor durch größere Leberresektion. Die Überlebenskurve der Vergleichsgruppe ist mit unbehandelte Kontrollpersonen bezeichnet. *Fälle* (n=60) und *Kontrollpersonen* (n=60) entsprechen dem inzwischen vergrößerten Kollektiv aus Abb. 1 (Keilexzision solitärer Lebermetastasen bzw. keine Therapie). E, Absterberate der Normalbevölkerung

zeitiges Vorgehen. Segmentresektionen, Lobektomien oder noch größere Eingriffe gehen mit einem Risiko von 5-10% einher, aber auch mit der Chance auf Lebensverlängerung ohne bedeutende postoperative Morbidität. Allgemeine Richtlinien sind jedoch noch nicht möglich; es muß von Fall zu Fall entschieden werden.

Welche Bedeutung die Chirurgie in der Therapie von Lebermetastasen anderer als kolorektaler Genese erlangen wird, ist noch nicht abzusehen; die Erfahrungen sind zu gering, erste Ergebnisse enttäuschen. Man wird sich bei der Überprüfung der Indikation von der individuellen Problematik des Einzelfalles leiten lassen müssen [13]. Daß auch in vermeintlich aussichtsloser Situation der Versuch der operativen Sanierung sinnvoll sein kann, dokumentiert der Fall eines 40jährigen Patienten. Erst nach Entfernung zweier riesiger Lebermetastasen (Abb. 3) wurde das kleine, auch regional bereits metastasierte hypernephroide Karzinom der rechten Niere diagnostiziert und durch Nephrektomie, regionäre Lymphadenektomie und Nachbestrahlung behandelt. Der Patient lebt inzwischen seit 7 Jahren tumorfrei und ohne postoperative Morbidität.

Bei unserer derzeitigen Diagnostik kommt also nur für einen kleinen Teil der Lebermetastasen eine chirurgische Therapie in Frage. Deswegen muß neben der Verbesserung der Früherkennung nach weiteren Behandlungswegen gesucht werden. Die systemische Chemotherapie hat versagt. Innerhalb klinischer Studien werden z.Z. mehrere andere Verfah-

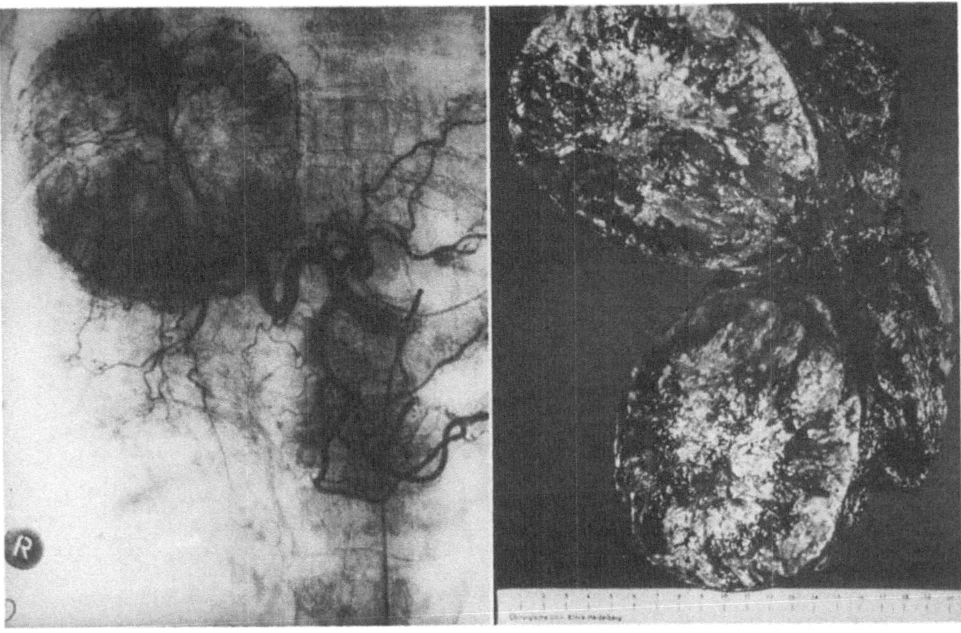

a b

Abb. 3. a Angiogramm und b Operationspräparat eines 40jährigen Patienten mit Lebermetastasen bei hypernephroidem Karzinom der Niere. Das aufgeschnittene Präparat zeigt die untere, im Angiogramm infolge tumorbedingten Gefäßverschlusses nicht dargestellte zweite Metastase. (Angiogramm: Chirurgisches Zentrum der Universität Heidelberg, Abt. Röntgendiagnostik [Leiter: Prof. Dr. P. Gerhardt])

ren überprüft (Desarterialisation, regionale Chemotherapie über die A. hepatica, Bestrahlung); noch zeichnet sich keine sicher brauchbare Alternative zur Chirurgie ab. Solche Studien werden aber zumindest zur besseren Kenntnis des biologischen Verhaltens von Lebertumoren beitragen. Es bleibt damit zu hoffen, daß sich therapeutische Richtlinien in Zukunft exakter als bisher umreißen lassen. Bis dahin müssen alle an der Therapie Beteiligten in jedem Einzelfall gemeinsam neu entscheiden, um dem Patienten die optimale Behandlung seiner Krebserkrankung zukommen zu lassen. Wenn immer möglich und vertretbar, sollten die bisher bekannten Angaben zur Überlebenszeit nach chirurgischer Intervention Anlaß sein, bei jedem Kranken mit einem Lebertumor die Möglichkeit einer operativen Intervention zu bedenken.

Zusammenfassung

Das Wissen um Effizienz und Grenzen der Behandlung primärer und sekundärer Malignome der Leber ist gering. Im Gegensatz zu anderen, meist erfolglosen Behandlungsversuchen kann die chirurgische Therapie zumindest eine Lebensverlängerung erreichen. Alle anderen Maßnahmen befinden sich z.Z. im Stadium des klinischen Experiments.

Die präoperative Diagnostik hat zu klären, ob die Leberfunktion das notwendige Ausmaß der Resektion zuläßt. Nach den bisherigen Ergebnissen kann nach der Operation primärer Lebertumoren mit einer Fünfjahresüberlebenszeit zwischen 30 und 40% gerechnet werden. Die Entfernung von Metastasen kolorektaler Karzinome überleben etwa 20-30% der Patienten um mindestens 5 Jahre. Allerdings sind nur 20% der Fälle mit metastasierenden Kolonkarzinomen für eine Leberresektion geeignet. Es muß daher die Früherkennung während der Nachsorge verbessert und nach anderen Therapiemöglichkeiten gesucht werden.

Literatur

1. Adson MA (1981) Diagnosis and surgical treatment of primary and secondary solid hepatic tumor in the adult. Surg Clin North Am 61:181
2. Adson MA, van Heerden JA (1980) Major hepatic resection for metastatic colorectal cancer. Ann Surg 191:576
3. Akorbybiantz A, Schmid M, Schmid E (1979) Postoperative syndromes after liver surgery. Clin Gastroenterol 8:471
4. Fortner JG, Kim DK, McLean B (1978) Major hepatic resection for neoplasia: Personal experience in 198 patients. Ann Surg 188:363
5. Foster JH, Berman MM (1977) Solid liver tumors. Major Probl Clin Surg 22:1-342
6. Hanks JB, Meyers WC, Filston HC, Killenberg PG, Jones PS (1980) Surgical resection for benign and malignant liver disease. Ann Surg 191:584
7. Hegemann G, Mühe E (1976) Exstirpation von Metastasen. Langenbecks Arch Chir 342:261
8. Paumgartner G (1980) Postoperative Syndrome an Leber und Pfortader: Hepatologische Gesichtspunkte. Langenbecks Arch Chir 352:145
9. Pichelmayr R, Brölsch E, Tidow G, Neuhaus P, Guthy E, Lauchart W, Schaps D (1981) Möglichkeit und Grenzen der Lebertransplantation - Erfahrungen über 20 orthotope Lebertransplantationen beim Menschen. 98. Kongress Dtsch. Ges. f. Chirurgie, München
10. Starzl TE, Koeb LJ, Weil R (1980) Right trisegmentectomy for hepatic neoplasms. Surg Gynecol Obstet 150:208
11. Stone HH (1977) Preoperative and postoperative care. Surg Clin North Am 57:409
12. Tartter PI, Slater G, Gelernt I, Aufses AH (1981) Screening for liver metastases from colo-rectal cancer with carcino-embryogenic antigen and alcaline phosphatase. Ann Surg 193:357
13. Trede M, Raute M (1981) Möglichkeiten der chirurgischen Therapie bei Lebermetastasen. Dtsch Med Wochenschr 106:492
14. Wanebo HJ, Semoglou C, Attiyeh F (1978) Surgical managment of patients with primary operable colorectal cancer and synchronous liver metastases. Am J Surg 135:81
15. Wilson SM, Adson MA (1976) Surgical treatment of hepatic metastases from colorectal cancer. Arch Surg 111:330
16. Yu L, Yu E, Zhen et al. P (1981) Radiotherapy of 217 patients with primary hepatocellular carcinoma. In: Friedmann M, Ogawa M, Kisner D (eds) Diagnosis and treatment of upper gastrointestinal tumors. Excerpta Medica, Amsterdam Oxford Princeton, p 286

Pankreaskarzinom

M. Trede

Das Pankreaskarzinom ist schwer zu diagnostizieren (deshalb liegt die Resektionsquote nur bei 20%), es ist schwer zu operieren (Hospitalletalität: 20%) und selbst nach erfolgreicher Operation sind die Langzeitergebnisse enttäuschend (Fünfjahresheilungsquote: <10%). Kein Wunder also, daß angesichts dieser Zahlen viele Ärzte resignieren.

Epidemiologie

Das Pankreaskarzinom ist mittlerweile an die 4. Stelle in der Krebshäufigkeitsstatistik gerückt. Alarmierend ist dabei das Momentum dieser Häufigkeitszunahme: eine Zunahme von 200% innerhalb der letzten 20 Jahre [3].

Epidemiologische Studien zur Klärung dieser Entwicklung sind bislang über Vermutungen nicht hinausgekommen. Zu den möglichen Risikofaktoren zählen das Zigarettenrauchen, eine fett- und cholesterinreiche Kost, Diabetes mellitus sowie Cholezystitis [28]. Letztlich ungeklärt ist der Zusammenhang zwischen Alkoholkonsum, chronischer Pankreatitis und Karzinom. Da alle 3 Parameter zunehmen, ist eine Koinzidenz durchaus zu erwarten. White fand bei 9 von 55 Patienten, die wegen chronischer Pankreatitis operiert wurden, unerwartet ein zusätzliches Karzinom [27]. Ob aber tatsächlich eine in jüngeren Jahren beginnende chronische Pankreatitis im höheren Alter maligne entartet, bleibt Spekulation (Abb. 1).

Diagnostik

Diese epidemiologischen Ansätze sind also wenig hilfreich, wenn es gilt, eine Risikogruppe zu definieren. Selbst wenn es einen einfachen Suchtest gäbe, müßten sich ihm schätzungsweise 10.000 Menschen unterziehen, um auch nur ein einziges asymptomatisches Pankreaskarzinom aufzuspüren [17]. Aber ein einfaches Screeningverfahren existiert für das Pankreaskarzinom bislang nicht. Wir sind angewiesen auf Wachsamkeit und Argwohn des zuerst konsultierten Arztes.

Mit Ausnahme des Ikterus sind es zunächst sehr vage Symptome, die der Pankreaspatient angibt (Tabelle 1). Der Arzt muß also - wenn uncharakteristisch Oberbauchbeschwerden oder Gewichtsverlust bei über 40jährigen mehr als 2-3 Wochen persistieren - ein Suchprogramm einleiten, bis ein Pankreaskarzinom entweder ausgeschlossen oder bestätigt ist.

Tabelle 2 gibt eine Auflistung der aktuellen diagnostischen Verfahren, von denen bei kritischer Analyse keines eine Treffsicherheit von über 80% hat [13, 16]. Und was noch schwerer wiegt: keines dieser Verfahren

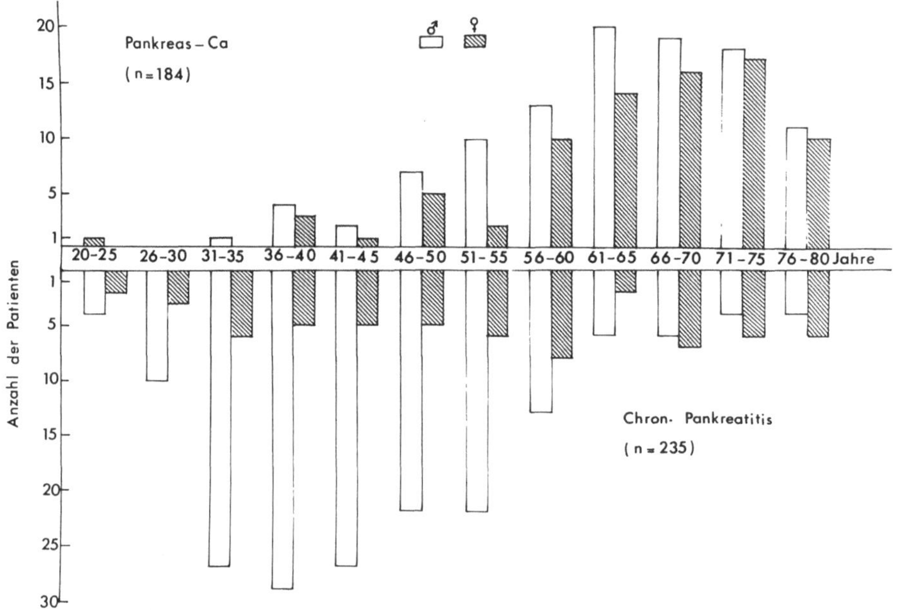

Abb. 1. Alters- und Geschlechtsverteilung bei 184 Patienten mit Pankreaskarzinom und 235 Patienten mit chronischer Pankreatitis

Tabelle 1. Symptomatik beim Pankreaskopfkarzinom (87 Patienten)

	n	%
Gewichtsabnahme	87	100
Ikterus	59	68
Schmerzen	36	41
Übelkeit, Inappetenz	33	38
Erbrechen	12	14
Leistungsknick	30	34

Tabelle 2. Diagnostische Verfahren beim Pankreaskopfkarzinom

1	Sonographie	- (mit p.c. Feinnadelbiopsie)
2	Radiologie	- MDP + hypotone Duodenographie i.v. Cholangiographie (Perkutane transhepatische Cholangiographie) Computertomographie Angiographie (Szintigraphie)
3	Endoskopie	- Gastroduodenoskopie E.R.C.P. (mit Pankreassaftzytologie und CEA-Bestimmung) (Laparoskopie)
4	Labor	- Pankreasfunktionsanalyse C.E.A. und P.O.A.
5	Laparotomie	-

ist für die *Früh*diagnostik kleiner deshalb sicher operabler Pankreaskopftumoren geeignet.

Ziel eines diagnostischen Programms (Abb. 2) ist es zunächst, durch nicht-invasive Verfahren (Sonographie, Computertomographie) und ggf. durch gezieltere Methoden (ERCP, Angiographie) den Verdacht auf Karzinom zu erhärten. Darüber hinaus gilt es auch, gleich die inoperablen von den operablen Patienten zu trennen. Daß dieses Ziel bei den nicht-ikterischen Kranken viel schwerer zu erreichen ist, bedarf keiner weiteren Erklärung.

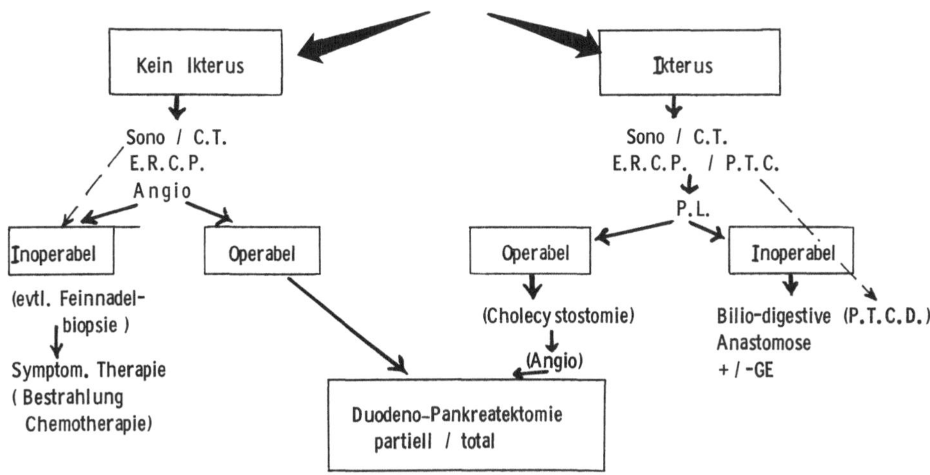

Abb. 2. Taktisches Vorgehen bei Verdacht auf Pankreaskarzinom

Zu den Kriterien der Inoperabilität (Tabelle 3) zählen die eindeutige Infiltration des Retroperitonealraumes, Lebermetastasen (in der Computertomographie oder Sonogramm meist - aber keineswegs immer- sichtbar), sowie Tumorstenosen oder Abbrüche großer Gefäße im Angiogramm in Kombination mit dem klinischen Aspekt. Bei letzterem gelten neben desolatem Allgemeinzustand vor allem bohrende Rückenschmerzen als prognostisch deletäres Zeichen. Einem nicht-ikterischen Patienten mit Rückenschmerzen, angiographisch nachgewiesener Stenose der Milzarterie und entsprechendem Computertomographiebefund kann die Probelaparotomie erspart bleiben (Abb. 3a,b). Auf der anderen Seite sollte z.B. ein isolierter Abbruch des Ductus Wirsungianus im ERCP auch bei anscheinend rückläufiger Symptomatik ernstgenommen und durch Probelaparotomie abgeklärt werden (Abb. 4a,b).

Die meisten dieser diagnostischen Verfahren sind zeitaufwendig und kostspielig. Die Hoffnungen ruhen auf einer Weiterentwicklung spezifisch immunologischer und zytologischer Suchteste. Vielleicht gelingt es dann, die durchschnittliche Zeitspanne vom ersten Symptom bis zur Diagnosestellung von derzeit 4-6 Monaten entscheidend zu reduzieren.

Tabelle 3. Zusammenstellung prä- und intraoperativer Kriterien der Inoperabilität von Pankreas- und periampullären Karzinomen

A. Präoperativ	1. Klinik	- AZ., Rückenschmerzen, Alter etc.
	2. C.T. (Sono)	- weite Infiltration Lebermetastasen
	3. Angio	- Arterielle Tumorstenosen Venenverschlüsse
B. Intraoperativ	1. Peritonealkarzinose	
	2. Lebermetastasen	
	3. Lymphknotenbefall	- Tripus Halleri Mesenterial
	4. Infiltration des Mesokolons	
	5. Retropankreatische Veneninfiltration	

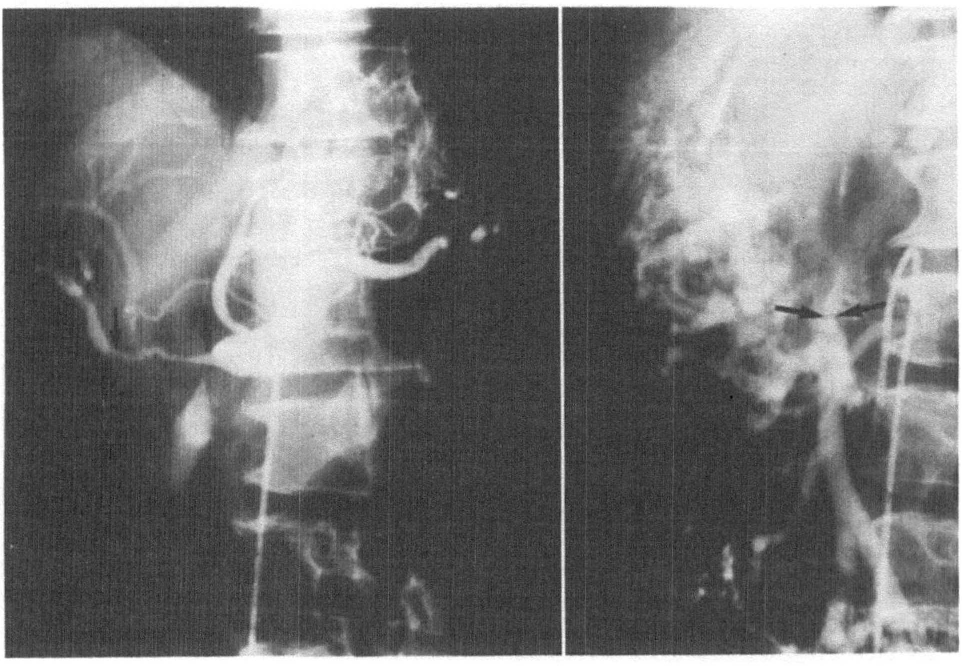

a b

Abb. 3a,b. Patient H.P., 51 J. a Die Zöliakographie zeigt eine langstreckige Stenose der A. hepatica sowie einen Abbruch der A. gastroduodenalis. b Die venöse Phase der Mesenterikographie zeigt einen subtotalen Verschluß der V. mesenterica inferior, kurz vor ihrer Einmündung in die Pfortader (Pfeile). Diese beiden Befunde, unterstützt durch entsprechende Veränderungen im CT und dem klinischen Bild mit bohrenden Rückenschmerzen, deuten auf Inoperabilität

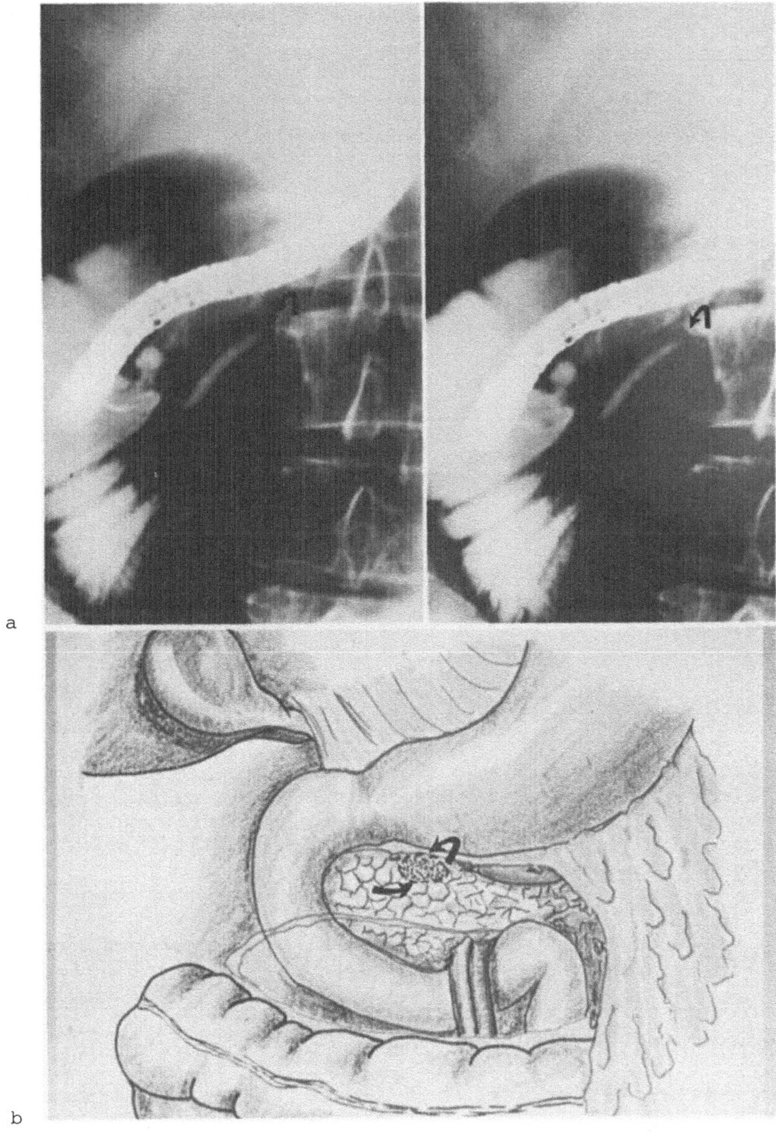

Abb. 4a,b. Patient M.P., 57 J. a Konstanter Kontrastmittelabbruch im Ductus Wirsungianus (Pfeil) (ERP). b Die Operationsskizze zeigt das am Pankreasoberrand gelegene Adenokarzinom (Pfeile), das rezidivierende atypische Pankreatitiden verursacht hatte. Die Patientin war inzwischen wieder beschwerdefrei geworden und hatte Gewicht zugenommen; dennoch bestand hier aufgrund der ERP die dringende Operationsindikation

Resektionsquote

Vielleicht gelingt es dann auch, die Resektionsquote unter den einmal diagnostizierten Karzinomen von derzeit nur 20% zu steigern. Von 291 Patienten, die innerhalb von 8 Jahren an der Mannheimer Chirurgischen Klinik wegen Pankreaskarzinom behandelt wurden, konnten nur 62 einer Radikaloperation zugeführt werden (Tabelle 4). Obgleich dieses chirurgische Krankengut durch Ausscheidung der eindeutig inoperablen Patienten bereits vorselektioniert ist, war bei jedem 3. Patienten keine gezielte Therapie mehr möglich: 34 wurden rein konservativ, 54 nur durch Probelaparotomie behandelt.

Tabelle 4. Resektionsquote bei 291 Pankreas- und periampullären Karzinomen (Chir. Univ.-Klinik, Mannheim, 1.10.72-31.12.80)

Therapie	Anzahl	%
Konservativ	34	12
Probelaparotomie	54	18,5
Palliative Anastomose	141	48,5
Duodenopankreatektomie	62	21
Gesamt	291	100

Palliative, meist biliodigestive Umleitungen wurden bei fast der Hälfte der Patienten durchgeführt (s. folgenden Abschnitt)

Tumorlokalisation

Bislang war lediglich vom "Pankreaskarzinom" die Rede und damit sind alle malignen Tumoren im Bereich des Pankreaskopfes angesprochen. Tatsächlich gibt es aber 5 Tumorarten, die sich nach Lokalisation, Histologie, biologischer Aggressivität, Operabilität und Prognose voneinander unterscheiden (Tabelle 5).

Tabelle 5. Lokalisation von 291 Pankreas- und periampullären Karzinomen (Chir. Univ.-Klinik Mannheim, 1.10.72-31.12.80)

Pankreaskopf	-		228
Pankreaskörper- und schwanz	-		26
Periampulläre Karzinome	-		37
Papillen-Ca.	-	28[a]	
Choledochus-Ca.	-	4	
Duodenal-Ca.	-	1	
Antrum-Ca.	-	4	
Gesamtzahl			291

[a] (1 villöses Adenom mit schweren Zellatypien)

Unter den periampullären Tumoren ist das *Papillenkarzinom* in jeder Hinsicht am günstigsten. Es entsteht oft aus einem villösen Adenom und macht sich frühzeitig durch Verschlußikterus bemerkbar. Daraus ergibt sich eine Resektionsquote von 75% und eine Fünfjahresüberlebensrate von nahezu 30% [21].

Das *Duodenalkarzinom* ist sehr selten. Erst durch die diagnostischen Fortschritte der Duodenoskopie ist die Resektionsquote auf 70% angestiegen; allerdings liegt die Fünfjahresüberlebensrate bei nur 15% [12, 25]. Selten einmal kann ein Antrumkarzinom des Magens zu den periampullären Tumoren zählen und zwar dann, wenn eine lokale Infiltration des Pankreaskopfes den gleichen Radikaleingriff - die Duodenopankreatektomie - notwendig macht, wie für die anderen Tumoren dieser Gruppe.

Karzinome des distalen *Choledochus* haben eine ähnlich schlechte Prognose wie alle Malignome der Gallenwege. Zwar liegt die Resektionsquote bei 50%, aber die Fünfjahresgrenze erreichen nur 5% der Resezierten [18].

Das Adenokarzinom des *Pankreaskopfes* entsteht zu 90% aus dem exokrinen Gangsystem und ist die häufigste Krebsform in diesem Bereich. Es unterscheidet sich von Tumoren des Pankreaskörpers oder -schwanzes lediglich durch die relative Nähe zur Papille und entsprechend früherer Symptomatik. Trotzdem liegt die Resektionsquote des duktalen Pankreaskopfkarzinoms in der Weltliteratur bei 20%, die Fünfjahresüberlebensrate unter 10%.

Bleibt nur die Feststellung, daß Karzinome im Pankreaskörper oder -schwanz zu den ungünstigsten Tumoren überhaupt gehören. Hier ist die rechtzeitige Diagnose und Operabilität ein reiner Zufall und die Heilung über 5 Jahre eine Rarität [24].

Intraoperative Diagnosesicherung

Die präoperative Abklärung kann oft die differentialdiagnostische Frage, ob Karzinom oder chronische Pankreatitis vorliegt, nicht beantworten [16]. Dies fällt nicht selten auch dem erfahrenen Chirurgen am Operationstisch angesichts eines tastbaren "Pankreaskopftumors" schwer. Und sogar die intraoperative Gefrierschnittuntersuchung ist oftmals äquivokal: denn 1) enthält die Biopsie unter Umständen das kleine Karzinom inmitten einer reaktiven Begleitpankreatitis nicht, und 2) ist die histologische Differenzierung im Gefrierschnitt schwierig. Dies gilt auch für die Feinnadelaspirationszytologie.

Hinzu kommt eine beachtliche Morbidität von 5% und eine Letalität von 1%, selbst wenn die Probe transduodenal mit einer "Tru-cut"-Kanüle entnommen wurde [3].

All dies sind Nachteile der Biopsie, die in den Leitsatz münden: "Die beste Biopsie ist die Radikaloperation" vorausgesetzt, daß sie sicher durchgeführt werden kann [17]. Selbstverständlich wird immer die Diagnosesicherung angestrebt, aber ein negatives Histologieergebnis sollte von der Radikaloperation eines symptomatischen Pankreaskopftumors nicht abhalten [4].

Auch die Differenzierung zwischen einem periampullären Tumor und einem papillennahen Pankreaskopfkarzinom ist am Operationstisch nicht immer möglich - so wünschenswert dies auch angesichts der einzuschlagenden Operationstaktik und der Spätprognose wäre.

Feststellung der Operabilität

Trotz der verfeinerten Diagnostik stellt sich Operabilität oder Inoperabilität in den meisten Fällen erst bei der Probelaparotomie heraus. Oberster Grundsatz ist es also, bei der Exploration so lange keine irreversiblen Gefäß- oder Organdurchtrennungen vorzunehmen, bis die Frage nach der lokalen Operabilität gesichert ist [11].

Eine Peritonealkarzinose oder Lebermetastasen sind allerdings rasch erkennbar.

Schwieriger ist es, die Lymphknoten zu beurteilen. Während Befall der unmittelbar am Duodenum oder distalen Choledochus gelegenen Knoten nicht gleichbedeutend mit Inoperabilität sein muß, sollte ein Radikaleingriff unterbleiben, wenn Lymphknoten der 2. Ordnung - in der Leberpforte, am Tripus Halleri oder in der Mesenterialwurzel - metastatisch okkupiert sind.

Entscheidend für die Operabilität ist die lokale Ausbreitung des Tumors. Um eine Infiltration der großen retropankreatischen Gefäße auszuschließen, wird zuerst das Duodenum ausgiebig nach Kocher mobilisiert: operable Tumoren lassen sich leicht mitsamt dem Pankreaskopf von V. cava, linker Nierenvene und der Aorta abheben.

Die Infiltration der oberen Eingeweidegefäße verrät sich oft durch einen mehr oder weniger ausgeprägten "Krebsnabel", erkennbar an der Basis des angespannten Mesokolons.

Als nächster Schritt wird oft die stumpfe Präparation unmittelbar hinter dem Pankreas entlang der Vorderfläche der großen Venen empfohlen (Abb. 5). Dieses Manöver ist m.E. ohne vorherige Mobilisation zu diesem Zeitpunkt aus 2 Gründen inopportun: 1) es kann zu schweren venösen Blutungen führen, und 2) läßt sich auch dadurch eine Infiltration der Venen vom rechts lateral gelegenen Processus uncinatus nicht sicher ausschließen. Bei 7 Patienten stießen wir erst spät im Verlauf

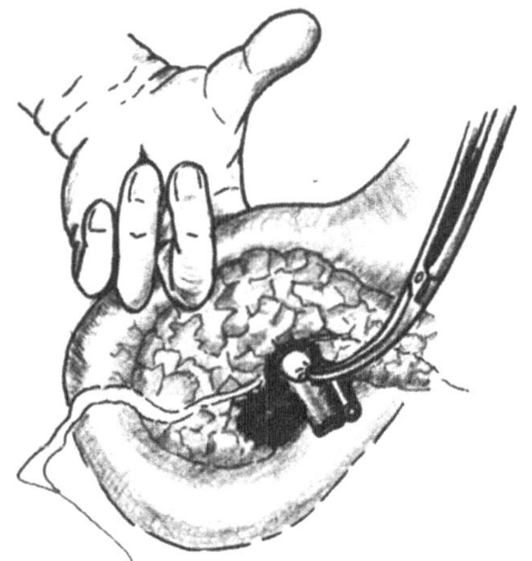

Abb. 5. Die stumpfe Präparation zwischen Pankreas und Pfortader vermag nicht immer eine Tumorinfiltration rechts lateral im Bereich des Processus uncinatus auszuschließen

des Eingriffs auf einen derartigen Befund. Dreimal mußte die "Radikaloperation" somit als palliativ eingestuft werden. In 4 Fällen konnte das befallene Pfortadersegment mitreseziert und die so entstandene Lücke durch End-zu-End-Gefäßnaht wieder geschlossen werden. Zwei dieser vier Patienten überlebten den Eingriff um 9 und 15 Monate, während die beiden anderen nach 4 bzw. 30 Monaten immer noch rezidivfrei sind.

Operationsverfahren

Selbst wenn die Diagnose gesichert und der Tumor als operabel befunden ist, bleibt die nun einzuschlagende Therapie umstritten. Es gibt 3 Möglichkeiten: Palliativeingriff, partielle bzw. totale Duodenopankreatektomie oder die sog. regionale Pankreatektomie.

Hier gibt es kein gesichertes, allgemeingültiges Rezept, da keine randomisierte Studie mit ausreichenden Zahlen existiert; sie wäre ohnehin unethisch.

So wenig die Argumente der "Nihilisten" überzeugen, die eine palliative Umgehung selbst operabler Tumoren empfehlen [2,22], so wenig können andererseits die bisherigen Ergebnisse der "Aktivisten" die Vorzüge einer regionalen Pankreatektomie (was einer Ausweidung des Oberbauchs mit bis zu 8 Nähten bzw. Anastomosen gleichkommt) belegen [5, 6].

Die meisten Chirurgen suchen den individuell abgewogenen Mittelweg zwischen diesen beiden Extremen. Und hier engt sich die Problematik ein auf die Frage: partielle oder totale Duodenopankreatektomie?

Die Argumente für die Totalexstirpation sind in Tabelle 6 aufgelistet [1, 20]. Allein aus theoretischen Gründen müßte die totale Pankreatektomie tatsächlich radikaler sein. Aber bislang hat sich diese Theorie noch nicht in entscheidend verbesserten Überlebensquoten bestätigt [7].

Tabelle 6. Zusammenstellung von Argumenten für die totale Pankreatektomie wegen Pankreaskarzinom

A Erhöhte Radikalität - durch Wegfall von:

1. Multizentrischen Tumoren
2. Intraduktalen Ca-Zellen
3. Diffuser Karzinomatose
4. Ca-Zellen am Resektionsrand
5. Peripankreatischen Lymphknoten

B Niedrigere Morbidität - durch Wegfall der pancreaticojejunalen Anastomose

C Niedrigere Mortalität (?)

D Längere Überlebenszeit (?)

Der Wegfall der komplikationsträchtigen Pankreatojejunostomie spricht ebenfalls für die Totalexstirpation. Aber auch hier vermißt man eine signifikante Senkung der Morbidität und Operationsletalität im Vergleich zur partiellen Duodenopankreatektomie.

Tabelle 7 zeigt die Morbidität nach partieller und totaler Pankreatektomie im eigenen Krankengut (wobei hier auch jene technisch keineswegs einfacheren Eingriffe wegen chronisch-rezidivierender Pankreatitis aufgeführt sind). Zwar kam es nach Whipple Operation 7mal zu Komplikationen im Pankreasrest bzw. an der Anastomose, aber nur eine davon endete tödlich. Die Gesamtzahl der Komplikationen liegt aber nach totaler Pankreatektomie eher höher - und zwei von diesen endeten letal.

Anders ausgedrückt: 61 von 73 Eingriffen nach Whipple (84%) hatten einen weitgehend komplikationslosen Verlauf, was nur bei 24 von 36 Totalpankreatektomien (67%) der Fall war. Die Letalitätsziffern großer repräsentativer Serien zeigen tatsächlich keinen wesentlichen Unterschied (Tabellen 8 u. 9), wenn auch vergleichbar kontrollierte Studien zu dieser Frage nicht vorliegen.

Die Wahl des Operationsverfahrens wird also vom Einzelfall und von der Erfahrung des Operateurs abhängen, wobei man sich allerdings an folgende Regeln halten kann:

Tabelle 7. Postoperative Komplikationen nach 109 Duodenopankreatektomien (Chir. Univ.-Klin. Mannheim, 1973-1980)

Komplikationen	Whipple-Operation 73 Patienten	Totale Pankreatektomie 36 Patienten
Akute Pankreatitis im "Rest"	1 (konservativ) 1 (PL) 3 1 (†)	 (3)
Pankreasfistel (3 Wochen)	1	-
Insuffizienz an der Gallendrainage	2 (PL)	1 (PL)
Magenperforation	-	1 (PL)
Blutung: Magen retroperitoneal	2 (PL) -	1 (PL) 1 (PL)
Transitorische Leberinsuffizienz	-	1
Subphrener Abszeß		2 (PL)
Kathetersepsis	-	1 (†)
Pneumonie	1	2 (†1)
Hyperglykämisches Koma	-	2
	12 Patienten (16,4%)	12 Patienten (33%)

Tabelle 8. Sammelstatistiken über die Hospitalletalität nach Pankreaskopfresektion wegen Karzinom

Autor	Fallzahl	Hospitalletalität	
			[%]
Warren [26] (Lahey Clinic)	348	52	(15)
Nakase [18] (Japanische Sammelstatistik)	822	171	(21)
Kern [11] (Deutsche Sammelstatistik)	285	66	(23)
Gesamt	1455	289	(20)

Tabelle 9. Literaturangaben über Hospitalletalität nach totaler Duodenopankreatektomie wegen Karzinom

Autor	Patientenanzahl	Hospitalletalität	
			[%]
Hicks [8] (Boston)	11	1	(9)
Pliam [19] (Mayo)	64	9	(14)
Ihse [10] (Lund)	65	15	(23)
	140	25	(18)

1. Bei ikterischen Patienten mit Bilirubinwerten über 15 mg% beschränken wir uns zunächst auf eine oberflächliche Überprüfung der Operabilität (ohne ausgedehnte Präparation) und die Anlage einer einfachen Cholezystostomie (mit einem T-Drain). Dies ist auch das beste Vorgehen für den weniger erfahrenen Chirurgen, der (etwa bei einem Eingriff wegen vermeintlichen Steinverschlusses) zufällig auf ein Pankreaskarzinom stößt. Inzwischen wird die Gallenentlastung durch eine perkutane transhepatische Kanülierung besorgt [9]. 8-10 Tage später folgt dann die definitive Resektion.
2. Jeder lokal operable periampulläre oder Pankreaskopftumor (ohne Fernmetastasen) wird radikal entfernt. In Tabelle 10 sind die Faktoren aufgelistet, die bei 62 Resezierten zwar das Risiko erhöhten, aber in keinem Fall zum Tode führten. Das chronologische Alter spielt kaum eine Rolle; der älteste Patient war 74 Jahre alt. Auch der Patient mit Niereninsuffizienz (Kreatinin: 8 mg%) wegen beidseitiger Zystennieren konnte nach Whipple-Operation and anschließender Dauerdialyse 5 Jahre lang ein voll aktives Leben führen.

Tabelle 10. Zusammenstellung von Faktoren, die bei 62 wegen Karzinom radikal operierten Patienten das Operationsrisiko erhöhten

	Patientenanzahl
1. Alter über 65 Jahre	17
2. Voroperationen	15
3. Pfortaderresektion	4
4. Zystennieren mit Insuffizienz	1

3. Die partielle Duodenopankreatektomie nach Whipple wird grundsätzlich bei allen periampullären Tumoren durchgeführt.
4. Eine totale Pankreatektomie bleibt für die eindeutigen Pankreaskopftumoren reserviert und für jene Fälle mit weichbrüchigem Pankreaskörper, bei denen die Pankreatojejunostomie ungewöhnlich riskant erscheint [24].

Operationstechnik

Aus der Fülle technischer Details seien hier nur einige kontroverse Punkte diskutiert:

Nach Feststellung der Operabilität wird das ganze Präparat (Pankreaskopf, 2/3 des Magens, Duodenum, proximales Jejunum, Gallenblase, Ductus choledochus) en bloc nach den üblichen Regeln der Krebschirurgie entfernt (Abb. 6a,b). Das heißt, es wird von der Peripherie auf den Tumor zu präpariert. Ausschälen der Gallenblase, Durchtrennung des Ductus hepaticus knapp proximal der Ductus-cysticus-Einmündung, 2/3-Resektion des Magens sowie Durchtrennung des Pankreas links der Pfortaderrinne erfolgen *vor* Loslösung des Pankreaskopfes aus Retroperitoneum und Mesenterialwurzel.

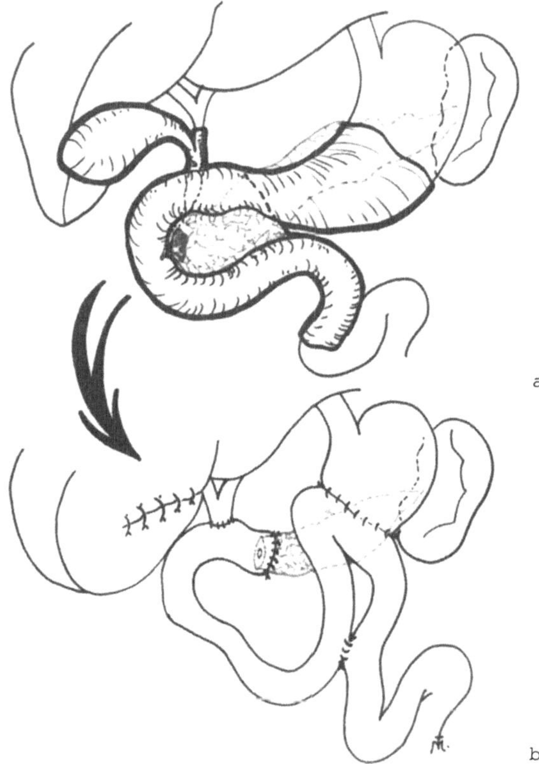

Abb. 6a,b. Die in Mannheim übliche Variante der Whipple-Duodenopankreatektomie. a En-bloc-Resektion von distaler Magenhälfte, Duodenum, proximalem Jejunum, Pankreaskopf, Gallenblase und D. uctus choledochus. b Rekonstruktion mit End-zu-End-Pankreatojejunostomie, End-zu-Seit-Hepatikojejunostomie, vordere Gastrojejunostomie mit Braun-Fußpunkt-Anastomose

Alle Anastomosen werden 2reihig (innen mit Chromcat, außen mit Seide bzw. Ethibond) in folgender Reihenfolge angelegt:

1. End-zu-End-Pankreatojejunostomie ohne Naht oder Schienung des Ductus Wirsungianus.
2. End-zu-Seit-Hepatikojejunostomie. Eine transjejunale Schienung der Anastomose nach Völker mit Silasticdrain erfolgt nur, wenn der Durchmesser des Gallengangs 10 mm unterschreitet.
3. Antekolische Gastroenterostomie mit Braun-Anastomose. Magen- und Pyloruserhaltende Resektionen sind m.E. bei diesem Krebseingriff nicht radikal genug [3]. Dagegen erscheint eine Vagotomie zusätzlich zur adäquaten Magenresektion zur Vermeidung postoperativer Ulzera überflüssig [14]. Bei unserem Vorgehen sahen wir nie ein postoperatives Streßulkus und nur 2 Ulcera peptica jejuni 3 Jahre nach Whipple-Operation, die konservativ abgeheilt werden konnten.

Frühergebnisse

Erstes Ziel der operativen Pankreaskrebsbehandlung muß es sein, die bislang hohe Operationsletalität zu senken. Daß dies auch schon früher in einigen persönlichen Serien gelang, zeigt Tabelle 11.

Tabelle 11. Hospitalletalität nach Whipple-Operation wegen Karzinom mit großen konsekutiven Serien ohne Letalität

Autor	Patientenanzahl	Konsekutive Serie ohne Letalität	Gesamte Hospitalletalität [%]
Longmire [15] (Los Angeles)	65	31	13,8
R. Smith [23] (London)	224	25	7,6
Warren [26] (Boston)	348	53	14,9

An der Mannheimer Klinik wurden in den vergangenen 9 Jahren insgesamt 121 Duodenopankreatektomien durchgeführt, 65 davon wegen Karzinom (Tabelle 12). Bei 3 weiteren Tumoren handelte es sich um große villöse Adenome der Papille mit schweren Zellatypien. Die übrigen 53 Resektionen erfolgten wegen Komplikationen einer chronischen Pankreatitis.

3 Patienten verstarben in der Klinik: Eine Patientin mit distalem Choledochuskarzinom erlag 11 Tage nach Whipple-Operation an einer akuten "Rest"-Pankreatitis. Ein Patient verstarb 14 Tage nach totaler Pankreatektomie nebst totaler Gastrektomie an einer fulminanten Pneumonie; beim 3. Patienten führte eine Sepsis, ausgehend von einem Subklaviakatheter, 11 Tage nach totaler Pankreatektomie wegen schwerer chronischer Pankreatitis mit Pfortaderthrombose zum Exitus.

Analysiert man allein die Karzinompatienten nach Tumorsitz und Operationsverfahren, so zeigt sich, daß von 58 Patienten mit Papillen- oder Pankreaskopfkarzinom keiner dem Radikaleingriff erlag (Tabelle 13).

Darüber hinaus zeigen die Absterbekurven der Pankreatektomierten im Vergleich zu den nur palliativ Operierten eindeutige Vorteile (Abb. 7). Allerdings sind diese Kurven nicht ganz vergleichbar, denn die letztere Gruppe stellt eine negative Auslese dar. Unverkennbar ist aber für jeden, der diese Patienten im Nachsorgeprogramm betreut, daß nicht nur die Überlebenszeit, sondern vor allem auch die Qualität der so gewonnenen Lebensspanne durch den Radikaleingriff verbessert wird.

Tabelle 12. Operations- und Hospitalletalität nach 121 Duodenopankreatektomien. durchgeführt wegen Pankreas- und periampullären Neoplasmen bzw. chronischer Pankreatitis (Chir. Univ.-Klinik Mannheim, 1.10.72-30.6.81)

	Patienten-zahl	Diagnose		Operations- und Hospitalletalität
		Neoplasma	Chronische Pankreatitis	
Whipple Operation	84	46	38	1
Totale Pankreatektomie	37	22	15	2
Gesamt	121	68	53	3 (2,5%)

Tabelle 13. Operations- und Hospitalletalität von 66 Patienten, die radikal wegen Pankreas- bzw. periampullären Karzinomen operiert wurden (Frühergebnisse: 1.10.72-30.6.81)

Tumorsitz	Whipple-Operation	Totale Pankreatektomie	Operations und Hospitalletalität
Pankreaskopf	23	14	
Papilla Vateri	16	5	
Choledochus	2	1	1
Antrum	3	1	1
Duodenum		1	
	44(1†)	22(1†)	2 (3%)

Abb. 7. Vergleich der Absterbekurven nach Duodenopankreatektomie (aufgeschlüsselt nach Ätiologie) und nach Anlage palliativer Anastomosen (Klinikum Mannheim Chirurgie 1980)

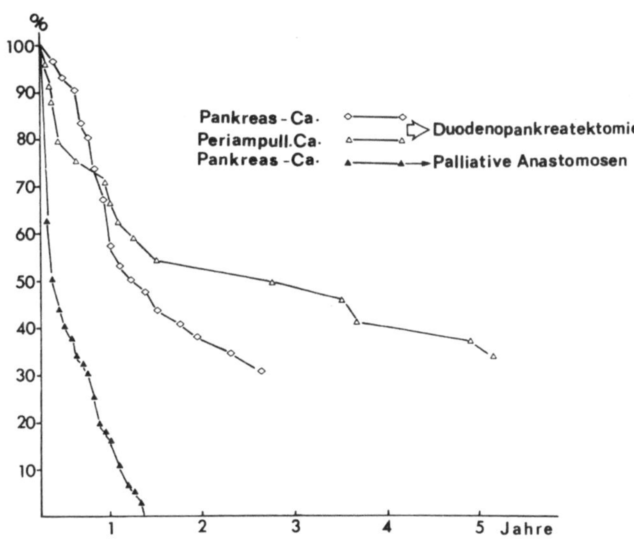

Spätergebnisse

Verwertbare eigene Spätergebnisse liegen nur in Ansätzen vor. Die Abb. 8 zeigt die postoperative Lebensspanne der ersten 62 Patienten mit radikal operierten Pankreas- bzw. periampullären Neoplasmen.

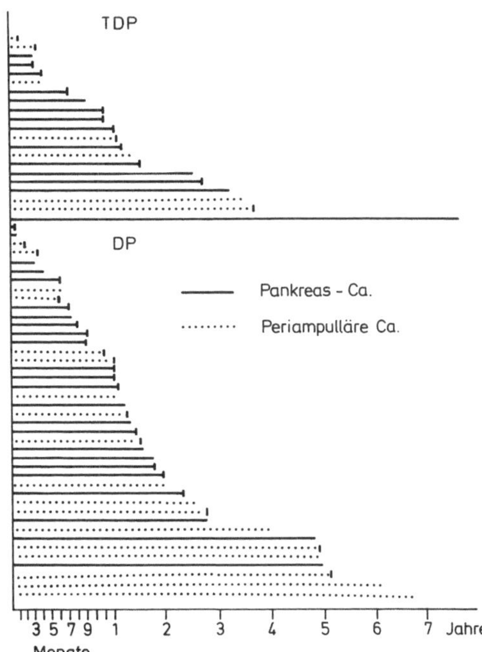

Abb. 8. Überlebenslinien von 62 Patienten mit Pankreas- und periampullären Neoplasmen nach totaler Pankreatektomie (*TDP*) oder Whipple-Dodenopankreatektomie (*DP*). (Klinikum Mannheim Chirurgie 1980)

Von 20 total Pankreatektomierten leben noch 7, 2 davon länger als 3 Jahre.

Von den 42 nach Whipple operierten Patienten leben noch 19, 6 davon länger als 3 Jahre.

Von den 14 Patienten, deren Radikaloperation mehr als 5 Jahre zurückliegt, haben tatsächlich 6 die Fünfjahresgrenze erreicht (Tabelle 14). Allerdings sind 2 von ihnen inzwischen verstorben: eine Person an Herzinfarkt und eine weitere doch noch an Metastasen. So leben inzwischen noch 4 der 14 zuerst Operierten rezidiv- und beschwerdefrei 5-7 Jahre nach dem Eingriff.

Tabelle 14. Spätergebnisse bei 14 Patienten, deren Radikaloperation wegen Papillenkarzinom bzw. Pankreaskopfkarzinom mehr als 5 Jahre zurückliegt

	Papillen-karzinom	Pankreaskopf-karzinom	Gesamt
Radikaloperierte (vor März 1976)	10	4	14
Erreichten die Fünfjahresgrenze	5	1	6
Leben heute noch rezidivfrei	3	1	4

Angesichts dieser doch ernüchternden Endbilanz der chirurgischen Behandlung ist die Suche nach therapeutischen Alternativen verständlich und wünschenswert. Bislang haben aber alle Versuche mit Chemotherapie oder Bestrahlung, oder die Kombination beider Modalitäten, enttäuscht. Solange keine spezifischen, effektiven Mittel zur Verfügung stehen, wird eine ohnehin fragliche Lebensverlängerung meist durch Beeinträchtigung der Lebensqualität erkauft (G.I. Tumor Study Group 1979).

Zusammenfassung

Das Pankreaskarzinom stellt den Chirurgen durch seine versteckte Lage, die eine Frühdiagnose praktisch vereitelt, und durch seine Häufigkeitszunahme vor ernste Probleme.

Aus einer meist zu spät gestellten Diagnose ergibt sich die unbefriedigende Resektionsquote von nur 20%. Fortschritte sind zu verzeichnen bei der Lösung der rein chirurgischen Problematik, so daß die Radikaloperation des Pankreaskarzinoms heute kaum risikoreicher als eine Magenresektion zu sein braucht. Enttäuschend sind nach wie vor die Spätergebnisse, zumal hier bislang weder durch Ausweitung der operativen Radikalität ("regionale Pankreatektomie"), noch adjuvanter Modalitäten (Chemotherapie, Bestrahlung) Fortschritte erkennbar sind.

Literatur

1. Brooks JR, Culebras JM (1976) Cancer of the pancreas. Am J Surg 131:516
2. Crile G Jr (1970) The advantages of bypass operations over radical pancreatectomy in the treatment of pancreatic carcinoma. Surg Gynecol Obstet 130:1049
3. Cooperman AM (1981) Cancer of the pancreas: A dilemma in treatment. Surg Clin North Am 61:107
4. Grieca M.B., Braasch JW, Rossi RL (1980) Mass in the head of the pancreas. Surg Clin North Am 60:33
5. Fortner JG (1973) Regional resection of cancer of the pancreas: A new surgical approach. Surgery 73:307
6. Fortner JG, Kim DK, Cubilla A, Turnbull A, Pahnke LD, Shils ME (1977) Regional pancreatectomy: En bloc pancreatic portal vein and lymph node resection. Ann Surg 186:42
7. Heerden JA van, ReMine WH, Weiland LH, McIllrath DC, Ilstrup DM (1981) Total pancreatectomy for ductal carcinoma of the pancreas. Am J Surg 142:308
8. Hicks RE, Brooks JR (1971) Total pancreatectomy for ductal carcinoma. Surg Gynecol Obstet 133:16
9. Hoevels J, Ihse I, Lunderquist A, Owman T (1981) Erfahrungen mit einer perkutantranshepatisch eingesetzten Gallengangs-Endoprothese. Langenbecks Arch Chir (im Druck)
10. Ihse I, Lilja P, Arnesjö B, Bengmark S (1977) Total pancreatectomy for cancer. Ann Surg 186:675
11. Kern E (1978) Die Behandlung der kranken Bauchspeicheldrüse. - Problematik der Whipple'schen Operation. In: Bartelheimer H, Classen M, Ossenberg FW (Hrsg) II. Hamburger Med. Symp., Dez. 1976. Thieme, Suttgart, S 171
12. Kerremans RP, Lerut J, Penninckx FM (1979) Primary malignant duodenal tumors. Ann Surg 190:179
13. Klapdor R, Pietsch H, Schreiber HW (1979) Diagnostik des Pankreaskarzinoms. Fortbild Med Welt 30:1217
14. Levin B, ReMine WH, Hermann RE, Schein PS, Cohn I Jr (1978) Panel: Cancer of the pancreas. Am J Surg 135:185
15. Longmire WP, McArthur MS, Bastounis EA, Hiatt J (1973) Carcinoma of the extrahepatic biliary tract. Ann Surg 178:333
16. Mackie CR, Cooper MJ, Lewis MH, Moossa AR (1979) Nonoperative differentiation between pancreatic cancer and chronic pancreatitis. Ann Surg 189:480
17. Moossa AR, Lewis MH, Mackie CR (1979) Surgical treatment of pancreatic cancer. Mayo Clin Proc 54:468
18. Nakase A, Matsumoto Y, Uchida K, Honjo I (1977) Surgical treatment of cancer of the pancreas and the periampullary region: Cumulative results in 57 institutions in Japan. Ann Surg 185:52
19. Pliam MB, ReMine WH (1970) Further evaluation of total pancreatectomy. Ann Surg 172:595
20. Rückert U, Kümmerle F (1978) Totale Duodenopankreatektomie als Regeloperation beim Pankreascarcinom. Chirurg 49:162
21. Rückert U, Kümmerle F (1979) Das Papillencarcinom. Chirurg 50:308
22. Shapiro TM (1975) Adenocarcinoma of the pancreas: A statistical analysis of biliary bypass vs Whipple resection in good risk patients. Ann Surg 182:715
23. Smith R (1973) Progress in the surgical treatment of pancreatic disease. Am J Surg 125:143
24. Smith of Marlow,Lord (1981) Surgery of carcinoma of the pancreas. Can J Surg 24:174
25. Spira IA, Ghazi A, Wolff WI (1977) Primary adenocarcinoma of the duodenum. Cancer 39:1721
26. Warren KW, Choe DS, Plaza J, Relihan R (1975) Results of radical resection for periampullary cancer. Ann Surg 181:534
27. White TT, Hart MJ (1979) Pancreaticojejunostomy versus resection in the treatment of chronic pancreatitis. Am J Surg 138:129
28. Wynder EL (1975) An epidemiological evaluation of the causes of cancer of the pancreas. Cancer Res 35:2228

Palliative Eingriffe beim Verschlußikterus

E. C. Hottenrott und J. Doertenbach

Wie der Ileus stellt auch der Verschlußikterus häufig eine Tumorkomplikation dar, die bereits frühzeitig vom okkulten präklinischen ins manifeste klinische Stadium überleitet. Obwohl eine Resektionsmöglichkeit meist nicht mehr gegeben ist (Tabelle 1), führt die palliative Behebung in der Regel zu lohnenswerter Lebensverlängerung unter erträglicheren Bedingungen (z.B. Beseitigung des Juckreizes).

Tabelle 1. Maligner Verschlußikterus. Allgemeine Statistik

3,8 Erkrankungen pro 100.000 Einwohner[a]
8,8% der chirurgischen Erkrankungen der extrahepatischen Gallenwege[b]
Altersgipfel zwischen 60 und 70 Jahren[b]
70-90% primär inkurabel[c]
Operationsletalität 10-20%[c]
Mittlere Überlebenszeit 6-10 Monate[c]
Fünfjahresüberlebensrate 2%[c]

[a] Japan

[b] Chirurgische Universitätsklinik Heidelberg [2, 4]

[c] Weltliteratur [6-9]

Wird man beim distalen Gallenwegverschluß gelegentlich kurativ vorgehen können, so stellt doch die Mehrzahl der extrahepatischen Verschlüsse, vornehmlich der Befall des proximalen Gallenwegsystems eine Domäne der palliativen Behandlung dar. Wie bei kaum einem anderen Krankheitsbild stehen hier sehr verschiedene Behandlungsverfahren zur Verfügung, die je nach Art und Lokalisation des Verschlusses, Alter und Zustand des Patienten, Prognose der Erkrankung und Erfahrung und Können des behandelnden Arztes, unterschiedliche Anwendung finden.

Die Problematik soll an einer 70jährigen, noch immer berufstätigen Patientin aufgezeigt werden, bei der vor gut 4 Jahren in einem auswärtigen Krankenhaus im Rahmen mehrerer Eingriffe an den Gallenwegen (Cholezystektomie, Choledochusrevision und erneute Revision) unterschiedliche histologische Diagnosen gestellt, zweimal jedoch ein Gallengangskarzinom diagnostiziert wurde. Ein erneuter Ikterus 3 Jahre später zeigte, daß die noch immer liegende T-Drainage verlegt war und entfernt werden mußte (Abb. 1a). Der Versuch, endoskopisch zu drainieren, mißlang, weswegen

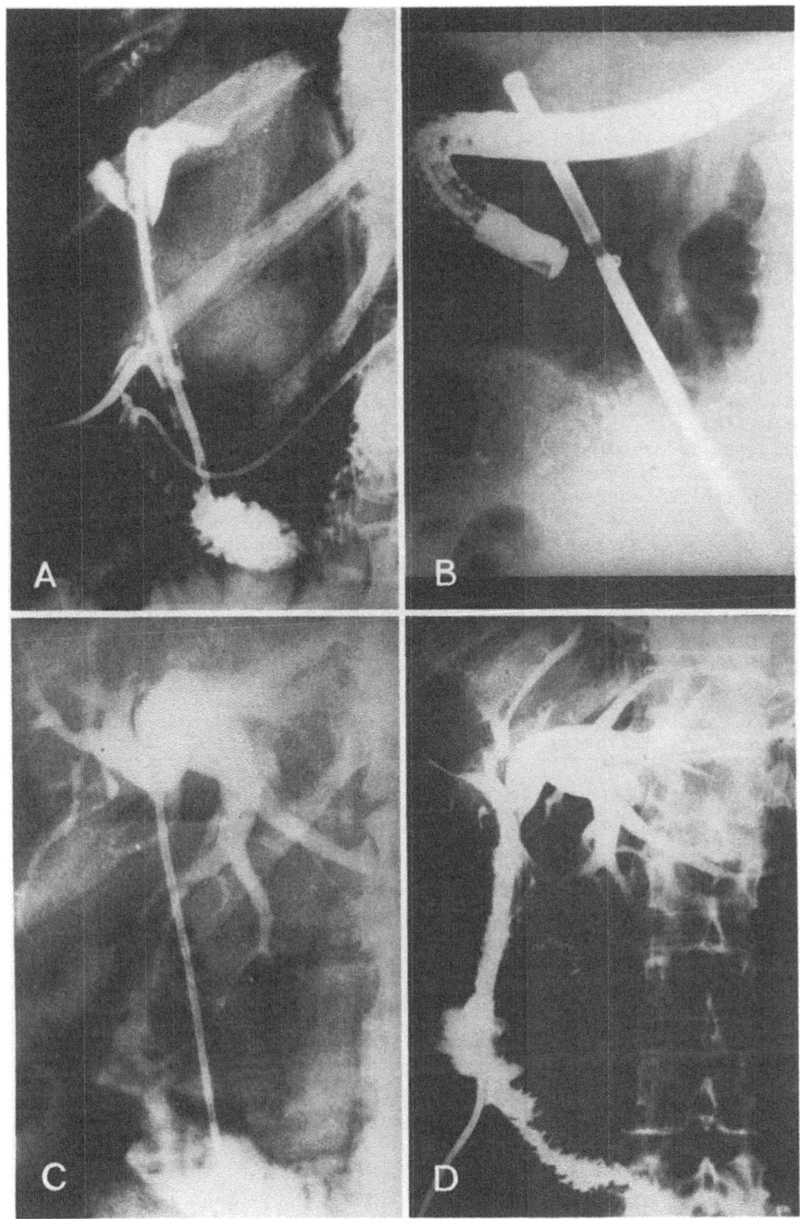

Abb. 1A-D. Aufeinanderfolgende Behandlungsmethoden eines malignen Ikterus bei einer 66jährigen über 4 Jahre. A Darstellung einer belassenen T-Drainage; B Gallengangsendoprothese nach Hartenbach; C Endoskopisch implantierte "Pig-Tail"-Drainage; D hohe Hepatikojejunostomie nach Rodney-Smith über einer extern abgeleiteten Silikonvollrohrprothese

zur Vermeidung einer äußeren Ableitung eine erneute Operation vorgenommen wurde. Wegen des gesicherten Karzinoms und des reduzierten Allgemeinzustandes erfolgte die palliative Gallenwegsschienung durch eine Hartenbach-Endoprothese (Abb. 1b). Die postoperative histologische Untersuchung des ausgiebig entnommenen Gewebes zeigte jedoch lediglich Narbengewebe, so daß die Malignität der Erkrankung zunehmend in Frage gestellt wurde. Nach 6 Monaten dislozierte die Prothese ins Duodenum, wo sie endoskopisch demontiert und entfernt wurde. Wegen des neuerlichen Ikterus nach mittlerweile 4 Operationen an den Gallenwegen wurde die endoskopische Drainage mittels nasobiliärer Verweilsonde und Pig-tail-Drainage bevorzugt (Abb. 1c), die nun zwar technisch gelang, die Patientin jedoch nicht endgültig von Ikterus und erhöhten Temperaturen befreite. Die erneute operative Revision erbrachte derb narbig verdickte Gallengänge in der Leberpforte, die bis über die Hepatikusgabel weit in die Leber reichten. Es fanden sich jedoch makroskopisch kein eigentlicher Tumor, keine Lymphknoten, eine freie Leber und im Schnellschnitt lediglich Narbengewebe. Ein Karzinom schien widerlegt. Eine nach Rodney-Smith durchgeführte Hepatiko-jejunostomie beider Hepatikusäste über einer extern abgeleiteten Vollrohrsilikon-Y-Drainage wurde angelegt (Abb. 1d). Leider scheint der Leidensweg noch immer nicht beendet, da sich die Patientin zwar erneut hervorragend erholte, die endgültige postoperative Histologie der Hepatikusgabel dann aber doch keinen Zweifel an einem Karzinom ließ. Mittlerweile entfernte die Patientin die Y-Drainage selbst, so daß mit einem erneuten Verschluß gerechnet werden muß.

Die aufgezeigte Kasuistik beinhaltet praktisch alle in Tabelle 2 aufgeführten Therapieverfahren beim malignen Verschlußikterus. Die wegen der hohen Komplikationsrate nach Möglichkeit zu vermeidenden perkutanen transhepatischen Verfahren müßten bei Auftreten eines erneuten Ikterus im aufgezeigten Fall neben einer chirurgisch implantierten Y-modifizierten Silikongallengangsendoprothese diskutiert werden.

Tabelle 2. Maligner Verschlußikterus. Palliative Therapieverfahren

Endoskopisch:	Nasobiliäre Sonde "Pig Tail"
Chirurgisch:	T-Drain Cholezystostomie Bypass (Hepatiko-Choledocho-Cholezysto- -Duodeno- bzw. -Jejunostomie) Endoprothese
Perkutan:	Externer PTC-Katheter Transhepatische Endoprothese

Endoskopische Drainageverfahren

Wird der Versuch unternommen, *Indikationsrichtlinien* für die in Tabelle 2 aufgeführten Therapiemöglichkeiten aufzuzeigen, so werden *endoskopische Drainageverfahren* [10] in der Regel dann Anwendung finden, wenn eine vorübergehende Gallenwegentlastung zur verbesserten Operabilität des Patienten führen soll oder aber eine Operationsfähigkeit nicht gegeben ist. Die verlorene Pig-tail-Drainage (Abb. 3b) ist auf Dauer einer externen Drainage über eine nasobiliäre Sonde (Abb. 3a) vorzuziehen; sie hat jedoch den Nachteil, daß die bisherige Förderkapazität häufig zu gering ist, die Katheter inkrustieren und der Gallefluß im Gegensatz zur nasobiliären Sonde nicht kontrollierbar ist.

Die *nasobiliäre Sonde* ist also geeignet zur kontrollierten, vorübergehenden Gallenwegsdekompression. Die Indikation zur *Pig-tail*-Drainage ist seltener gegeben, und zwar als Palliativmaßnahme beim Inoperablen. Die Methode ist durch Verwendung weitlumigerer Katheter verbesserungsfähig, was jedoch der Durchmesser der Instrumentierkanäle der herkömmlichen Endoskope noch nicht zuläßt.

Perkutane Verfahren

Die endoskopischen Verfahren sind den komplikationsträchtigeren perkutanen Verfahren (Abb. 3f) vorzuziehen. Nur in der Hand des Geübten läßt sich die Gefahr einer galligen Peritonitis und einer Blutung in Grenzen halten. Zur Peritonitis kommt es am häufigsten dadurch, daß der externe Katheter durch Atemverschiebung disloziert und Galle ins Peritoneum abfließt, während die Blutung eine übliche Komplikation nach Punktion einer ikterischen Leber darstellt. Eine Indikation zeigt sich für diese Verfahren am ehesten, wenn endoskopische Maßnahmen nicht möglich sind, wie z.B. beim B-II- oder Roux-Magen, und ein operativer Eingriff nicht in Frage kommt. Die Indikationen für den *externen bzw. den verlorenen PTC-Katheter* entsprechen dabei prinzipiell denen der nasobiliären Sonde bzw. der Pig-tail-Drainage.

Chirurgische Drainagen

Palliative *chirurgische Drainagen* sind suffizienter, gewähren in der Regel eine genaue Abklärung bestehender Verhältnisse, sind jedoch bei weitem mit der höchsten Letalitätsrate behaftet. Die entsprechende Indikation wird schnell durch Voroperation an den Gallenwegen, vermehrte Blutungsneigung, schlechten Allgemeinzustand und geringe Erfolgsaussichten eingeengt. Derartige Eingriffe an den Gallengängen gehören zu den schwierigsten Operationen überhaupt, so daß die jeweilige Indikation sehr viel mehr von Erfahrung und Können des Therapeuten abhängig ist, als bei endoskopischen und perkutanen Verfahren.

Die einfache *T-Drainage* hat nur noch wenige Anwendungsbereiche, da z.B. eine Hartenbach-Prothese (Abb. 3c) ebenso schnell eingelegt ist, zunächst wie ein T-Drain funktioniert, jedoch nach Schlauchabzug eine innere Drainage vorsieht.

Auch die *Cholezystostomie* kann nur eine Verlegenheitsmaßnahme darstellen, da mit ständigem Gallenfluß nach außen gerechnet werden muß.
Bei positivem Courvoisier-Zeichen, schlechtem Allgemeinzustand und fehlender endoskopischer und radiologischer Drainagemöglichkeit können jedoch solche Verfahren als primäre Minimaleingriffe eingesetzt werden.

Anzustreben sind aber stets Bypassoperationen oder Gallengangsendoprothesen, wie sie von Hartenbach [3] oder Grill [1] angegeben wurden. *Biliodigestive Anastomosen* dürften eher bei ganz distalen Verschlüssen in Höhe der Papille oder des Pankreaskopfes Verwendung finden. Sie haben zwar den Vorteil, daß kein Fremdmaterial zur Anwendung kommt, leiden jedoch unter einer hohen Rate an Tumorrezidivverschlüssen.

Endoprothesen

Die *Endoprothese* (Abb. 2A-D) stellt demgegenüber ein Verfahren dar, welches rascher, komplikationsärmer, zuverlässiger und anhaltender den Galleabfluß gewährleistet. Dennoch wird man beim Jugendlichen zunächst die hohe Hepatikojejunostomie, beim alten Riskikopatienten oder z.B. beim Leberzirrhotiker die Cholezystojejunostomie bzw. -duodenostomie diskutieren.

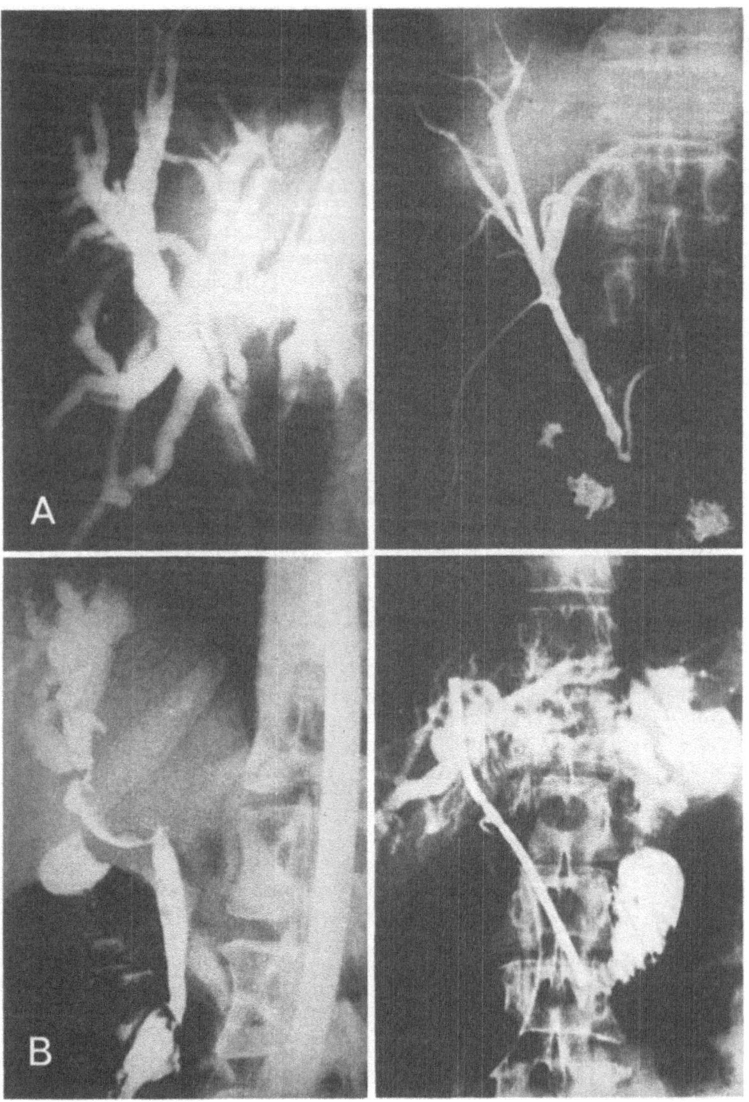

Abb. 2A-D. Beispiele maligner Gallengangsverschlüsse vor und nach Behebung durch eine Gallengangsendoprothese. A,B Solitäre Leberhilusmetastase. C,D Gallengangskarzinom

Bei den Endoprothesen bieten sich die etwas starren, wegen der Metallspirale leicht inkrustierenden Hartenbach-Prothesen (Abb. 3C) und die von Grill [1] beschriebenen verlorenen Silikonprothesen an. Die Vorteile der Hartenbach-Prothese gegenüber der Silikonprothese liegen in ihrer vorübergehenden externen Ableitunsmöglichkeit, so daß sie wie eine T-Drainage kontrolliert, geröntgt und gespült werden kann. Darüber hinaus besteht eine unbegrenzte Variations- und Ausbaufähigkeit. Wird der externe Schlauch abgezogen, funktioniert die Prothese wie die

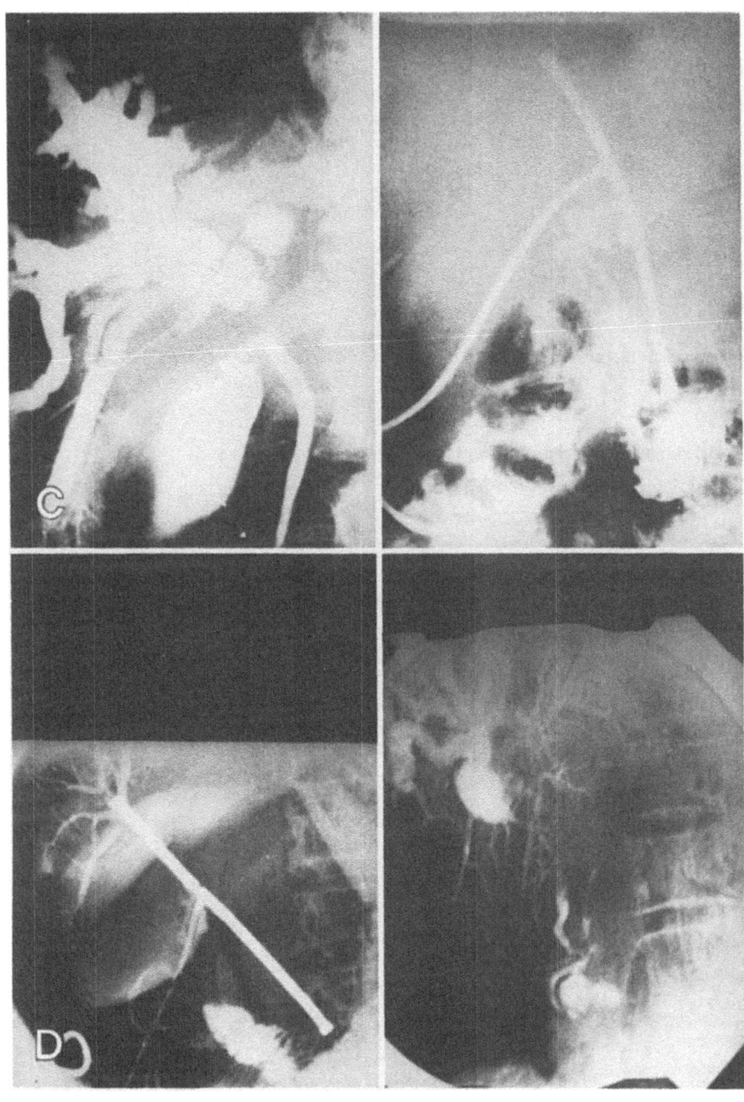

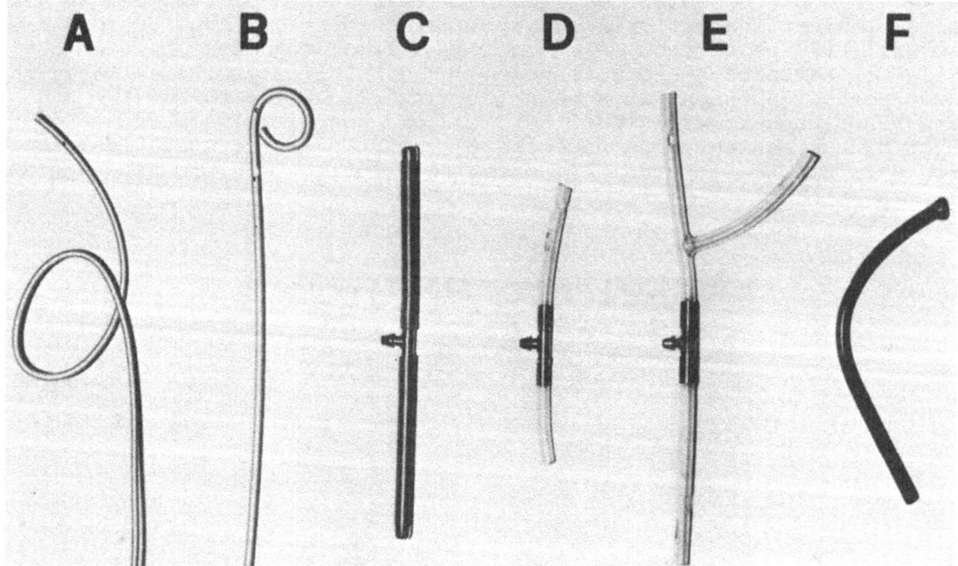

Abb. 3A-F. Gallengangsendoprothesen. A Nasobiliäre Sonde; B Pig-tail-Drain; D Prothese nach Hartenbach; D,E eigene Modifizierung mit variablen Silastic-schenkeln; F Prothese für perkutanen transhepatischen Zugang (PTC-Technik)

Modifizierung der Hartenbach-Gallengang-Endoprothese

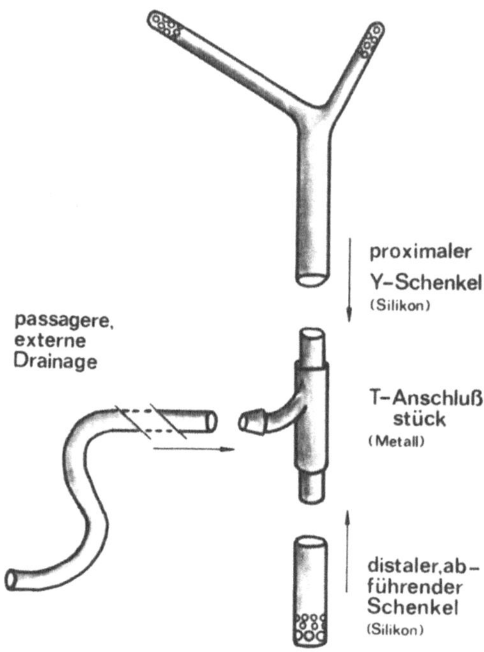

Abb. 4. Aufbau der eigenen Gallengangsendoprothese. Die externe Schlauchverbindung kann nach Erholung des Patienten abgezogen werden, so daß eine interne Drainage resultiert

von Gill primär versenkte Silikonprothese. Nachteile liegen in der Möglichkeit eines Ventilverschlusses an den Prothesenenden, da hier keine Seitenlöcher vorgegeben sind.

Wir selbst geben einer eigens modifizierten Form der Hartenbach-Prothese den Vorzug (Abb. 3D,E), die einer Kombination aus beiden Standardmodellen entspricht. Dem in Abb. 4 gezeigten Mittel-T-Stück aus Metall werden nach proximal und distal Silikonschenkel aufgesetzt, die den Gegebenheiten weitgehend individuell angepaßt werden können. Je nach Tumorausdehnung und Lokalisation werden einfache oder Y-förmige Schlauchschenkel unterschiedlicher Länge mit oder ohne Seitenlöcher verwandt (Abb. 3D,E). Der für die externe Schlauchverbindung vorgesehene Metallnippel ist im Gegensatz zur Hartenbach-Prothese neuerdings derart gestaltet, daß eine Sondierung bzw. Spülung des problematischeren proximalen Schenkels möglich wird (Abb. 4). Die externe Schlauchverbindung kann hier vorübergehend mit einer resorbierbaren Ligatur fixiert werden.

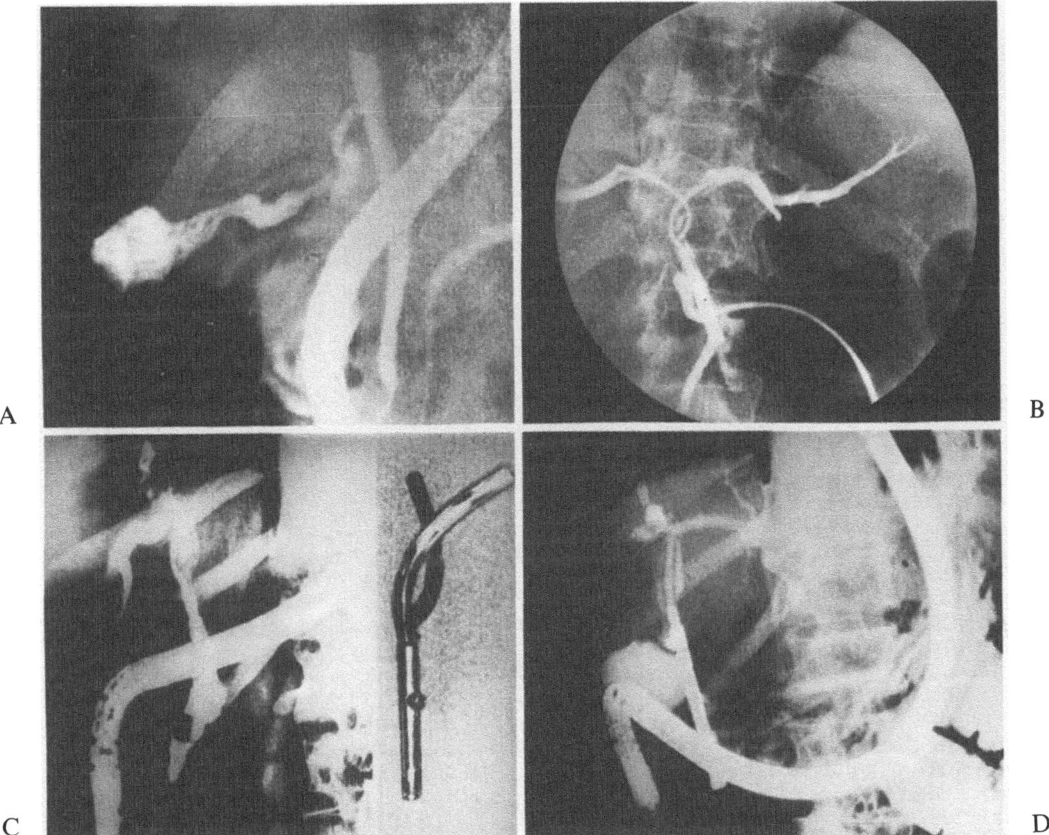

Abb. 5A-D. Verschlußikterus bei einem 56jährigen durch eine solitäre Leberhilusmetastase eines Kolonkarzinoms. A Tumorabbruch an der Hepatikusgabel in der ERCP; B Dekompression durch Y-förmige Gallengangsendoprothese; C (*links*) präpapillärer Steinverschluß bei Endoprothese, (*rechts*) die explantierte Prothese; D Zustand nach Prothesenwechsel

Ein bemerkenswertes Beispiel läßt sich an einem 57jährigen Patienten aufzeigen, der vor wenigen Wochen verstarb. Vor 4,5 Jahren war wegen eines Colon-ascendens-Karzinoms die Hemikolektomie rechts durchgeführt worden. Zwei Jahre später wurde uns der Patient in extrem schlechtem Zustand mit 25 kg Gewichtsverlust und protrahiertem Ikterus zugewiesen. Der durch ERCP (Abb. 5A) und PTC erhobene Verdacht einer solitären Leberhilusmetastase des Kolonkarzinoms bestätigte sich bei dem anschließenden Verzweiflungseingriff. Der die Hepatikusgabel durchsetzende Tumor wurde durch eine Y-modifizierte Prothese überbrückt, die Galle vorübergehend nach außen abgeleitet (Abb. 5B). Der Patient überstand den Eingriff, verließ mit innerer Galleableitung das Krankenhaus und nahm 10 kg an Gewicht zu.

Der nach weiteren 1,5 Jahren Beschwerdefreiheit erneut auftretende Ikterus ließ sich durch ein präpapilläres Konkrement erklären, welches durch endoskopische Papillotomie entfernt wurde (Abb. 5C). Der Patient erholte sich erneut, kam jedoch nach wenigen Monaten wieder mit einem Ikterus. Diesmal war die Prothese von Tumor ummauert. Eine Spülung bzw. Sondierung gelang nicht. Die Prothese wurde daraufhin operativ entfernt (Abb. 5C rechts) und durch eine noch weiter in die peripheren Gallengänge reichende Prothese ersetzt (Abb. 5D). Er überlebte weitere 9 Monate, bevor er an allgemeiner Tumorkachexie verstarb. Die Prothese funktionierte bis zum Tod des Patienten.

Insgesamt wurden in den letzten 2 Jahren bei 15 Patienten Gallengangsendoprothesen eingesetzt, wobei es sich lediglich bei 2 Patienten nicht um eine maligne Erkrankung, sondern um eine primär sklerosierende Cholangitis handelte [5]. Tabelle 3 zeigt, daß gesicherte, in der Regel proximale Gallengangskarzinome am häufigsten waren. Der eine "vermeintliche" Fall entspricht dem eingangs beschriebenen. Es folgen Leberhilusmetastasen und 2 histologisch ungeklärte Risikopatienten. Die durchschnittliche Überlebenszeit beträgt wegen der kurzen Beobachtungsdauer bisher nur mehr als 3 Monate. Neun Patienten überleben bereits 5 Monate, 3 Patienten verstarben, 4 Revisionen waren erforderlich, wobei 2mal die Prothese ausgetauscht wurde (s. auch Beispiel, S. 70).

Zusammenfassung

Das Karzinom der extrahepatischen Gallengänge ist in der Mehrzahl der Fälle nur palliativ zu behandeln. Die oft lohnende Behebung des Verschlußikterus sollte nach Möglichkeit durch innere Ableitung erfolgen. Hierbei stehen sich endoskopische (Pig tail) und chirurgische Verfahren (Bypassoperationen und Gallengangsendoprothesen) gegenüber. Die risikoärmere endoskopische Drainage führt bislang zu keiner, über längere Zeit befriedigenden Entlastung, so daß sie nur beim Risikopatienten bzw. zur vorübergehenden, z.B. präoperativen Dekompression angewandt wird. Besser und anhaltender entlasten Gallengangsendoprothesen, deren Nutzung jedoch mit einem höheren Risiko verbunden ist.

In der Praxis bewährt sich daher oft eine Kombination beider Verfahren. Im eigenen Krankengut wurden in den letzten 2 Jahren 15 Patienten mit einer eigens entwickelten Gallengangsendoprothese (modifizierte Hartenbach-Prothese) behandelt. Neben 2 Mißerfolgen werden überwiegend günstige Verläufe beobachtet.

Tabelle 3. Ergebnisse der Gallengangsendoprothese. (Chirurg. Univ.-Klinik, Frankfurt, 1979-1981)

Indikation	Zahl	Cholestase und Juckreiz unverändert	Verstorben p.o.	Revision	Überleben >3 Monate
Gallenwegskarzinom	7			Endoskopisch	4, 1x?
vermeintlich	1			chirurgisch	1
Leberhilusmetastasen	3	1	1	1 mal chirurgisch	1>24 Monate, 1x?
Unklare Proximale Gallengangsstenose beim Risikopatienten	2	1	1	1 mal chirurgisch	1
Chronische Sklerosierende Cholangitis	2			1 mal chirurgisch	
Summe	15	2	2	4	9 ∅ 5 Monate 2x?

Literatur

1. Grill W (1980) Der verlorene Drain als innere Gallengangsdrainage. Langenbecks Arch Chir 350:233-239
2. Grözinger KH, Kolig G, Wenz W (1970) Diagnose und chirurgische Behandlung des Verschlußikterus. Therapiewoche 13:519-522
3. Hartenbach W (1977) Erfahrungsbericht über die Anwendung einer Gallengangs-endoprothese. Chirurg 48:549-552
4. Hottenrott C, Rückert U (1973) Ergebnisse der Chirurgie des Gallensteinleidens. Zentralbl Chir 98:1203-1208
5. Hottenrott C, Encke A, Hagenmüller M (im Druck) Indikation und Ergebnisse der Hartenbachprothese beim malignen Ikterus. 98. Tagung der Deutschen Gesellschaft für Chirurgie, München 1981. Springer, Berlin Heidelberg New York
6. Inouye AA, Whelan TJ (1978) Carcinoma of the extra hepatic bile ducts. Am J Surg 136:90-95
7. Kern E, Friedrich B (1970) Chirurgie des malignen Verschlußikterus. Chirurg 12:545-549
8. Neugebauer W, Durst J, Mayer H (1979) Das primäre Carcinom der extrahepatischen Gallenwege. Langenbecks Arch Chir 350:33-42
9. Tsuzuki T, Uekusa M (1978) Carcinoma of the proximal bile ducts. Surg Gynecol Obstet 146:933-943
10. Wurbs D, Dammermann R, Classen M (1979) Die palliative nicht-chirurgische Gallenwegsdrainage. Dtsch Med Wochenschr 104:1831-1832

Papilläres Schilddrüsenkarzinom: Chirurgisch-therapeutische und prognostische Gesichtspunkte

R. A. Wahl, H. Meybier und H. D. Röher

Die Diskussion um die notwendige operative Radikalität beim papillären Schilddrüsenkarzinom mit seiner von der Art der Therapie scheinbar fast unabhängigen, relativ guten langfristigen Prognose hat sich in den letzten Jahren neu entzündet. Umstritten ist vor allem die Notwendigkeit der totalen Thyreoidektomie, vor allem bei Tumoren, die auf einen Schilddrüsenlappen begrenzt sind [1-3, 5, 7-10].

Eigenes Krankengut

Von 1955-1978 wurden in der Chirurgischen Universitätsklinik Heidelberg 355 Patienten mit malignen Tumoren der Schilddrüse operativ behandelt. Davon wurden 110 (31%) als papilläre Karzinome klassifiziert, unter Einbeziehung der papillär-follikulären Mischform. Es handelte sich um 91 Frauen und 19 Männer im Alter von 12-73 Jahren, das Durchschnittsalter betrug 45 (± 15) Jahre; 67 Patienten waren zum Zeitpunkt der Diagnosestellung über 40, 43 Patienten unter 40 Jahre alt, 6 befanden sich noch im Kindesalter. Die Altersverteilung hat sich während der beobachteten Zeiträume nicht verändert. Insgesamt wurden bei den 110 Patienten 138 Operationen durchgeführt.

Wir haben seit 1968 ein radikales therapeutisches Konzept vertreten, das sich auf die grundsätzliche totale Thyreoidektomie, die generelle postoperative Radiojodtherapie und die anschließende hormonelle Suppressionstherapie stützt [12]. Vor diesem Zeitraum war die Behandlung sowohl hinsichtlich des Operationsverfahrens als auch der adjuvanten Therapie uneinheitlich; von Seiten der Chirurgen wurde meist lobektomiert oder subtotal reseziert.

Auffallend ist der mit 18,2% hohe Anteil von Patienten (n = 20) mit schon bestehenden Rezidiven nach vorangegangener Operation anderenorts, wobei es sich überwiegend um lokale und/oder regionale Rezidive nach nichtradikaler Operation handelte (15,4%), nur bei 3 Patienten (2,7%) um regionale Rezidive nach vorangegangener totaler Thyreoidektomie. Nur bei einer Minderheit dieser so selektionierten Patientengruppe lagen lediglich regionale Lymphknotenmetastasen vor. Auch bei den bei uns erstmals operierten Patienten lag die Rezidivrate bei dem konservativ-operativen Vorgehen des früheren Zeitraums mit insgesamt 53% erschreckend hoch. Die Rezidivquote konnte im Rahmen des therapeutischen Konzepts mit totaler Thyreoidektomie anscheinend signifikant gesenkt werden (16%), doch sind diese Zahlen auf Grund der unterschiedlichen Zusammensetzung des Krankengutes und der unterschiedlich langen Beobachtungszeiträume nicht vergleichbar.

Es zeigt sich bei den hier erstmals Operierten eine drastische Verschiebung hin zu niedrigeren Tumorstadien (Abb. 1). Während von 1955-1967 bei 70% der Patienten ein Stadium III und IV vorlag, wurden solch fortgeschrittene Stadien 1968-1975 nur noch bei 17% der Patienten gesehen, 1976-1978 nur noch bei 11%. Diese Verschiebung zu niedrigeren

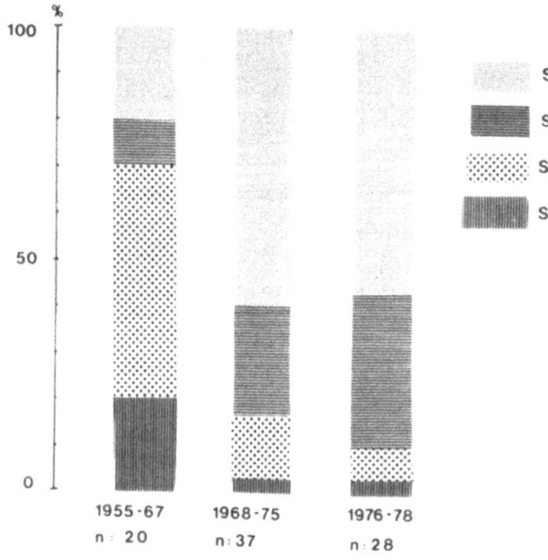

Abb. 1. Wandel der Tumorstadien des papillären Karzinoms (Chirurgische Universitätsklinik Heidelberg, 1955-1978)

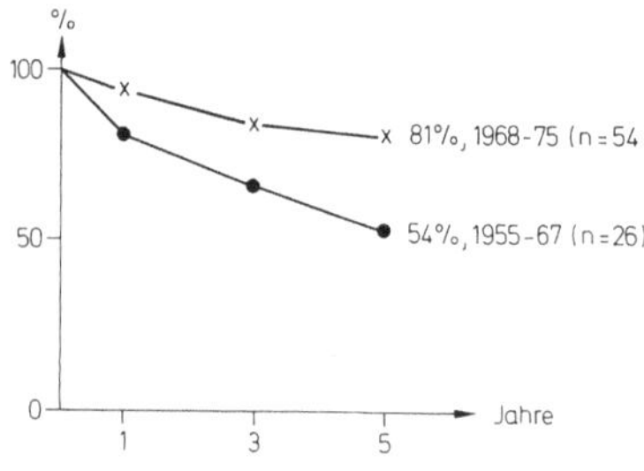

Abb. 2. Fünfjahresüberlebensraten bei papillärem Karzinom in verschiedenen Zeiträumen

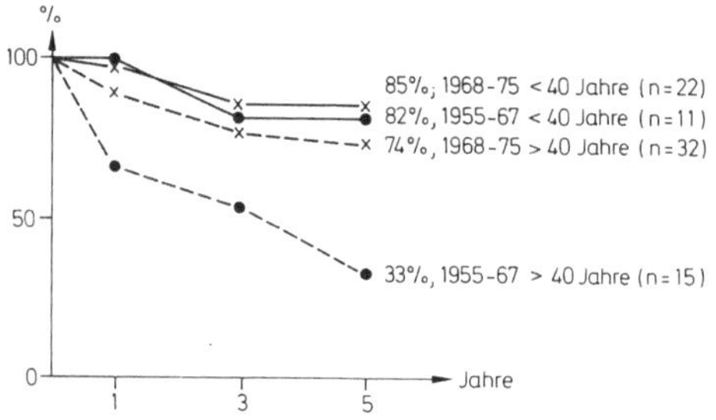

Abb. 3. Fünfjahresüberlebensraten bei papillärem Karzinom, aufgeschlüsselt nach Altersgruppen und Behandlungszeiträumen

Tabelle 1. Papilläres Karzinom. Häufigkeit von makroskopischen Lympknotenmetastasen in Abhängigkeit vom klinischen Primärtumorstadium

T-Stadium	Patientenzahl	Davon N_{1-3} [%]
T_0	13	69
T_1	13	15
T_2	45	27
T_3	16	50
T_{1-3}	87	36

Tumorstadien betrifft die höheren Altersgruppen (Patienten über 40 Jahre) noch ausgeprägter als die unter 40jährigen. Während im ersten Zeitraum 77% der älteren Patienten Stadium III und IV aufwiesen, waren es im Zeitraum 1968-1975 nur noch 15% (bei den jüngeren 13%). Die Häufigkeit makroskopisch erkennbarer Lymphknotenmetastasen lag bei 36%, mit einer positiven Korrelation zum Primärtumorstadium (Tabelle 1), wovon natürlich das Stadium T_O (13 Patienten, bei denen die Diagnose überwiegend durch schon bestehende Lymphknotenmetastasen erfolgte) ausgenommen ist.

Prognose quoad vitam

Die kumulative Fünf- und Zehnjahresüberlebensrate liegt für die von 1955-1975 Operierten insgesamt bei 70 bzw. 66%. Bei den total Thyreoidektomierten zeichnet sich eine auch langfristig bessere Überlebensrate ab (nicht signifikant), als bei Patienten, die lediglich einem resezierenden Ersteingriff unterzogen wurden.

Die Verbesserung der Fünfjahresüberlebensrate von 54% im früheren Zeitraum 1955-1967 auf 81% im Zeitraum 1968-1975 (Abb. 2) ist signifikant ("Logrank"-Test $p < 0.05$). Die bekannte Abhängigkeit der Prognose vom Alter zum Zeitpunkt der Diagnosestellung ist klar ersichtlich (Abb. 3): Patienten bis zu 40 Jahren zeigen eine Fünfjahresüberlebensrate von 84%, Patienten über 40 Jahre von 59% ("Logrank"-Test, $p < 0{,}05$). Eine weitere Aufschlüsselung dieser beiden Altersgruppen zeigt, daß die Verbesserung der Prognose im zweiten Zeitraum ausschließlich den über 40 Jahre alten Patienten zugute kam (Abb. 3). Der Unterschied zwischen den Altersgruppen bleibt jedoch signifikant ($p < 0{,}05$), das Alter erweist sich somit als vom Behandlungszeitraum unabhängiger prognostischer Faktor. Als weiterer entscheidender prognostischer Faktor bestätigt sich das Tumorstadium (Abb. 4; zur Definition der Tumorstadien s. Abb. 1): Während Patienten im Stadium I und II offensichtlich - zumindest innerhalb des relativ kurzen darstellbaren Beobachtunszeitraums von 5 Jahren - gleichermaßen und unterschiedslos eine ausgezeichnete Prognose bieten, ist diese bei organüberschreitendem Wachstum des

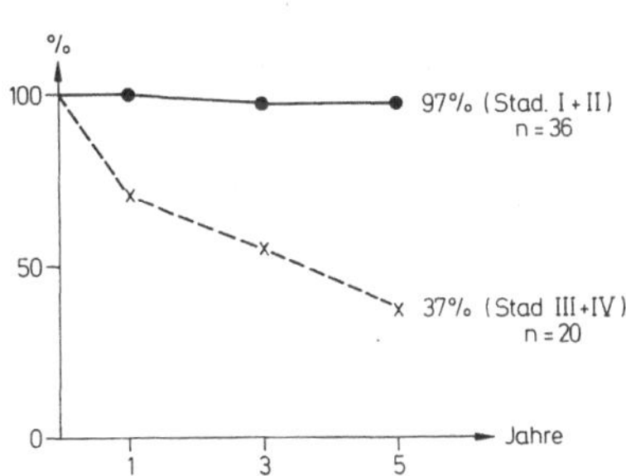

Abb. 4. Fünfjahresüberlebensraten bei papillärem Karzinom in Abhängigkeit von Tumorstadien

Primärtumors und beim Vorliegen von Fernmetastasen deutlich eingeschränkt (Fünfjahresüberlebensrate 97 gegenüber 37%; $p < 0{,}001$; "Logrank"-Test). Weitere Stratifizierung hinsichtlich der Parameter, Alter, Behandlungszeitraum und Tumorstadien ist wegen der dann zu geringen Fallzahlen nicht möglich.

Im Rahmen von Erst- oder Rezidivoperationen wurden bei 19 Patienten Eingriffe durchgeführt, die aufgrund ausgedehnten lokal invasiven Wachstums und/oder aufgrund von Fernmetastasen als palliativ gewertet werden mußten. Von diesen haben nur 3 (16%) 5 Jahre, vom Zeitpunkt dieser Palliativoperation an gerechnet, überlebt. 4 Patienten verstarben nach kurativ gewerteten Eingriffen (3mal Stadium T_3; eine im Stadium $T_2N_0M_0$ total thyreoidektomierte 35jährige Frau, die 2 Jahre nach der Operation aus unbekannter Ursache verstarb).

Spezifische Komplikationen der totalen Thyreoidektomie sind die Rekurrensparese und besonders der postoperative Hypoparathyreoidismus. Die Analyse des operativen Vorgehens bei den ohne "neck dissection" total thyreoidektomierten Patienten zeigt, daß dieses Risiko relativ gering ist, wenn in einer Sitzung thyreoidektomiert wird (in der vorliegenden Serie keine Rekurrensparese, 10% Hypoparathyreoidismus, s. Tabelle 2). Muß in 2 Sitzungen operiert werden, ist das Risiko der Rekurrensparese bei frühzeitiger Reintervention innerhalb der ersten

Tabelle 2. Papilläres Karzinom. Spezifische Komplikationen der totalen Thyreoidektomie (ohne "Neck dissection")

Totale Thyreoidektomie	N	Rekurrens-parese [%]	(Passagere) Hypokalzämie [%]
Einzeitig	18	0	11
Zweizeitig prompt (≤1 Woche)	17	12	29
Zweizeitig verzögert	11	36	27

Woche noch einigermaßen vertretbar, bei verspäteter Nachoperation jedoch unverhältnismäßig hoch und entspricht dann dem Risiko einer Rezidivoperation. Auch die frühzeitige Reintervention vermeidet jedoch nicht ein dabei stark erhöhtes Risiko von Hypoparathyreoidismus.

Diskussion

Das papilläre Schilddrüsenkarzinom zeigt bekanntermaßen meist gebremste lokal-invasive Wachstumstendenz, neigt zu frühzeitiger regionaler Metastasierung und hat eine vergleichsweise günstige Prognose [1, 13]. Vorwiegend aus amerikanischen Zentren mit großem Erfahrunsgut werden hervorragende Ergebnisse auch bei konservativ-chirurgischem Vorgehen berichtet [2, 5, 8]. An den meisten mitteleuropäischen Zentren dominiert demgegenüber eine radikalere Einstellung, mit der Forderung nach totaler Thyreoidektomie in jedem Fall von Schilddrüsenkarzinom [6, 7, 12]. Sie basiert neben theoretischen Erwägungen auf den schlechten Erfahrungen früherer Jahre mit einem Krankengut, das sowohl hinsichtlich der Tumorklassifikation (nur 20-30% papilläre Karzinome im

Vergleich zu 60-80% in den USA) als auch hinsichtlich der Tumorstadien ungünstig zusammengesetzt war. Es zeigt sich jedoch auch hier die Tendenz, "stadiengerechte" Operationsverfahren zu vertreten [9]. Die von Crile schon 1957 vertretene Auffassung, daß eine grundsätzliche radikale "neck dissection" bei Fällen mit Lymphknotenmetastasen ungeeignet und unnötig sei, ist nahezu einhellig akzeptiert. Die modifizierte "neck dissection" mit Belassung des M. sternocleidomastoideus und mit am Befund orientierter Schonung oder Mitnahme der V. jugularis interna erbringt gleiche Resultate [4, 5]. Prospektive Studien mit einzelnen therapeutischen Variablen fehlen.

Die *Argumente für und gegen die radikale Thyreoidektomie* bei allen Fällen von papillärem Schilddrüsenkarzinom sind in Tabelle 3 zusammengefaßt. Die Häufigkeit intraglandulärer mikroskopischer Tumoraussaat korreliert mit den diagnostischen Bemühungen, diese nachzuweisen, und wurde in bis zu 78% (im Mittel 30%) der Fälle mit makroskopisch einseitigem Tumor gefunden [3, 11]. Klinisch faßbare Rezidive im belassenen, makroskopisch gesunden Schilddrüsenlappen sind demgegenüber in einer diesbezüglichen Vergleichsstudie [11] selten (4%). "Okkulte" Primärtumoren haben in etwa 50% der operierten Fälle Lymphknotenmetastasen; andererseits werden in 4-28% (Japan) des Gesamtsektionsgutes okkulte papilläre Karzinome gefunden, die nie klinische Bedeutung erlangt haben. Im großen Krankengut der Mayo-Klinik mit einem hohen Anteil okkulter Karzinome (n = 240) wurde bei diesen langfristig kein

Tabelle 3. Argumente für und gegen die totale Thyreoidektomie beim papillären Karzinom

Contra	Pro
1. Multizentrischer Ursprung oder glanduläre Aussaat ohne oder mit begrenzter prognostischer Bedeutung	1. Auftreten mikroskopischer intraglandulärer Tumoraussaat ca.: 30%
2. Guter therapeutischer Effekt auf Lokalrezidive ohne bedeutsamen prognostischen Nachteil	2. A) Weniger regionale Rezidive B) Chirurgische Reintervention mit erhöhtem Risiko C) Rezidiv beeinflußt Prognose D) Gefahr der histologischen Umwandlung in ein anaplastisches Karzinom
3. Restdrüsengewebe kann durch ^{131}J-Therapie ausgeschaltet werden	3. A) Verbesserte Bedingungen für die diagnostische und therapeutische Anwendung von ^{131}J B) Verzicht auf routinemäßige ^{131}J-Therapie zur Ausschaltung verbliebenen Gewebes
4. Erhöhtes Operationsrisiko = Rekurrensparese und Hypoparathyreoidismus	4. Adäquate chirurgische Technik vermindert Operationsrisiko
5. Identische Überlebensrate mit begrenztem operativen Eingriff in retrospektiven Studien	(5. Eigene Erfahrung zeigt erhöhte Heilungs- und Überlebensraten)

einziger Todesfall gesehen; nur 4 lokale und 8 regionale Rezidive wurden beobachtet; letztere nur bei solchen Patienten, die zum Zeitpunkt der Operation schon Lymphknotenmetastasen aufwiesen [5].

Unsere Beobachtung, daß im Rahmen des radikalen Therapiekonzepts weniger lokale und regionale Rezidive auftraten, ist wegen der unterschiedlichen Zusammensetzung des Krankengutes nicht beweisend. Unterstützt wird diese Beobachtung u.a. jedoch durch die Analyse eines Krankengutes von 576 Patienten mit papillärem Karzinom von Mazzaferri u. Young [8]: Nach totaler Thyreoidektomie traten signifikant weniger Rezidive auf (7,1%) als nach lediglich resezierenden Operationsverfahren (18,4%). Das regionale Rezidiv scheint wie das Vorhandensein von Lymphknotenmetastasen beim Ersteingriff das Überleben nicht zu beeinflussen, bedeutet jedoch für den Patienten aufgrund der Notwendigkeit von Reinterventionen mit ihren jeweiligen Risiken durchaus eine Beeinträchtigung. Ungünstige Verläufe werden in der Regel nicht durch unkontrollierbare laterale Lymphknotenmetastasen diktiert, sondern durch die lokale Invasion am Sitz des Primärtumors [4, 8] (eigene Beobachtung). Die in der Literatur angegebenen globalen Häufigkeiten regionaler Rezidive schwanken zwischen 1,5 und 22%, die lokaler Rezidive zwischen 5 und immerhin 32%. Neben der Gefährlichkeit des lokalen Rezidivs nach ungenügend radikaler Tumorentfernung ist die Möglichkeit der späteren Transformation von verbliebenem Tumorgewebe in Betracht zu ziehen [6]. Ein kausaler Zusammenhang zwischen der Entstehung anaplastischer Tumoren und vorbestehenden mikroskopischen papillären Tumoren ist jedoch nicht erwiesen.

Die Voraussetzungen für eine postoperative Diagnostik und Therapie mit Radiojod sind nach totaler Thyreoidektomie fraglos verbessert. Als beispielhaft zitiert sei erneut die Untersuchung von Mazzaferri u. Young [8]: Nach totaler Thyreoidektomie plus Radiojodbehandlung plus hormoneller Suppressionstherapie traten Rezidive in 2,1% auf, nach Lobektomie oder Resektion ohne adjuvante Therapie in 62%.

Die Entscheidung für oder gegen die totale Thyreoidektomie wird wesentlich von den spezifischen *Komplikationen* Rekurrensparese und Hypoparathyreoidismus mitbestimmt. Durch adäquate chirurgische Technik sind Rekurrensparesen noch eher vermeidbar. Ihre Häufigkeit liegt jedoch selbst in Zentren mit optimal niedriger Komplikationsrate mit unter 4% nach totaler Thyreoidektomie noch deutlich höher als nach subtotaler Resektion. Im Durchschnitt ist mit einer Rekurrenspareserate von etwa 15% zu rechnen. Unsere eigenen Erfahrungen zeigen die Vermeidbarkeit von Rekurrensparesen bei totaler Thyreoidektomie in einer Sitzung. Prä- oder intraoperative Sicherung der Diagnose ist auch aus diesem Grund stets anzustreben. Ist eine totale Thyreoidektomie in zweiter Sitzung erforderlich, so ist diese möglichst frühzeitig, am besten innerhalb von 48 h, durchzuführen, da mit zunehmendem Intervall das Risiko der Rekurrensschädigung beträchtlich steigt. Nicht mit ausreichender Sicherheit vermeidbar ist nach unserer Erfahrung die postoperative Hypokalzämie durch Schädigung der Epithelkörperchen, die jedoch in etwa 2/3 der Fälle passageren Charakter hat. Das erhöhte Hypoparathyreoidismusrisiko bei zweizeitiger Thyreoidektomie ist nach unserer Erfahrung auch durch frühzeitige Reintervention nicht niedrig zu halten.

Von profilierten Vertretern des konservativ-chirurgischen Vorgehens werden ausgezeichnete Langzeitergebnisse angegeben, die durch radikaleres chirurgisches Vorgehen kaum verbessert werden könnten. Die aus mitteleuropäischen Zentren anhand des Gesamtkrankengutes von papillären Karzinomen berichteten Überlebensraten (5 Jahre: 60-80%; 10 Jahre: 40-60%) sind trotz des meist radikaleren chirurgischen Vorgehens im Vergleich deutlich schlechter [7, 9]. Die Ursache hierfür ist jedoch in erster Linie die unterschiedliche Zusammensetzung des Krankengutes. Während sich z.B. das Krankengut der Mayo-Klinik zu 35% aus okkulten und nur zu 15% aus organüberschreitenden Primärtumoren zusammensetzt, und nur in 5% Fernmetastasen vorhanden sind, sind im Krankengut von Löhrs u. Mitarb. [7] 45% der Primärtumoren organüberschreitend, Fernmetastasen bestehen in über 20%. Eine weitere Aufschlüsselung unseres Krankengutes führt zu relativ geringen Fallzahlen. Immerhin zeigt sich, daß im Stadium I und II mit einer Fünfjahresüberlebensrate von 98 bzw. 96% sich durchaus ebenbürtige therapeutische Resultate abzeichnen. Abhängigkeit vom operativen Vorgehen ist dabei nicht nachweisbar. Peiper u. Mitarb. [9] konnten im Stadium I bei einer Zehnjahresüberlebensrate von 77% keinen Unterschied hinsichtlich verschieden radikaler Operationsverfahren (totale Thyreoidektomie gegenüber einseitiger Lobektomie plus kontralateraler subtotaler Resektion) nachweisen. Das Vorliegen von Lymphknotenmetastasen bei auf die Schilddrüse begrenztem Primärtumor scheint keinen wesentlichen prognostischen Einfluß zu haben. Die paradoxe Beobachtung von Cady [2] einer bei Vorhandensein von Lymphknotenmetastasen sogar besseren Prognose ist aber offensichtlich durch unterschiedliche Altersgruppen bedingt (jüngere Patienten mit besserer Prognose trotz häufigerer Lymphknotenmetastasen). Entscheidend für die Verschlechterung der Prognose ist das invasive Wachstum des Primärtumors über die Schilddrüse hinaus. Nach Mazzaferri u. Young [8] erhöht sich dabei im Vergleich zu Patienten mit schilddrüsenbegrenztem Primärtumor die Rezidivquote von 13,7 auf 39,1%, die Häufigkeit von Todesfällen von 0,7 auf 7,1%. Ein weiterer wesentlicher und unabhängiger prognostischer Faktor ist das Alter des Patienten zum Zeitpunkt der Diagnosestellung. Patienten jenseits des 40. Lebensjahres haben gegenüber den unter 40jährigen häufiger Rezidive und häufigere Todesfälle. Der entscheidende Einfluß des Alters wurde kürzlich von Cady [2] anhand einer am Alter orientierten Einteilung in Gruppen mit hohem (Männer über 40, Frauen über 50 Jahre) und mit niedrigem Risiko (Männer unter 40, Frauen unter 50 Jahre) überzeugend dargestellt. In der verbesserten Fünfjahresüberlebensrate bei den über 40jährigen Patienten im eigenen Krankengut von 1968-1975 im Vergleich zum früheren Zeitraum (74 gegenüber 33%) könnte eine durch das radikale Therapiekonzept verbesserte Prognose zum Ausdruck kommen. Es ist jedoch nicht ausgeschlossen, daß diese Verbesserung im wesentlichen auf die Verschiebung zu niedrigeren Tumorstadien zurückzuführen ist.

Inwieweit echte geographische Unterschiede hinsichtlich der Aggressivität papillärer Karzinome vorhanden sind, ist schwer beurteilbar. In endemischen Kropfgegenden sind sie relativ selten, ihre Prognose ist hier - wohl aufgrund fortgeschrittenerer Tumorstadien und höheren Durchschnittsalters [6, 7] - i. allg. schlechter.

Therapeutisches Konzept

In Anbetracht der sehr günstigen Prognose des papillären Karzinoms bei Patienten mit niedrigen Tumorstadien, wie sie auch nach nichtradikaler Thyreoidektomie aus Zentren mit großen Fallzahlen berichtet wird und wie sie auch im eigenen Krankengut sich abzeichnet, in Anbetracht der bei den jüngeren Patienten (unter 40 Jahre) und insbesondere bei Kindern weitaus günstigeren Prognose, andererseits aber unter Berücksichtigung der Notwendigkeit der Vermeidung lokaler Rezidive, der Häufigkeit multizentrischen Tumorwachstums, der schlechten Erfahrungen mit fortgeschrittenen Tumorstadien in unseren endemischen

Kropfregionen und der Möglichkeit der Transformation zu anaplastischen Karzinomen, glauben wir heute ein therapeutisches Konzept vertreten zu dürfen, welches zwar weiterhin im wesentlichen auf der totalen Thyreoidektomie beruht, aber doch die unabhängigen prognostischen Faktoren Patientenalter und Tumorstadium miteinbezieht, zumal die spezifischen Risiken der totalen Thyreoidektomie auch bei uns nicht vernachlässigt werden können (Tabelle 4).

Zu beachten ist dabei, daß unsere Definition "extrathyreoidal" und "intrathyreoidal" sich nicht nur auf den Primärtumor bezieht, sondern das Vorhandensein von Metastasen berücksichtigt. Ausnahmen von der Indikation zur totalen Thyreoidektomie glauben wir bei Kindern auch beim Vorhandensein von Lymphknotenmetastasen dann machen zu dürfen, wenn es sich um einen kleinen Primärtumor in einem Schilddrüsenlappen handelt (T_{0-1}) und vereinzelte unilaterale, nichtfixierte Lymphknotenmetastasen bestehen. Hier ist die Lobektomie unter Mitnahme des Isthmus mit modifizierter "neck dissection" wohl als adäquat zu betrachten. Bei unter 40jährigen Patienten mit solitären Primärtumoren im Stadium T_{0-1} ohne Lymphknotenmetastasen halten wir ebenfalls die Lobektomie mit Isthmusresektion für ausreichend. Multizentrisches Tumorwachstum, auch wenn nur mikroskopisch nachweisbar, stellt weiterhin eine Indikation zur totalen Thyreoidektomie dar. Konsequenterweise wird bei den lediglich lobektomierten Patienten auf eine Radiojodbehandlung verzichtet. Konsequente hormonelle Suppressionstherapie mit vollständiger TSH-Suppression gehört in allen Fällen zur postoperativen Therapie.

Tabelle 4. Papilläres Schilddrüsenkarzinom: Vorschlag zum therapeutischen Konzept (die Begriffe *intra-* und *extrathyreoidal* beziehen sich nicht lediglich auf den Primärtumor. Jegliche Metastasierung bedeutet extrathyreoidales Wachstum)

Patienten-alter	Tumor extrathyreoidal			Tumor intrathyreoidal		
	>15	<15		>40	<40	
Tumorausdehnung	$T_3\ N_X\ M_X$ $T_X\ N_{1-3}\ M_X$ $T_X\ N_X\ M_1$	$T_{2-3}\ N_{2-3}\ M_X$ $T_X\ N_X\ M_1$	$T_{0-1}\ N_1\ M_0$ [a]	T_{0-2} [b]	Multizentrisch T_2	Solitär T_{0-1}
Operation	Thyreoidektomie + (Modif.) neck dissection		Lobektomie + modif. neck dissection	Thyreoidektomie		Lobektomie
Radiojod	Ja	Ja	Nein	Ja	Evt. Ausschaltung speichernder Reste	Nein
Schilddrüsenhormon	Immer; vollständige TSH-Suppression!					

[a] Ausnahme: Multizentrischer Primärtumor → Thyreoidektomie

[b] Ausnahme: Solitäres Mikrokarzinom als Zufallsbefund → keine Reintervention

Läßt sich die Diagnose intraoperativ nicht sichern, führen wir die Lobektomie mit Isthmusresektion durch. Im Falle der notwendig werdenden Thyreoidektomie in 2. Sitzung besteht dabei der Vorteil, daß nicht erneut an der gleichen Seite eingegangen werden muß und auf der Gegenseite intakte Verhältnisse bestehen. In Anbetracht des erhöhten Risikos der Reintervention möchten wir auf diese bei Fällen mit solitärem Tumorknoten in einem Schilddrüsenlappen und nach Ausschluß multizentrischen Tumorwachstums bei Patienten unter 40 Jahren ganz verzichten, bei Patienten über 40 Jahren nur dann, wenn es sich um einen "okkulten" Tumor (Durchmesser kleiner als 1,5 cm) als Zufallsbefund handelt.

Zusammenfassung

Von 1955-1978 wurden an der Chirurgischen Universitätsklinik Heidelberg 110 Patienten mit papillärem Schilddrüsenkarzinom operiert, entsprechend 31% der Patienten mit malignen Schilddrüsentumoren. Seit 1968 wurde ein radikales Therapiekonzept, bestehend aus totaler Thyreoidektomie plus Radiojodtherapie plus hormoneller Suppressionstherapie durchgeführt. Im Rahmen dieses Therapiekonzepts konnte die Rezidivhäufigkeit gesenkt und die Fünfjahresüberlebensrate von 54% auf 81% verbessert werden. Gleichzeitig kam es jedoch zu einer ausgeprägten Verschiebung hin zu niedrigeren Tumorstadien (organüberschreitendes Primärtumorwachstum oder Fernmetastasen vor 1968 in 70%, von 1968-1975 17%). Als unabhängige prognostische Faktoren erwiesen sich das Alter bei Diagnosestellung (schlechtere Prognose bei Patienten über 40 Jahren) und das Tumorstadium. Organbegrenzte Primärtumoren ohne Fernmetastasen bei unter 40jährigen Patienten haben eine ausgezeichnete Prognose, während diese bei invasivem Wachstum des Primärtumors über die Schilddrüse hinaus oder beim Vorliegen von Fernmetastasen stark eingeschränkt ist.

Unter Berücksichtigung der eigenen Erfahrungen mit einem jetzt überwiegend aus niedrigen Tumorstadien zusammengesetzten Krankengut, der Mitteilungen aus Zentren mit großen Zahlen papillärer Karzinome in niedrigen Tumorstadien und der Komplikationen der totalen Thyreoidektomie glauben wir heute ein Therapiekonzept vertreten zu dürfen, welches Ausnahmen von der totalen Thyreoidektomie zuläßt und sich bei kleinen solitären Primärtumoren in einem Schilddrüsenlappen ohne Metastasen bei unter 40jährigen Patienten auf die Lobektomie mit Isthmusresektion beschränkt (bei Kindern zusätzlich auch im Stadium N_1). In allen anderen Fällen, insbesondere auch bei mikroskopisch disseminiertem Tumorwachstum wird das Prinzip der totalen Thyreoidektomie und anschließender Radiojodtherapie aufrecherhalten. Organüberschreitendes lokalinvasives Wachstum des Primärtumors oder seines Rezidivs bedingt eine stark eingeschränkte Prognose.

Literatur

1. Buckwalter JA, Thomas CG (1972) Selection of surgical treatment for well-differentiated thyroid carcinomas. Ann Surg 176:565-578
2. Cady B (1981) Surgery of thyreoid cancer. World J Surg 5:3-14
3. Clark RL, Hill CS, White EC (1969) Results of treatment of thyroid cancer by radical surgery. In: Hedinger CE (ed) Thyroid cancer. Springer, Berlin Heidelberg New York (UICC Monograph series, vol 12, pp 259-266)

4. Crile G Jr (1957) The fallacy of the conventional radical neck dissection for papillary carcinoma of the thyroid. Ann Sur 145:317-320
5. Edis AJ (1977) Surgical treatment for thyroid cancer. Surg Clin North Am 573:533-542
6. Heitz P, Moser H, Staub JJ (1976) Thyroid cancer, a study of 573 thyroid tumours and 161 autopsy cases observed over a thirty-year period. Cancer 37:2329-2337
7. Löhrs U, Permanetter W, Spelsberg F, Beitinger N (1980) Das Schilddrüsencarcinom im bayerischen Struma-Endemiegebiet. Klin Wochenschr 58:415-424
8. Mazzaferri EL, Young RL (1981) Papillary thyroid carcinoma: A 10 year follow-up. Report of the impact of therapy in 576 patients. Am J Med 70:511-517
9. Peiper HJ, Becker HD, Peitsch WA (1980) Indikationen und operative Strategie beim Schilddrüsenkarzinom. In: Schauer A (Hrsg) Zur Diagnostik und Therapie von Schilddrüsentumoren. Schattauer, Stuttgart New York, S 79
10. Thompson NW, Olsen WR, Hoffmann GL (1973) The continuing development of the technique of thyroidectomy. Surgery 73:913
11. Tollefsen HR, Shah JP, Huvos AG (1972) Papillary carcinoma of the thyroid. Recurrence in the thyroid gland after initial surgical treatment. Am J Surg 124:468
12. Wahl R, Nievergelt J, Röher HD, Oellers B (1977) Radikale Thyreoidektomie wegen maligner Schilddrüsentumoren. Dtsch Med Wochenschr 1021:13-20
13. Woolner LB, Beahrs OH, Black BM, McConahey WM, Keating FR (1969) Long-term survival rates. In: Hedinger E (ed) Thyroid cancer. Springer, Berlin Heidelberg New York (UICC Monograph series, vol 12, pp 326-331)

Wilms-Tumor – Besonderheiten und kinderchirurgische Aspekte

R. Daum

Es gibt keinen Tumor, der in den letzten Jahren auf dem Gebiet der Onkologie das Interesse mehr auf sich gelenkt hat, als der Wilms-Tumor oder das Nephroblastom. Eine kaum übersehbare Flut von Publikationen ist erschienen, Statistiken, die in den Vordergrund einen bemerkenswerten Anstieg der Überlebensquote stellen, die in der Tat pauschal ca. 60-80% beträgt.

Allein die von Gutjahr [10] soeben erschienene "Literaturübersicht mit einigen Anmerkungen" bringt 236 Titel, die vorwiegend aus den letzten 10 Jahren stammen.

Die Besonderheiten des Nephroblastoms - 1899 von Max Wilms [21] erstmals als klinische Entität des häufigsten kindlichen soliden Tumors beschrieben - kulminieren im wesentlichen in 3 Punkten.

Bevor aus kinderchirurgischer Sicht einige Fortschritte, insbesondere das Procedere erweiterter Eingriffe dargelegt werden, scheinen mir 3 Gründe, die dem Nephroblastom auf vielen Gebieten, nicht zuletzt in publizistischer Hinsicht, ein Privileg einräumen, besonders wichtig und diskussionswürdig.

Wilms-Tumor als komplexes Tumorgeschehen

Der Wilms-Tumor ist ein Tumor des wachsenden Organismus. Mehr als 90% manifestiert sich in den beiden ersten Lebensjahren. In den letzten Jahren wurden - zumindest für einen Teil der Tumoren - genetische Faktoren angenommen (eigene Beobachtung) [14, 19].

Besondere Beachtung gilt der Tatsache der relativ häufigen Assoziation mit anderen Fehlbildungen, wie Hemihypertrophie, Aniridie und auch der Komplex von Wilms-Tumor, Pseudohermaphroditismus und interstitielle Nephritis - eine Konstellation, die nach Gutjahr [10] immer eine fatale Assoziation darstellt [7, 18].

Weitere Zusammenhänge zwischen Wilms-Tumor und anderen Krankheitsbildern wurden in den letzten Jahren erkannt oder vermutet. Es würde diesen Rahmen sprengen, näher auf die Komplexität des Wilms-Tumors einzugehen.

Histologisches Grading

Die Histologie des Wilms-Tumors zeigt, wie bei kaum einem anderen Tumor, erhebliche Varianten. Zwar wurde früh erkannt, daß es sich morphologisch um einen embryonalen Mischtumor mit epithelialen und mesenchymalen Zellkomplexen handelt. Zusammenhänge zwischen histologischem

Aufbau und Metastasierungstyp, bzw. zwischen lokaler Tumorausbreitung, histologischem Grading und Metastasierungsform, wurden jedoch relativ spät vermutet.

Hardwick u. Stowens [10a] (Tabelle 1) führten 1961 eine histologische Gruppierung ein und unterschieden 6 Typen, wobei Typ 1 Ähnlichkeit mit der Niere zeigt, d.h. eine Nachbildung echter Glomerula und echter Tubuli aufweist, während Typ 5 als sarkomatöser Tumor imponiert. Typ 6 ist als Mischtumor zu bezeichnen. Wir selbst untersuchten von 86 Wilms-Tumoren unter Zugrundelegung der obigen histologischen Klassifizierung 61 Fälle [5] und stellten fest, daß die Mehrzahl der Todesfälle dem Typ 5 oder 6, sofern dieser mit Typ 5 kombiniert war, zuzuordnen war.

Tabelle 1. Wilms-Tumor - histologische Einteilung nach Hardwick u. Stowens [10a]

Typ 1	Nachbildung echter Glomerula und echter Tubuli: Ähnlichkeit mit der Niere ist unzweifelhaft; nur sehr wenige undifferenzierte spindelige Zellen
Typ 2	Histologischer Charakter wie Typ 1, jedoch unregelmäßige Anordnung der glomerulus- und tubulusähnlichen Zellen mit hyperchromatischen Kernen
Typ 3	Zunahme der undifferenzierten Spindelzellen, mit noch deutlich abgrenzbaren Tubuli und nur noch vereinzelte undeutliche glomerulusähnliche Strukturen
Typ 4	Fast nur undifferenzierte, kleine, meist spindelige Zellen, palisadenartige oder nestförmige Anordnung der schlecht abgrenzbaren epithelialen Zellen als einziges Zeichen der Organisation; keine Tubuli
Typ 5	Keine Ordnung mehr, sarkomatöser Tumor nur noch aus undifferenzierten Zellen mit wasserklarem, hyperchromatischem Plasma
Typ 6	Mischformen mit den Charakteristika von zwei oder mehreren Tumortypen, scharfe Abgrenzung der einzelnen Teile von einander
Alle 6 Tumortypen können außerdem enthalten: glatte und quergestreifte Muskelfasern, epitheliale Schleimbildung, Plattenepithel, Knorpel- und Fettgewebe	

Weiterhin war auffällig, daß bei Patienten mit Knochenmetastasen der histologische Typ 5 vorlag, d.h. primär eine hämatogene Aussaat in das Skelettsystem bevorzugt wurde [6].

Wenn auch diese histologische Klassifizierung heute von der Gesellschaft für Pädiatrische Onkologie als veraltet angesehen wird, zeigt sie die oben genannten Zusammenhänge. Es werden heute die Einteilung nach Beckwith u. Palmer [2] (4 Typen: Mischtyp, epithelialer Typ, blastemischer Typ, stromahaltiger Typ) und die histologische Klassifizierung nach Lawler [13] (Abhängigkeit von der zahlenmäßigen Anordnung tubulärer Gebilde, ebenso 4 Typen) bevorzugt [10].

Besondere Beachtung muß einer kürzlich herausgestellten histologischen Form geschenkt werden, dem kongenitalen mesoblastischen Nephrom, einer relativ benignen Form [3], die ohne Kombinationsbehandlung durch Operation allein gute Ergebnisse zeitigt.

Teamwork

Das Nephroblastom ist ein Paradebeispiel dafür, daß in der modernen Medizin, nicht nur auf dem Gebiet der Onkologie, gute Behandlungsergebnisse nur auf ein echtes Teamwork zurückzuführen sind, d.h., daß in eklatanter Weise ein Wandel in der heutigen Therapie hin zu einer interdisziplinären Zusammenarbeit sichtbar wird. Für den Wilms-Tumor bedeutet dies, daß nach Einführen der kombinierten Therapie - Operation, Zytostatikatherapie, Bestrahlung - als Ausdruck einer vor Behandlungsbeginn bereits einsetzenden Zusammenarbeit die Überlebensquote auf rund 60-80% angestiegen ist. Bei 86 Tumoren des eigenen Krankengutes (Tabelle 2) stieg die Überlebensquote von 27,8% der Jahre 1951-1964 auf 77,3% der Jahre 1975-1980 an.

Tabelle 2. Deutlich verbesserte Prognose von 86 in Heidelberg behandelten Patienten (1951-1980) durch verbesserte Operationstechniken und Zytostatika [6]

Zeitraum	Patienten gesamt	Patienten verstorben [%]
1951-1964	18	13 (72,2)
1965-1969	22	9 (4o,9)
1970-1974	24	9 (37,5)
1975-1980	22	5 (22,7)
	86	36

Tabelle 3. Wilms-Tumor - Stadieneinteilung der NWTS (National Wilms-Tumor-Study)

I	Der Tumor ist auf die Niere begrenzt (komplette Resektion)
II	Der Tumor durchbricht die Nierenkapsel Penetration in das perirenale Gewebe Befall der paraaortalen Lymphknoten Tumorthromben in den Nierenvenen (komplette Resektion möglich)
III	Ausbreitung des Tumors intraabdominell und/oder Ruptur des Tumors bei der Operation und/oder (inkomplette Resektion wegen) Infiltration in lebenswichtige Gewebe
IV	Hämatogene Fernmetastasen in Lunge, Leber, Knochen, Gehirn und Knochenmark
V	Bilaterales Nephroblastom

Wie hoch der prozentuale Anteil der verschiedenen Therapieformen zu veranschlagen ist, läßt sich schwer erfassen, da Operation, Zytostatikatherapie und Bestrahlung in den letzten Jahren jeweils Verbesserungen erfahren haben und die Polymorphie des Wilms-Tumors nur durch exakte Durchführung eines Klassifikationsschemas zu erhellen ist. Die bisherigen Stadieneinteilungen (National Wilms Tumor Study - NWTS, Tabelle 3) basieren mehr oder weniger auf der chirurgischen Evaluation.

Eine TNM-Klassifizierung in Analogie zu anderen Tumoren wurde jetzt erst von der UICC angenommen und wird aller Voraussicht nach im Reprint der 3. Auflage der Klassifikation der malignen Tumoren 1982 erscheinen. Weitere Verbesserungen können dann erzielt werden, wenn die einzelnen Zentren, national und international, die Validität des prätherapeutischen TNM-Schlüssels im Rahmen ihrer Untersuchungsserien prüfen und insbesondere das PTNM (postoperative histopathologische Klassifikation) berücksichtigen.

Chirurgische Therapie bei fortgeschrittenen Wilms-Tumoren

Es gibt bei Wilms-Tumoren keinen Heilerfolg ohne operative Exstirpation des Tumors. Spontane Rückbildungen sind ebensowenig zu erwarten, wie eine Heilung durch Zytostatika oder Bestrahlung allein. Gutjahr [10] ist der Auffassung - sie wird von uns geteilt - daß aufgrund verbesserter Operationstechniken heute 30-40% der Wilms-Tumoren ohne jegliche adjuvante Therapie geheilt werden können [9].

Aufgrund der verbesserten Operationstechniken (Mitnahme befallener Organe, Einbruch in die V. cava, Behandlung von doppelseitigen Wilms-Tumoren) ist die Inoperabilität erheblich abgefallen und liegt im eigenen Krankengut bei 0%. Bis 1962 waren 6 unserer Patienten inoperabel. Nach Einrichtung einer kinderchirurgischen Abteilung konnten sämtliche Tumoren operativ entfernt werden. In diesem Zusammenhang überrascht die Übersicht von Sullivan (zit. nach [10]) in dessen Krankengut 23% der Kinder als primär inoperabel angesehen werden.

Im folgenden soll nur über die sog. komplizierten Fälle berichtet werden, d.h. über Wilms-Tumoren, die unabhängig von der Größe entweder in die V. cava inferior eingebrochen waren, oder andere Organe infiltriert hatten, oder wenn synchron oder metachron auftretende Wilms-Tumoren vorlagen.

Das operative Vorgehen ist in allen Zentren standardisiert. Der großzügige transperitoneale Zugang erlaubt eine gute Übersicht, der Flankenschnitt muß als obsolet angesehen werden. Das operative Procedere richtet sich nach der Tumorausdehnung. Einzelheiten werden als bekannt vorausgesetzt.

Die als Operationshilfe andernorts vorgenommene präoperative Selektivangiographie lehnen wir ab, ebenso wie die Kavographie, weil diese diagnostischen Maßnahmen für die Kinder eine zusätzliche Belastung darstellen und eine präoperative Festlegung der einzelnen Operationsetappen nicht erlauben. Die Beurteilung des Gefäßverlaufs oder eines evtl. Gefäßverschlusses ist am sichersten durch die Beurteilung des Operationssitus möglich. Eine Sonographie halten wir allerdings für angezeigt, da sie die präoperative Diagnostik sichert und diagnostische Irrtümer, die in unserem Krankengut unter Anwendung der I.v.-Pyelographie allein bei ca. 3% liegen, auf ein Minimum reduziert.

Eine präoperative Bestrahlung lehnen wir ab, da durch Veränderungen am Tumor selbst die Präparation erschwert werden kann. Besonders bei rechtsseitiger Tumorlokalisation ist nicht selten die V. cava nahezu zu einem Gefäßband komprimiert, so daß bei einer Präparation Bestrahlungsfolgen wie Fibrosierungen im Wege stehen können. Als Nebeneffekt einer Vorbestrahlung kann es auch zu einer peritonealen Mitreaktion kommen, die sich an den beiden Kolonflexuren, die jeweils einem großen Tumor aufliegen, in Form kleiner stippchenförmiger Fibrinauflagerungen manifestiert. Rickham [15] und Lattimer u. Mitarb. [12] lehnen die präoperative Bestrahlung ebenfalls ab, da keine Vorteile bei der Operation entstehen und die Heilungsquoten bei der Vorbestrahlung und Nephrektomie nicht besser sind als bei Nephrektomie und Nachbestrahlung.

Eigenes Krankengut

Bei einem Kollektiv von 88 Kindern mit Wilms-Tumoren fanden wir 14mal[1] die Kriterien erfüllt, die wir bei den komplizierten Fällen fordern, d.h. Einbruch des Tumors in die V. cava inferior, Infiltration in andere Organe, doppelseitige Wilms-Tumoren. Dies entspricht 14,7%. Nicht in dieser Statistik erfaßt sind Infiltrationen in die Nebenniere, die nach unseren Erfahrungen etwa 30% ausmachen und eine partielle oder totale Adrenalektomie erfordern, Infiltrationen in den Ileopsoas und intensive Adhäsionen mit der Leberunterfläche und dem Duodenum. So konnten wir in 4 Fällen einen Einbruch in die Ileopsoasmuskulatur verzeichnen, in 5 Fällen bestanden intensive Verwachsungen mit der Leberunterfläche, 1mal kombiniert mit intensiven Adhäsionen zum Duodenum hin, in einem weiteren Fall war das Zwerchfell an den Tumor herangezogen. Die genannten 10 Fälle und die ca. 30% der Tumoren mit Infiltration in die Nebenniere blieben deshalb unberücksichtigt, da die partielle oder totale Adrenalektomie ebenso wie die Mitnahme der Psoasmuskulatur technisch unproblematisch ist. Bei den intensiven Adhäsionen ohne Infiltration kam es allerdings 3mal zu einem Einriß der Tumorkapsel, so daß diese Tumoren zwangsläufig in Stadium III der Stadieneinteilung der NWTS einzuordnen sind.

Bilaterale Wilms-Tumoren

In 5 von 88 Fällen (5,6%) (Tabelle 4) war der Wilms-Tumor primär doppelseitig, bzw. nach einem bestimmten Intervall auf der kontralateralen Seite als selbständiger Tumor oder als Metastase aufgetreten. Man ist heute mehr und mehr der Auffassung, daß es sich bei den synchron oder metachron auftretenden Geschwülsten in beiden Nieren um autochthone Malignome handelt.

Bei 3 Kindern sind wir uns von der Operationssituation her sicher, daß es sich um eine primäre Doppelseitigkeit unabhängiger Tumoren handelte, da die paraaortalen Lymphknoten histologisch tumorfrei waren und die Größe der beiden Tumoren gegen eine Metastasierung sprach. Interessant bezüglich der genetischen Komponente ist in diesem Zusammenhang die Beobachtung bei eineiigen Zwillingen. Bei einem der Mädchen lag ein primär bilateraler Wilms-Tumor vor (Fall 5), bei der Schwester ein unilateraler Tumor, auf der kontralateralen Seite eine große Zyste bei tumorfreier Niere.

In dem Fall eines 3 Jahre und 6 Monate alten Mädchens wurde 10 Monate nach Nephrektomie links, Milzexstirpation und Pankreasschwanzresektion ein rechtsseitiger Wilms-Tumor durch Heminephrektomie operativ beseitigt. Die Resektionsebene war frei von Tumorzellen. Die Absetzungsstelle an der Niere wurde durch einen lyophilisierten

---

[1] Bei 13 Kindern; bei einem Kind mit metachronem bilateralem Tumor wurde bei der ersten Operation auch eine Milzexstirpation und Pankreasschwanzresektion vorgenommen

Tabelle 4. Bilateraler Wilms-Tumor. Behandlung und Verlauf

Name	Krbl. Nr.	Alter	Synchron Metachron	Befall	Operation	NWTS	Hardwick u.Stowens	Verlauf	Ursache
Str.M. ♂	4621/62	14 Jahre	Synchron	Li.=re.	PL 25.7.62	V	4	† 1 Mon.	Unbekannt
D.P. ♀	5139/70	2 Jahre 5 Mon.	Metachron		14.4.69 Tumor-exstir-pation Milz, Pankreas 29.6.70 Hemi-nephrek-tomie	III oder V	3	† 1,5 Jahre nach Zweit-eingriff	Lungen-meta-stase
Sch.A. ♀	9113/70	1 Jahr 10 Mon.	Synchron	re.>li.	7.11.70 Tumor-exstir-pation	IV-V	(3,4) 6	† 6 Mon. postop.	Verlegt, Heimat-kranken-haus un-bekannt
D.Ch.[b] ♂	8672/74	2 Jahre 10 Mon.	Synchron	li.>re.	14.11.74 Hemi-nephrek-tomie re. Versuch extrakor-poraler Tumorex-stirpa-tion 4.12.74	V	(3,4) 6	†	Kardio-toxi-zität
M.N.[c] ♀	5446/78	1 Jahr 5 Mon.	Synchron	li.>re.	23.6.78 Nephrek-tomie li., Tumorex-stirpa-tion re.	V	(2,3,4,5) li. 6 re. 6 (2.3.4.5)	Lebt[a]	

[a] Auch bei erweiterter Resektion berücksichtigt
[b] s. Kasuistik
[c] Geschwister (Zwilling) Wilms-Tumor u. Nierenzyste kontralateral

Durapatch gedeckt. Das Kind verstarb 18 Monate nach der Zweitoperation an Lungenmetastasen (Fall 2).

Bei dem 3. Fall konnte primär bei der Operation nicht sicher entschieden werden - es lag ein großer rechtsseitiger Wilms-Tumor vor - ob die Tumormassen in der linken Niere einem eigenständigen Tumor entsprachen oder Ausdruck einer Metastasierung waren, da die großen Gefäße von Tumorgewebe ummauert waren.

Die Angaben über das Auftreten bilateraler Nierentumoren schwankten in der Literatur erheblich, und zwar zwischen 1 und 19% [11, 17, 20]. Im Krankengut von Gutjahr [10] wird unter 57 Wilms-Tumoren nur ein einziger bilateraler Tumor registriert. Kinder mit bilateralen Nierentumoren sollen ein geringeres Durchschnittsalter haben als Patienten mit unilateralem Befall. Im eignen Krankengut lag das Durchschnittsalter bei etwas mehr als 5 Jahren. Lediglich 1 Patient war über 14 Jahre alt, die übrigen 4 Patienten hatten ein Alter von unter 4 Jahren, das jüngste Kind war 1 Jahr und 5 Monate alt.

Diagnostik

Die Diagnostik sollte heute keine Probleme mehr bereiten. Als Minimum muß neben dem klinischen Befund das I.-v.-Pyelogramm und die Ultraschalluntersuchung gefordert werden. Das Computertomogramm sollte als diagnostische Maßnahme nicht um jeden Preis eingesetzt werden, sondern den Fällen vorbehalten bleiben, bei denen die genannten Methoden nicht genügende Sicherheit bieten. Über die Einstellung zur Kavographie und Selektivangiographie wurde schon berichtet (s. S. 88).

Am wichtigsten ist der intraoperative Befund, der je nach Ausdehnung der Tumoren hinsichtlich der Therapie zur Ad-hoc-Entscheidung zwingt. Wie wichtig eine intensive klinische Untersuchung ist und wie ernst die Untersuchung des ganzen Kindes genommen werden soll, geht aus der Befunderhebung eines Kindes hervor, (Fall 4), das zur Beurteilung einer Phimose überwiesen wurde, und bei dem dann das Vorliegen einer linksseitigen Varikozele auf einen großen linksseitigen Wilms-Tumor hinwies. Über die Problematik bei diesem Kind soll kasuistisch berichtet werden.

Therapie

Die Problematik besteht darin, trotz Radikalität ausreichend funktionstüchtiges Nierenparenchym zurückzulassen. Diese Forderung muß jeweils der Situation angepaßt werden.

Bei synchron auftretenden Tumoren verschiedener Größe sollte auf der stärker befallenen Seite die Tumorentfernung mitsamt der befallenen Niere durchgeführt werden, auf der weniger befallenen kontralateralen Seite die partielle Nephrektomie des tumortragenden Anteils. Durch Probeentnahmen an verschiedenen Stellen der Resektionsfläche sollte man sich im Schnellschnittverfahren davon überzeugen, ob die Absetzung im Gesunden erfolgt ist. Eine Sicherheit bezüglich der Radikalität läßt sich jedoch nicht in jedem Fall erzielen, da sich ähnlich wie bei Schilddrüsenkarzinomen auch kleine Tumormetastasen jenseits der Resektionsebene entwickelt haben können. Eine Deckung der Absetzungsfläche kann nach entsprechender Versorgung des angeschnittenen Hohlraumsystems entweder durch lyophilisierte Dura oder durch Ankleben eines Kollagenvlieses mit Fibrinkleber vorgenommen werden (Fall 2). In Fall 4 unseres Krankengutes wurde rechts zunächst eine Resektion des unteren Pols vorgenommen und eine solitäre Tumormetastase des oberen Pols. Drei Wochen nach dem Ersteingriff erfolgte in einer zweiten Operation der Versuch der extrakorporalen Tumorexstirpation links. Nach Entfernung der Niere wurde unter Perfusion und Unterkühlung der Tumor entfernt, eine Replantation war jedoch nicht möglich, da anstatt einer großen Nierenarterie drei kleinere vorhanden waren (s. auch Kasuistik). Eine weitere Möglichkeit der Behandlung besteht in der doppelseitigen Tumorexstirpation unter Mitnahme beider Nieren mit dem Ziel, nach chronischer Dialyse und Fernbleiben von Metastasen unter entsprechender Zusatzbehandlung eine Nierentransplantation vorzunehmen. Eine selektive Zytostatikaperfusion von Nierentumoren, wie sie von Asbach u. Mitarb. [1] durchgeführt wurde, fand bisher keine Einführung in die Humanmedizin. Der Vorteil dieser Methode besteht darin, daß die befallene Niere mit weit höheren Zytostatikadosen perfundiert werden kann, als dies aus Gründen der Toxizität bei einer systemischen Applikation erlaubt wäre. Bei einem unserer Patienten (Fall 1) mußte der Eingriff als Probefreilegung beendet werden, da zum damaligen Zeitpunkt die adjuvante Therapie noch nicht so entwickelt war wie heute, und insbesondere die Möglichkeiten einer Nierentransplantation nicht gegeben waren.

Die Überlebenschance bei bilateralen Wilms-Tumoren hängt vom Stadium der Ausdehnung der einen oder anderen Seite, insbesondere aber auch vom histologischen Grading ab. Vorgehen und Katamnese bei unseren Patienten werden aus Tabelle 4 ersichtlich.

Kasuistik. Der Patient (D. C., 2 Jahre und 10 Monate alt) wird wegen einer hochgradigen narbigen Phimose vorgestellt. Eine gleichzeitig ausgeprägte linksseitige Varikozele lenkt den Verdacht auf einen retroperitonealen Tumor. Das gesamte Abdomen ist ohne Seitenbetonung vorgewölbt. Das I.-v.-Pyelogramm zeigt eine tumorverdächtige Kranialverdrängung der Kelchsysteme der rechten Niere; links ist eine Spreizung des Nierenhohlraumsystems zu beobachten. Die Sonographie zeigt echodichte Strukturen eines doppelseitigen raumfordernden Prozesses der rechten und linken Niere (Abb. 1).

Diagnose: bilateraler Wilms-Tumor.

Operation und Bestätigung der präoperativ gestellten Diagnose (Abb. 2). Resektion des rechten unteren Nierenpols und gleichzeitige Exstirpation einer Metastase im oberen Nierenpol.

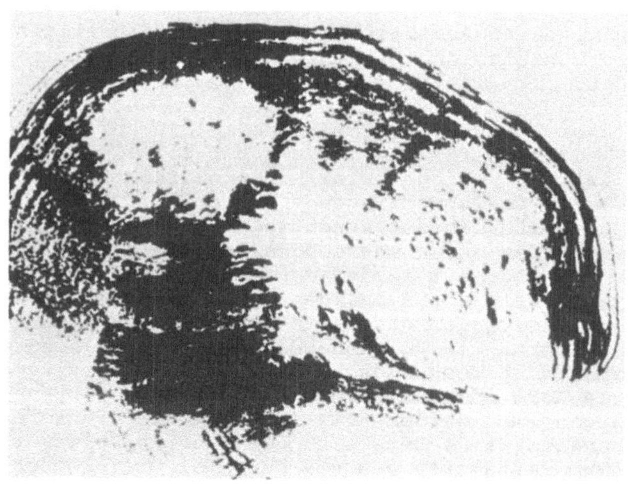

Abb. 1. Sonogramm bei einem 2 Jahre und 10 Monate alten Jungen (s. auch Kasuistik) mit bilateralem Wilms-Tumor. Größerer Tumor *rechts*: Heminephrektomie *rechts*; *links*: Exstirpation nach Versuch der extrakorporalen Tumorexstirpation (s. Tabelle 4, Fall 4)

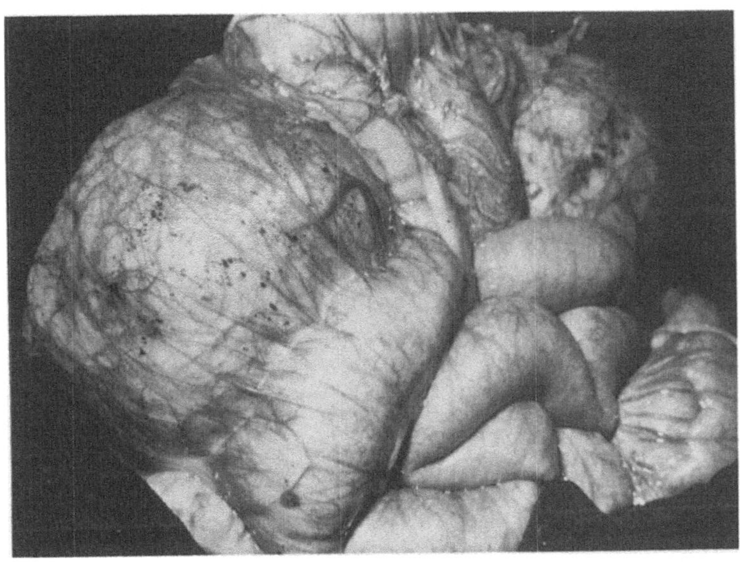

Abb. 2. Operationssitus (Patient wie in Abb. 1). Im *Vordergrund* rechtsseitiger Tumor, *oben rechts* kleiner linksseitiger Tumor mit diffusen Infiltrationen der Niere

Histologische Diagnose: Adenomyosarkom der Niere.

Die linke Niere bleibt zunächst unangetastet. Übersichtsaortographie 4 Tage postoperativ: linksseitig deutlich vergrößerte Niere mit Tumorgefäßen, am unteren Pol zystenähnlicher Bezirk, der ebenfalls pathologische Gefäße aufweist. Die seitengetrennte Isotopenclearance stellt sicher, daß der Restanteil der rechten Niere funktionell ausreichend ist. 3 Wochen nach der Erstoperation erneuter Eingriff mit dem Ziel der extrakorporalen Tumorexstirpation links. Unter Perfusion und Unterkühlung Entfernung des Tumors. Die Replantation scheitert an der Tatsache, daß anstelle einer Arterie 3 kleine Nierenarterien vorliegen. 3 Monate nach dem Ersteingriff Ureterstenose rechts und Verdacht auf 3 Lungenmetastasen. Operative Beseitigung der Ureterstenose, die narbig bedingt ist. Seit der Erstoperation Zytostatikabehandlung und Bestrahlung, auch der Lunge, die zur vollständigen Rückbildung der Metastasen führt. 1 Monat später beidseitige multiple Lungenmetastasen. 9 Monate nach dem Ersteingriff Exstirpation sämtlicher erkennbarer Metastasen der rechten Lunge und 1 Monat später Exstirpation multipler Metastasen der linken Lunge (Abb. 3). Fortsetzung der Zytostatikatherapie. 12 Monate nach dem Ersteingriff (6. Operation) Zirkumzision wegen ständig positiver bakterieller Urinbefunde. 16 Monate nach Diagnosestellung und Erstoperation erneute stationäre Aufnahme; Entwicklung eines kardiogenen Schocks mit Herzdilatation, Lebervergrößerung, Blutdruckabfall und Anurie. Vermeintliche Todesursache: Kardiotoxizität infolge simultaner Applikation von Actinomycin-D und Adriamycin sowie prophylaktischer Lungenbestrahlung mit dosisüberschreitenden Adriamycingaben [4].

Einbruch in die Nierenvenen und die V. cava inferior (Tabelle 5)

Infolge der Entwicklung der Gefäßchirurgie stellt die operative Entfernung von Tumorthromben, die bis in die V. cava inferior reichen, heute kein Problem mehr dar. Nach unseren Erfahrungen wird bei lege artis durchgeführter Operationstechnik dabei das Operationsrisiko nicht

Tabelle 5. Wilms-Tumor - Einbruch in extrarenale Nierenvenen und V. cava inferior

Name	Krbl. Nr.	Alter	Lokalisation	Operations-Datum	Tumoreinbruch	NWTS	Hardwick u.Stowens	Chemotherapie	Metastasen	Komplikation	Verlauf
K.W. ♂	3298/69	11 Jahre	re.	23.4.69	Extrarenale Nierenvene V. cava	II	3	Ja			Lebt 12 Jahre postop.
E.A. ♀	7929/71	3 Jahre 7 Mon.	re.	14.9.71	Extrarenale Nierenvene, V. cava inferior und superior	II	3,4,6	Ja			Lebt 9,5 Jahre postop.
G.J. ♂	9165/77	2 Jahre	li.	25.10.77	Extrarenale Nierenvene, V. cava inferior und superior	II	?	Ja		Rezidivierende Adhäsionen, Ileus	† 2 Mon. postop.
Str.M. ♂	0620/80	20 Mon.	re.	18.12.80	Extrarenale Nierenvene V. cava superior	II	?	Ja			Lebt 7 Mon. postop.

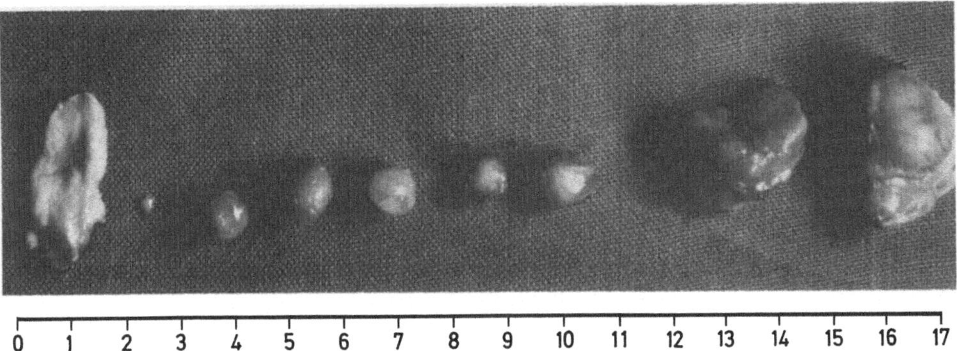

Abb. 3. Neun Lungenmetastasen *links* (Patient wie in Abb. 1, Chir. Universitätsklinik Heidelberg)

vergrößert, die Überlebenschance jedoch verbessert. Unter 4 Kindern verloren wir einen Jungen (s. Kasuistik), bei dem es infolge kombinierter Anwendung von Zytostatika und Bestrahlung zu einem rezidivierenden Ileus kam. Zwei Kinder leben 12 und 9,5 Jahre nach dem Eingriff, 1 Kind 7 Monate postoperativ. Der Tumoreinbruch in die V. cava war sehr verschieden. Bei einem Kind (Fall 1) mit einem rechtsseitigen Wilms-Tumor war im Bereich der Einmündungsstelle die V.-cava-Wand infiltriert, so daß eine V.-cava-Wandresektion vorgenommen werden mußte. Bei einem 3 Jahre und 7 Monate alten Mädchen (Fall 2) kam es zu einer Infiltration in die Intima der rechten Nierenvene und zu einem subintimal sich entwickelnden Tumorzapfen (Abb. 4a,b), der sich relativ leicht entfernen ließ. Bei den beiden anderen Kindern - einmal von der rechten, einmal von der linken Seite - wuchs der Tumor intravasal von der Nierenvene bis in die V. cava, und zwar bis an die Leberunterfläche, ließ sich jedoch relativ leicht durch Ausdrücken bzw. Ausspülen entfernen. Die Gefahr einer Thrombenverschleppung in die Lunge konnte durch Anzügeln bzw. passagere Abklemmung oberhalb des Tumorthrombus verhindert werden. Tumoreinbrüche in die V. cava sind in der Stadieneinteilung der NWTS nicht erwähnt. Diese Formen sollten nicht unter Stadium II, sondern unter III geführt werden, da in diesen Fällen die Gefahr besteht, daß beim Ablösen des Tumors an der Eintrittsstelle es auch bei noch so vorsichtigem Vorgehen zu einer Zellverschleppung kommen kann. Sollte die Wand der V. cava von Tumorgewebe infiltriert sein, ist bei Kindern eine Resektion unterhalb der Einmündungsstelle der Nierenvenen durchführbar, da eine komplette Ligatur, wie die Erfahrungen aus der portalen Hypertension gezeigt haben (kavomesenterieller Shunt), im Kindesalter ohne Schaden toleriert wird [8].

Kasuistik. Der Patient (G. J.) ist ein fast 2jähriger Junge, bei dem anläßlich einer Vorsorgeuntersuchung ein Tumor im linken Oberbauch diagnostiziert wird. I.-v.-Pyelogramm und Sonographie: Verdacht auf Wilms-Tumor. Bei Operation findet sich ein 11·8·6 cm großer Nierentumor. Bei präparatorischer Darstellung des Nierenhilus findet sich ein etwa zeigefingerdicker, derber, weißlich schimmernder Tumorzapfen, der medianwärts in Richtung V. cava zieht. Es handelt sich um einen Tumorzapfen, der sich von der linken V. renalis in die V. cava fortsetzt, bis an den Leberrand. Die V. renalis wird an ihrer Einmündungsstelle abgetrennt; die Tumorzapfen, die t-förmig nach kranial und kaudal sich in der unteren Hohlvene ausgebreitet haben, lassen sich herausziehen. Zusätzlich Entfernung eines Abscheidungsthrombus. Entfernung der paraaortalen Lymphknoten.

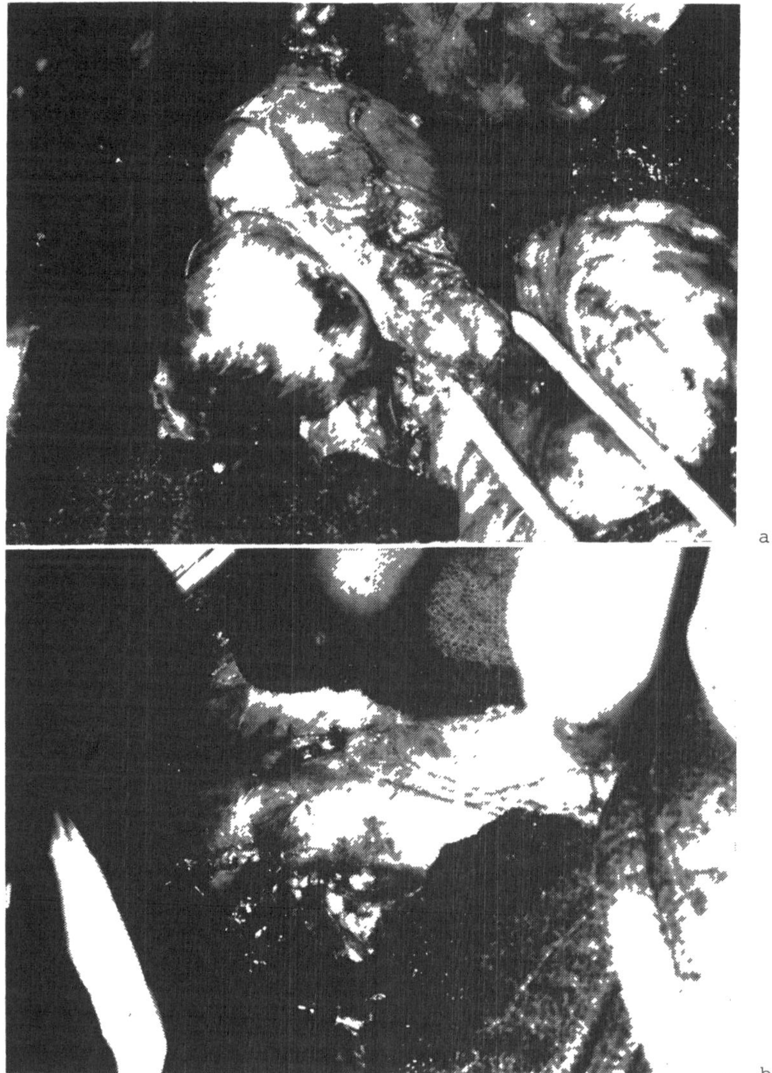

Abb. 4a. Mädchen (3 Jahre und 7 Monate alt) mit großem rechtsseitigem Wilms-Tumor mit Einbruch in die V. cava inferior. Cava angeschlungen; Tumorzapfen nach Resektion des Tumors deutlich sichtbar; subintimales Tumorwachstum. b Zustand nach Tumorentfernung, V. cava geschlossen (s. auch Tabelle 5, Fall 2; Kind lebt 9,5 Jahre nach der Operation)

Histologie: Adenorhabdomyosarkom der Niere, ausgedehnte tumoröse Infiltration der V. cava, tumorfreie renale und paraaortale Lymphknoten.

Adjuvante Zytostatikatherapie und Nachbestrahlung. 4 Wochen nach dem Eingriff Entwicklung eines Ileus. Mediane Laparotomie, ausgedehnte Adhäsionen einer Dünndarmschlinge mit dem Querkolon. Die gesamte Dünndarmserosa ist stumpf, trocken, mit Stippchen bedeckt, als Ausdruck einer Strahlenreaktion. Die unteren Dünndarmschlingen sind massiv gebläht; 4 cm vor der Valvula Bauhini mehrere strangförmige Abknickungen, die das Lumen völlig okkludieren. Nach Lösung der Verwachsungen freie

Passage. 14 Tage nach diesem Eingriff erneute Laparotomie. Ausgedehnte Adhäsionen der Dünndarmschlingen. Die Dünndarmwand ist derb, dick und trocken. Nirgends eine glänzende glatte Serosa erkennbar. Nach Lösung der Adhäsionen Dünndarmkomplikation nach Childs-Phillips. 8 Tage nach diesem Eingriff erneute Laparotomie. Es finden sich zu den Dünndarmverwachsungen 4 Perforationen (Spontanperforationen), aus denen sich weißliche Flüssigkeit entleert. Da im gesamten Dünndarm keine Galle nachweisbar ist, muß angenommen werden, daß durch die enorme Schrumpfung des Mesokolon transversum eine Duodenalkompression besteht. Es wird deshalb eine antekolische Gastroenteroanastomose durchgeführt und wegen ausgedehnter Verwachsungen zusätzlich eine Sigmoideosigmoideostomie. Der Junge verstirbt 12 Tage nach dem letzten Eingriff trotz aller zu Gebote stehender Mittel am Herzkreislaufversagen. Bei der Sektion zeigt sich als Ursache der chronisch adhäsiven peritonealen Veränderungen eine peritoneale und retroperitoneale Sklerosierung, die als Bestrahlungsfolge anzusehen ist.

Erweiterte Resektion

Wie oben angeführt, ist die Quote der Inoperabilität beim Wilms-Tumor erheblich gesunken. Dies muß in Zusammenhang gebracht werden mit der Tatsache, daß auch bei ausgedehnten Tumoren mit Infiltration in die Nachbarorgane eine Exstirpation noch im Gesunden erfolgen kann. In etwa 30% ist die stark herangezogene oder infiltrierte Nebenniere partiell oder total zu resezieren. Technische Schwierigkeiten sind hier kaum zu erwarten, ebensowenig wie bei der Mitresektion infiltrierter Muskeln. Wie Tabelle 6 zeigt, wurde in 5 Fällen eine erweiterte Resektion vorgenommen, wie z.B. zusätzliche Pankreasresektion und Milzexstirpation, Kolonresektion, partielle Resektion von Leber und Zwerchfell (s. Kasuistik). Von diesen Kindern verstarb ein 3 Jahre und zwei Monate altes Mädchen 1 Jahr und fünf Monate nach dem Eingriff an den Folgen von Lungenmetastasen. Ein 2 Jahre und fünf Monate altes Mädchen verstarb 1,5 Jahre postoperativ. Die übrigen 3 Kinder leben 11,5, 8 und 5 Jahre nach der Tumorentfernung (2 trotz vorhandener Lungenmetastasen, die exstirpiert bzw. reseziert wurden).

Kasuistik. Der Patient (J. M., 7 Jahre und 11 Monate alt) zeigt 3 Monate vor der stationären Aufnahme Müdigkeit, Blässe, Gewichtsabnahme, Inappetenz, zunehmende Verdickung im rechten Oberbauch. I.-v.-Pyelogramm und Sonogramm: großer rechtsseitiger Nierentumor. Über kindskopfgroßer Tumor mit Einbruch in die laterale Bauchwand, Einbruch in die Zwerchfellmuskulatur und in die Leberunterfläche. Infiltratives Wachstum in die Nebenniere. Partielle Leberresektion, partielle Resektion der Bauchwandmuskulatur, Adrenalektomie, En-bloc-Resektion der paraaortalen Lymphknoten, die histologisch tumorbefallen sind. Adjuvante Chemotherapie, Nachbestrahlung.

2 Monate postoperativ Metastase im rechten Lungenlappen. Exstirpation der Metastase. 10 Monate später Metastase im Bereich des linken Lungenunterlappens, partielle Resektion. 3 Monate später erneuter Nachweis von Metastasen im linken Unterlappen. Rethorakotomie links und Unterlappenresektion.

Das Kind befindet sich jetzt 5 Jahre nach der Tumorentfernung und 4 Jahre nach der letzten Thorakotomie in gutem Allgemeinzustand. Für Metastasen ergeben sich keine Hinweise [16][2].

---

[2] Von 7 Patienten mit Lungenmetastasen nach Wilms-Tumor leben 4 z.Z. tumorfrei, davon 3 Kinder 8 Jahre und länger, 1 Kind 5 Jahre nach 3maliger Thorakotomie

Tabelle 6. Erweiterte Resektionen beim Wilms-Tumor

Name	Krbl. Nr.	Alter	Lokalisation	Operations-Datum	Zusätzliche Resektion	NWTS	Hardwick u. Stowens	Chemotherapie	Radiotherapie	Metastasen	Verlauf
M.P. ♀	8492/64	3 Jahre	li.	31.12.64	Pankreasschwanz Milz, NN	III	3	Ja	Ja	Ja Keine Op.	† 1 Jahr 5 Mon.
L.Th. ♂	7553/69	4 Jahre	re.	12.9.69	Partiell Leber	III	3	Ja	Ja	-	Lebt 11,5 Jahre postop.
D.P.[a] ♀	5139/70	2 Jahre 5 Mon.	li.	14.4.69	Milz, Pankreasschwanz	III →	3	Ja	Ja	Ja	
			re. (metachron)	20.6.70	Hemi-nephrektomie	V	3	Ja	Ja	Ja Lunge	† 1,5 Jahre postop.
R.M. ♀	10080/72 8605/73	2 Jahre 6 Mon.	li.	23.11.72 27. 9.73	li. Kolonflexur	IV	4	Ja	Ja	Ja Lunge	Lebt 8 Jahre postop.
J.M. ♀	3845/76	7 Jahre 11 Mon.	re.	19.5.76 20.7.76 3.5.77 3.8.77	Laterale Bauchwand Zwerchfell Leberunterfläche	IV	7	Ja	Ja	Ja Lunge	Lebt 5 Jahre postop.

[a] Auch bei den bilateralen Tumoren angeführt

Die Darlegung der eigenen Ergebnisse hat gezeigt, daß auch bei fortgeschrittenen Fällen durch verbesserte Operationstechniken allein die Überlebensrate beim Wilms-Tumor erheblich verbessert werden konnte. Wenn auch die kleine Zahl der anfänglich als komplizierte Fälle bezeichneten Wilms-Tumoren nicht repräsentativ sein kann, so konnte doch gezeigt werden, daß eine primäre Resignation nicht berechtigt erscheint. Es gilt jedoch die zu Beginn gemachte Aussage, daß abgesehen von den Wilms-Tumoren in der Säuglingsperiode und abgesehen von den histologisch besonders günstigen Formen, die durch einen operativen Eingriff allein geheilt werden können, die adjuvante Chemotherapie und die Bestrahlung letztlich zu den Erfolgen geführt haben, die den Wilms-Tumor unter allen malignen Geschwülsten besonders herausstellen.

Literatur

1. Asbach HW, Brühmüller J, Bersch W (1977) Die selektive Zytostatika-Perfusion von Nierentumoren im Tierexperiment. Z Kinderchir 20:329
2. Beckwith B, Palmer NF (1978) Histopathology and prognosis of Wilms' tumor: Results from the first national Wilms' tumor study. Cancer 41:1937
3. Bolande RP, Brough AJ, Izant RJ (1967) Congenital mesoblastic nephroma of infancy. A report of eight cases and the relationship to Wilms' tumor. Pediatrices 40:272
4. Bolkenius M, Brandeis WE, Daum R, Geiger H, Ludwig P, Röhl L, Ulmer H (1977) Kasuistischer Beitrag zum Therapieproblem des doppelseitigen Wilms-Tumors. Z Kinderchir 20:320
5. Bolkenius M, Schabbert S, Daum R, Geiger H, Wurster KH (1978) Vergleich von Tumorhistologie und Prognose. Z Kinderchir 24:103
6. Brandeis WE, Bolkenius M, Daum R et al. (1981) Knochenmetastasierung beim Wilms-Tumor in Abhängigkeit vom histologischen Grading. Histologie und klinische Besonderheiten. Klin Paediatr 193:232
7. Drash A, Sherman F, Hartmann WH (1970) A syndrome of pseudohermaphroditism, Wilms' tumor, hypertension and degenerativ renal disease. J Pediat 76:585
8. Ehrlich RM, Goodwin WE (1973) The surgical treatment of nephroblastoma (Wilms' Tumor). Cancer 32:1145
9. Fleming ID, Johnson WW (1970) Clinical and pathological staging as a guide in the management of Wilms' tumor. Cancer 26:660
10. Gutjahr P (1981) Wilmstumoren, Literaturübersicht mit einigen Anmerkungen. Boehringer, Ingelheim

10a. Hardwick DF, Stowens D (1961) Wilms-tumors. J Urol 85:903-910

11. Hecker W CH, Schiersmann S (1974) Prinzipien und Ergebnisse in der Behandlung kindlicher Krebserkrankungen. Dargelegt am osteogenen Sarkom, Wilmstumor und Neuroblastom. MMW 116:1143
12. Lattimer JK, Melicon JK, Uson AC (1959) Nephroblastoma (Wilms' tumor)-prognosis more favorable in infants under one year of age. JAMA 17:2163
13. Lawler M, Mardsen HG, Palmer MK (1975) Wilms' tumor: Histologic variation and prognosis. Cancer 36:1122
14. Matsunaga E (1981) Genetics of Wilms' tumor. Hum Genet 57:231
15. Rickham PP (1972) Malignant tumours involving the genitourinary system in childhood. In: Johnston JH, Scholtmeijer RJ (eds) Problems in paediatric urology. Excerpta Medica, Amsterdam, pp 180-237
16. Roth H, Bolkenius M, Daum R, Schütze U, Brandeis WE (1981) Chirurgie der Lungenmetastasen im Kindesalter. Z Kinderchir 32:47
17. Scott LS (1955) Bilateral Wilms tumours. Br J Surg 42:513
18. Spear GS, Hyde TP, Gruppo RA (1971) Pseudohermaphroditism, glomerulonephritis with the nephrotic syndrome and Wilms' tumor in infancy. J Pediat 79:677

19. Tebbi K, Gross S (1978) Wilms' tumor in a mother and child. J Pediatr 92:1026
20. Williams DI, Young DG (1968) Nephroblastoma. Practitioner 200:1199
21. Wilms M (1899) Die Mischgeschwülste der Niere. In: Wilms M (Hrsg) Die Mischgeschwülste. Georgi, Leipzig

Weitere Literatur beim Verfasser

Neuroblastom

W. C. Hecker

Das Neuroblastom nimmt unter den soliden Tumoren im Kindesalter eine Sonderstellung ein durch die Tatsache, daß es die höchste Spontanremission aufweist und zwar 18% aller maligner Tumoren. Des weiteren ist bedeutsam, daß das Neuroblastom in situ bei 5-26% aller Säuglinge im ersten Trimenon gefunden wird. Das bedeutet, daß man das Neuroblastoma in situ 50mal häufiger sieht als es später manifest wird. Die Konsequenz aus dieser Tatsache ist, daß das Neuroblastoma in situ des jungen Säuglingalters entweder ausheilt, sich in ein benignes Ganglioneurom verändert oder daß es praktisch verschwindet. Der Organismus vieler Säuglinge muß also in der Lage sein, einen später sich als außerordentlich bösartig erweisenden Tumor in einem beachtlichen Prozentsatz durch eigene Kräfte bekämpfen zu können. Hier sind die zytotoxische Aktivität der kleinen Lymphozyten sowie eine Immunaktivität des Serums von Neuroblastompatienten gegen Tumorzellen in vitro zu nennen. Andererseits kennen wir aber auch blockierende Antikörper im Serum von Patienten. Diese können aber wiederum in vitro durch Zugabe eines zytotoxisch wirkenden Serums "entblockiert" werden. Die blockierenden Antikörper verschwinden nach vollständiger Tumorexstirpation. Experimentell ist nachzuweisen, daß Neuroblastomzellen innerhalb von 20 Tagen zu Ganglioneuromen werden; andererseits wurde aber auch nachgewiesen, daß das Ganglioneurom in ein Neuroblastom übergehen kann. Letzteres ist für die Klinik insofern bedeutsam, als dies eine Indikation aufzeigt, auch Ganglioneurome zu exstirpieren.

Etwa ein Drittel aller Neuroblastome wird im ersten Lebensjahr diagnostiziert, die Hälfte aller Fälle innerhalb der ersten 2 Jahre und 80% während der ersten 5 Lebensjahre. Es überwiegt das weibliche Geschlecht mit 3/5 gegenüber 2/5 bei Jungen. Im eigenen Krankengut wurde die abdominelle Lokalisation des Neuroblastoms in 72% gesehen, gefolgt von der thorakalen mit 20%, der spinalen mit 5%, der zervikalen mit 1,5% und der genitalen Lokalisation ebenfalls mit 1,5%.

Zur Symptomatologie ist festzustellen, daß es keine typischen Symptome gibt. Schon alleine deswegen nicht, weil die Lokalisation so außerordentlich variabel ist. Leider werden viele Primärtumoren erst durch ihre Größe abdominell sichtbar und dadurch entdeckt; ein beachtlicher Anteil wird erst im Stadium der Knochenmetastasierung gefunden. Die Diagnostik umfaßt neben den allgemeinen Routineuntersuchungen sowie den sonographischen und röntgenologischen Lokalisationsstudien, wegen der Hormonaktivität des Tumors die Katecholaminuntersuchung im Urin sowie wegen der häufig frühen Metastasierung in das Knochenmark eine Knochenmarkpunktion, ferner eine Skelettszintigraphie.

In der Therapie haben die klassischen 3 Prinzipien der Tumorbehandlung, nämlich Operation, Radiotherapie und Chemotherapie nach wie vor ihren Platz, obwohl es sinnvoll wäre, die Immuntherapie einzusetzen, da bekannt ist, daß bei Patienten, die eine gute Prognose aufweisen, im histologischen Bild des Tumors zahlreiche kleine Lymphozyten in den Randgebieten gefunden werden. Lampert konnte mit dem Leukozytenadhärenzinhibitionstest nachweisen, daß eine Sensibilisierung von Lymphozyten gegnüber dem Tumor immunologisch besteht. Leider sind aber die erfolgreichen In-vitro-Ergebnisse in der Klinik bisher ohne Erfolg geblieben. Die Immuntherapie wird aber sicher die Behandlung der Wahl in der Zukunft werden.

Die Therapie geht leider mit erheblichen Spätschäden einher, wenn die Patienten überleben. Meist handelt es sich um Operations- und Bestrahlungsfolgen. Holschneider fand bei 40 Überlebenden in 42% Schäden am Skelettsystem, in 21% Schäden an den peripheren Nerven, in 19% Schäden am zentralen Nervensystem und in 17% sonstige Schäden. Besonders belastend waren 11 Querschnittsyndrome, die nur zum Teil Tumorbedingt, meist aber durch die Bestrahlung entstanden sind. Chronische, hämorrhagische Zystitiden werden der Chemotherapie zur Last gelegt.

Die Überlebensstatistik nach der kombinierten Behandlung von Neuroblastomen ist in den letzten 20 Jahren praktisch konstant geblieben und schwankt zwischen 25,1% [1], 30% [4, 11] und 38% des eigenen Krankengutes.

Wie bei allen malignen Tumoren hat sich auch beim Neuroblastom eine Stadieneinteilung bewährt hinsichtlich therapeutischer Richtlinien und einer spezifizierten Überlebensbeurteilung. Wir selbst haben unser Krankengut nach dem Schema von Pinkel [13] in der Modifikation von Green [5] eingeteilt (Tabelle 1). Aus der Tabelle 2 ist zu ersehen, daß alle Patienten der Stadien I, IIA und IIB überlebten, aber für die Patienten des Stadiums III - in dem also die Metastasierung eingetreten ist - die therapeutischen Erfolge deprimierend sind. Neben dem Tumorstadium ist auch die Lokalisation für die Überlebenschance von Wichtigkeit. Wir sahen, daß bei thorakaler Lokalisation 57% der Patienten überlebten gegenüber nur 24% beim abdominellen Neuroblastom.

Aufgrund der eigenen Erfahrung haben wir in enger Zusammenarbeit mit Haas und Lampert folgendes Therapieschema entwickelt:

<u>Stadium I</u>

Totalexstirpation des Tumors, keine Bestrahlung, keine Chemotherapie.

<u>Stadium IIA</u>

Exstirpation des Tumors, Bestrahlung 2.000-4.000 rad, Vincristin und Cyclophosphamid, wöchentlich, 6 Wochen lang.

<u>Stadium IIIB</u>

Resektion des Tumors so weit wie möglich, Bestrahlung wie im Stadium IIA, Vincristin und Cyclophosphamid wöchentlich, 6 Wochen lang, dann alle 2 Wochen für 12 Monate. Dosierung Vincrystin 1,5 mg/m^2 i.v., Cyclophosphamid 300 mg/m^2 i.v. oder per os.

<u>Stadium IIIA und IIIC</u>

In jedem Fall Probeexzision bei noch zufriedenstellendem Allgemeinzustand des Patienten und günstiger Lokalisation des Primärtumors, Radikaloperation oder weitestmögliche Tumorexstirpation. Danach 6 Monate Cyclophosphamid 150 mg/m^2 pro Tag, 7 Tage lang, dann Adreamycin 35 mg/m^2 am 8. Tag. Wiederholung des Zyklus alle 3 Wochen, bei Ansprechen auf diese Behandlung danach chirurgische Entfernung noch vorhandener Tumormassen, also sog. second-look-Operationen. Postoperative Fortführung der Chemotherapie über 6 Monate.

Zusammenfassend wollen wir folgendes feststellen und fordern: Das Neuroblastom ist eine Krebsform, bei der im Säuglingsalter der Orga-

Tabelle 1. Stadieneinteilung des Neuroblastoms nach Pinkel [13] in der Modifikation von Green [5] und Haas [6]

Stadien	
I	Lokal begrenzt, komplett resezierbar
IIA	Lokal begrenzt, makroskopisch Totalresektion, mikroskopisch residuale Tumorzellen im Randgebiet
IIB	Lokal begrenzt, Teilresektion oder nur Biopsie möglich
IIIA	Regionale oder systemische Ausbreitung ohne Knochen- oder Knochenmarksbefall
IIIB	Wie Stadium IIIA, jedoch Nachweis *einer* lokalisierten Knochenmetastase oder Knochenmarksbefall
IIIC	Generalisierter Befall mit Fernmetastasen im Knochen und/ oder Knochenmark bei Diagnosestellung

Tabelle 2. Eigenes Krankengut und Therapieergebnisse beim Neuroplastom

Stadien	I	IIA	IIB	IIIA	IIIB	IIIC
Patientenzahl	12	7	3	8	5	29
Mittlere Überlebenszeit (Monate)	51	69	60	27	29	12
Verstorben					5	28

nismus eine hohe Erfolgsrate in der Bekämpfung des Blastoma in situ aufzuweisen hat, was erkennen läßt, daß die Immuntherapie dieses Tumors sicher in Zukunft die Therapie der Wahl darstellen wird. Kinderarzt und praktischer Arzt müssen bemüht sein, möglichst früh den Tumor zu erkennen, was im Rahmen der jetzt routinemäßigen Vorsorgeuntersuchungen möglich sein sollte. Der Operateur darf nicht davor zurückschrecken, auch in langen und mühsamen Operationen zu versuchen, den Tumor radikal zu entfernen, entweder primär oder im sog. "second-look". Die Forschung muß neben den Bemühungen, neue wirksame Chemotherapeutika zu finden, danach streben, die genaue Wirkungsweise bereits bekannter Chemotherapeutika exakt zu analysieren, um sinnvolle Kombinationen von Zytostatika mit Unterschiedlichen Ansatzpunkten und damit potenzierender Wirkungsweise zu ermöglichen. Die Immunologen sind aufgerufen, die guten experimentellen immunologischen Behandlungsergebnisse auch auf den Patienten zu übertragen.

Literatur

1. Bachmann KD (1962) Das Neuroblastoma sympaticum. Klinik und Prognose von 1030 Fällen. Z Kinderheilk 86:710
2. Bill AH, Morgan A (1970) Evidence for immune reactions to neuroblastoma and future possibilities for investigation. J Pediat Surg 5:111
3. Evans AE, Hummeler K (1973) The significance of primitive cells in marow aspirates of children with neuroblastoma. Cancer 32:906
4. Evans ES, D'Angio GD, Randolph J (1971) A purposed staging for children with neuroblastoma. Cancer 27:374
5. Green AA, Hustu HO, Palmer R, Pinkel D (1976) Total body sequential segmental irradiation and combination chemotherapy for children with disseminated neuroblastoma. Cancer 38:2250
6. Haas RJ, Lampert F, Janka G, Helmig M, Holschneider AM, Hecker WC (1979) Neuroblastom im Kindesalter. Klinik, Diagnostik und Therapiemöglichkeiten. Klin Paediatr 191:347
7. Hecker WC, Schiersmann S (1974) Prinzipien und Ergebnisse in der Behandlung kindlicher Krebserkrankungen. MMW 116:1143
8. Hecker WC, Holschneider AM, Haas RJ, Lampert F (1979) Das Neuroblastom, Diagnostik, Therapie, Ergebnisse. Kinderarzt 9
9. Holschneider AM, Engert J, Meyer G, Schneider E (1973) Das Neuroblastom. Klinik und biologische Aspekte. Bruns' Beitr Klin Chir 2203:223
10. Holschneider AM, Geiger H, Bolkenius N, Janka G, Lampert F (1977) Spätfolgen beim Neuroblastom: Paraneoplastische Erkrankungen und Therapiefolgen. Monatsschr Kinderheilkd 125:69
11. Koop CE, Johnson DG (1971) Neuroblastome: An assessment of therapy in reference to staging. J Pediat Surg 6:595
12. Lampert F, Dietmair E (1973) Leukozyten-Adhaerenz-Inhibition: Ein einfacher in-vitro-Test zum Nachweis tumorspezifischer Immunität und blockierender Serumfaktoren bei Kindern mit Malignomen. Infection 1:17
13. Pinkel D, Pratt C, Holton C, James D, Wrenn E, Hustu O (1968) Survival of children with neuroblastoma treated with combination chemotherapy. J Pediatr 73:928

Prophylaktische und therapeutische Lymphadenektomie beim malignen Melanom der Haut

A. Encke und U. Steinau

Die *Prognose* des malignen Melanoms wird in abnehmender Rangfolge durch die folgenden Faktoren beeinflußt: Klinisches Stadium (TNM), Tumordicke [3], histologische Eindringtiefe [17], Geschlecht, Melanomtyp, Lokalisation des Primärtumors und Alter des Patienten zum Zeitpunkt der Diagnose bzw. bei Therapiebeginn. Die deutlich schlechtere Prognose des nodulären Melanoms (NM) gegenüber dem oberflächlich spreitenden (SSM) und Lentigo-maligna-Melanom (LMM) rührt daher, daß jenes frühzeitig endo- und exophytisch senkrecht zur Hautoberfläche wächst, während die anderen über lange Zeit, oft Monate oder Jahre, ein horizontal gerichtetes, oberflächliches Wachstum zeigen.

Der eindeutige Befall der regionären Lymphknoten (klinisches Stadium II) verschlechtert definitiv die Prognose (Tabelle 1). So betrug die Fünfjahresüberlebenszeit bei 182 malignen Melanomen der Chirurgischen Universitätsklinik Heidelberg (1943-1970) im Stadium II nur 16%.

Tabelle 1. Fünfjahresüberlebensrate beim malignen Melanom der Haut. (National Cancer Program USA, 1973)

Stadium I ($T_XN_OM_O$)		Stadium II ($pT_XN_XM_O$)	
	[%]	Lymphknoten	[%]
LLM	80	Klinisch negativ, histologisch positiv	53
SSM	70		
NM	53	Klinisch und histologisch positiv	19

Die *Behandlung des Primärtumors* erfolgt heute nach allgemein anerkannten Regeln: In Allgemein- oder Leitungsanästhesie operative Ausschneidung mit genügendem radiären Sicherheitsabstand und bis auf die Faszie; Deckung des entstandenen Hautdefektes durch ausgiebige Mobilisierung der benachbarten Haut, durch Verschiebe- oder Spalthautlappen; histologische Sicherung des Melanomtyps, der Tumordicke in mm und der histologischen Eindringtiefe (Level I-V nach [17]. Diskutiert wird nach wie vor der Wert der regionären Lymphadenektomie.

Therapeutische Lymphadenektomie ($T_X N_X M_O$)

85% aller Kranken mit einem Melanom und tastbaren regionären Lymphknotenmetastasen (Stadium II) haben bereits mikroskopische Fernabsiedlungen, vorzugsweise in Lunge, Leber oder Knochen. Immerhin haben aber einige durch die Entfernung der Lymphknoten doch die Chance einer Heilung, andere zumindest eine verlängerte Remissionsdauer. 6% überleben 5 Jahre ohne Rezidiv, 17% mit Fernmetastasen (National Cancer Program der USA).

Darüberhinaus vermeidet die Entfernung befallener Lymphknoten deren Exulzeration und vergrößtert durch Tumorreduktion die eventuelle Chance einer nachfolgenden adjuvanten Chemotherapie. Bezogen auf den Zeitpunkt der klinischen Manifestation von regionären Lymphknotenmetastasen haben Patienten mit primärer Metastasierung, mit sekundärem Lymphknotenbefall, bei über 2/3 innerhalb der ersten 2 Jahre nach Entfernung des Primärtumors, und solche ohne nachweisbaren Primärtumor die gleichen Fünf- und Zehnjahresüberlebensraten [2]. Prognostisch haben die Zahl der befallenen Lymphknoten und eine Exulzeration des Primärtumors eine Bedeutung. So fanden Balch et al. [2] bei Befall eines, zweier und mehr als vier Lymphknoten Fünfjahresüberlebensraten von 58, 27 und 10%. War der Primärtumor primär exulzeriert, betrug die Überlebenszeit nach 3 Jahren nur 15% gegenüber 55% bei nicht exulzerierten Melanomen. Alle übrigen, eingangs aufgeführten prognostischen Faktoren waren ohne Bedeutung, wenn das Stadium II ($T_X N_X M_O$) der Erkrankung einmal erreicht war [2].

Die therapeutische Lymphadenektomie im Stadium II der Erkrankung erscheint aus den aufgeführten Gründen allen Autoren klar indiziert. Bestehen dagegen schon eindeutige Fernmetastasen ($T_X N_X M_X$), muß die Indikation zum chirurgischen Eingriff individuell gestellt werden. Er mag aus Gründen der Tumorreduktion, Verhütung von Exulzerationen und psychischen Erwägungen indiziert sein, kann aber leider in der Regel die i. allg. nur kurze verbleibende Lebensspanne nicht verlängern.

Prophylaktische Lymphknotendissektion ($T_X N_O M_O$)

Die Indikation zu diesem Eingriff ist umstritten. Eine höhere Heilungsrate und eine verlängerte Überlebenszeit erwarten die Befürworter; eine größere Morbidität, insbesondere lokale Komplikationen und nur eine fragliche Verbesserung der Überlebenschance befürchten die Skeptiker [1, 3, 5-9, 13-15]. In jüngster Zeit wurde versucht, anhand größerer Kollektive die gefährdeten (high risk) Kranken zu erkennen und deren Lebenserwartung durch eine prophylaktische (elektive) Lymphadenektomie zu verbessern.

Bei routinemäßiger elektiver Lymphknotendissektion werden in bis zu 25% der Patienten klinisch okkulte Metastasen in den regionären Lymphknoten entdeckt. Fortner et al. [6] haben 1977 aus dem Memorial Sloan Kettering Cancer Center bei 259 Melanomkranken mit elektiver Lymphknotendissektion folgende Zehnjahresüberlebensraten berichtet: 67% bei Nachweis von Mikrometastasen gegenüber 79% bei völliger Metastasenfreiheit; 50% bei eindeutigem Befall eines, nur 15% bei Befall mehrerer Lymphknoten. Insgesamt betrugen die Fünf- und Zehnjahresüberlebensraten der Kranken mit klinisch negativem, aber histologisch positivem Lymphknotenbefund 51% bzw. 43,5% gegenüber nur 44% bzw. 12%, wenn eine therapeutische Lymphadenektomie erst nach Auftreten von klinischen Lymphknotenmetastasen durchgeführt wurde (Tabelle 2).

Tabelle 2. Prophylaktische versus therapeutische Lymphadenektomie [6]

	Überlebensrate 5 Jahre	Überlebensrate 10 Jahre
	[%]	[%]
Prophylaktische Lymphadenektomie	51	43
Therapeutische Lymphadenektomie	44	12
("wait and see")	12	8
	(Bezogen auf Lymphadenektomie)	

Tabelle 3. Beziehungen der Eindringtiefe und der Tumordicke zum TNM-System

Malignes Melanom		
pT1	$\leq$ 0,75 mm	Level II
pT2	> 0,75 mm - 1,5 mm	Level III
pT3	> 1,5 mm - 3,0 mm	Level IV
pT4	> 3,0 mm	Level V
N1	Regionäre Lymphknoten	
N4	Juxtaregionäre Lymphknoten	

Einen entscheidenden Fortschritt brachte erst die Einführung der histomorphologischen Differenzierung nach Tumordicke [3] und Tumorinvasionstiefe, die inzwischen auch in der neuen p-TNM-Klassifikation der UICC Berücksichtigung fand (Tabelle 3). Dabei kommt der Tumordicke offenbar noch größere Bedeutung zu, da sie die häufig exophytisch wachsenden nodulären Melanome mit ihrer bekannt schlechten Prognose besser erfaßt [3]. Mit zunehmender Tumordicke und/oder Invasionstiefe des Primärtumors findet sich eine häufigere okkulte Metastasierung und eine reziproke Abnahme der Lebenserwartung (Tabelle 4 u. 5).

Tabelle 4. Häufigkeit okkulter Lymphknotenmetastasen ($N_{O}pN_{1}$) bei prophylaktischer Lymphadenektomie. Sammelstatistik nach [13]

Tumordicke (mm)	Metastasen		Eindringtiefe (Clark)	Metastasen	
		[%]			[%]
<0,76			II	1/19	5,3
0,76 - 1,5	7/94	7,4	III	22/154	14,3
1,51 - 3,0	16/111	14,4	IV	97/438	22,1
>3,0	29/101	28,7	V	17/47	36,2
Insgesamt	52/306	17,0		137/658	20,8

Tabelle 5. Okkulte Lymphknotenmetastasen (N_0, pN_1) und Fünfjahresüberlebensrate nach prophylaktischer Lymphadenektomie

Autor	Tumordicke (mm)/ Eindringtiefe (Clark)	Histologisch positive Lymphknoten		Fünfjahresüberlebensrate	Mit Lymphadenektomie	Ohne Lymphadenektomie
			[%]	[%]	[%]	[%]
Breslow [3]	<0,76	0/54	0	100		
n = 138	0,76 - 1,5	9/27	33	70		
	1,5 - 3,0	16/32	50	44	64	31
	>3,0	21/25	84			
Wanebo et al. [16]	II	1/19	5	100	100	100
n = 151	III	2/46	4	82	93	62
	IV	11/44	25	61	68	57
	V	3/4	75	0		

Die Berücksichtigung dieser neuen histomorphologischen Differenzierung ließ zunächst eine prophylaktische regionäre Lymphadenektomie bei allen Kranken mit einer Tumordicke ≥ 0,76 mm und/oder Eindringtiefe III-V nach Clark indiziert erscheinen. Die Auswertung größerer Kollektive zeigte dann, daß eine besondere Gefährdung (high risk) erst ab 1,2-1,5 mm Tumordicke bzw. Level IV/V nach Clark besteht [1, 6]. Bei einer Tumordicke über 4,0 mm finden sich andererseits bei über 70% der Kranken bereits (hämatogene) Fernmetastasen, weshalb Balch et al. [1] in diesem Fall den Gewinn einer Lymphadenektomie bezweifeln. Für den individuellen Patienten bedeutet aber der Eingriff unseres Erachtens auch bei dieser Tumordicke die bestmögliche Wahrnehmung seiner Überlebenschance. Bei Tumoren mit einer Dicke von 0,76-1,5 mm und einer Eindringtiefe III (pT_2) besteht nach Tonak et al. [13] ein deutlicher Unterschied zwischen Melanomen an Rumpf (high risk) und Extremitäten (low risk). Aus diesen Überlegungen ergibt sich die Indikationsstellung, die in Tabelle 6 dargestellt ist.

Die empirisch festgelegten Grenzen der Tumordicke bedürfen einer weiteren Überprüfung an größeren Patientenzahlen. Die Berechtigung der prophylaktischen Lymphadenektomie überhaupt wurde durch Studien der WHO und der Mayo-Klinik (Rochester) angezweifelt [15]. Ihre Ergebnisse waren mit einer durchschnittlichen Fünfjahresüberlebensrate von je 70% gleich gut, wenn die Lymphadenektomie erst bei hinreichendem Verdacht auf einen klinischen Lymphknotenbefall durchgeführt wurde ("wait and see"). Gegen beide Studien wurden allerdings schwerwiegende statistische Einwände erhoben [8]. Veronesi u. Cascinelli [14] (WHO) empfehlen deshalb selbst inzwischen die prophylaktische Lymph-

Tabelle 6. Indikation zur prophylaktischen Lymphadenektomie

Primärtumor Dicke	Eindringtiefe	
<0,76 mm	I - II	Keine Lymphadenektomie
0,76 - 1,5 mm (Extremitäten)	III	Keine Lymphadenektomie
0,76 - 1,5 mm (Rumpf)	III	Lymphadenektomie
>1,5 mm	IV - V	Lymphadenektomie

knotendissektion bei allen Melanomen mit Level V nach Clark sowie III-V nach Clark, wenn der Primärtumor in unmittelbarer Nähe der regionären Lymphknotenstation liegt [15].

Operationstechnik- und taktik

Bei der *zervikalen* Lymphadenektomie ist die "neck dissection" unter Erhaltung des M. sternocleidomastoideus die Methode der Wahl. Die Hautinzision erfolgt nach McFee. Die Ausräumung der Axilla geschieht analog den Empfehlungen beim Mammakarzinom unter Erhaltung der Muskulatur. In der *Leiste* stellt sich die Frage nach dem notwendigen Ausmaß des Eingriffs. Wir begnügen uns bei der prophylaktischen Lymphadenektomie mit der Ausräumung der inguinalen Lymphknoten. McCarty et al. [10] haben gezeigt, daß die Mitnahme der iliakalen Lymphknoten keine Verbesserung der Prognose, aber eine wesentlich höhere Komplikationsrate mit sich bringt (Tabelle 7). Es muß diskutiert werden, ob der Befall der iliakalen Lymphknoten nicht bereits das Stadium III (M_X) der Erkrankung darstellt. Die Schnittführung in der Leistenregion erfolgt unterschiedlich. Die Problematik liegt darin, daß bei radikaler inguinaler Lymphadenektomie die die Leistenregion versorgenden A. epigastrica inferior superficialis und A. circumflexa ilium superficialis ebenso wie die proximale V. saphena magna geopfert werden müssen. Wir bevorzugen einen S-förmigen Schnitt, der die Leistenbeuge kreuzt, oder eine parallel zur Leistenbeuge erfolgende Schnittführung.

Die Lymphknotendissektion kann grundsätzlich einzeitig oder zweizeitig, en bloc oder diskontinuierlich durchgeführt werden. Die *En-bloc*-Resektion von Primärtumor und regionärer Lymphknotenstation erscheint sinnvoll und indiziert bei lymphknotennahem Sitz des Primärtumors (Abb. 1). In allen anderen Fällen wird heute generell die *diskontinuierliche* Entfernung von Primärtumor und regionärer Lymphknotenstation bevorzugt. Der lymphogene Metastasierungsweg ist nicht immer sicher bestimmbar. Trotz ausgedehnter En-bloc-Entfernung der zugehörigen Hautareale können Tumorzellen bereits präoperativ andere kutane und subkutane Kollateralen benutzt haben. Darüberhinaus metastasieren ohnehin 25% aller Melanome primär hämatogen. Die Morbidität einer ausgedehnten En-bloc-Entfernung steht damit in keinem Verhältnis zu ihrem Gewinn und zeitigt auch keine besseren Ergebnisse. Aus dem gleichen Grunde

Tabelle 7. Lymphadenektomie der Leiste. [10]

	Inguinal n=63	Inguinal-Iliakal n=24
	[%]	[%]
Wundkomplikation	27	29
Chron. Lyphödem (>3 Monate)	6	46
Satellitosis	19	42
Bei Befall der iliakalen LK keine Fünfjahres-überlebende		

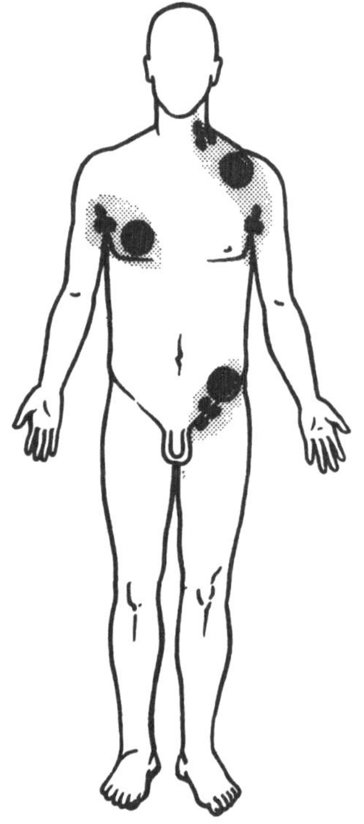

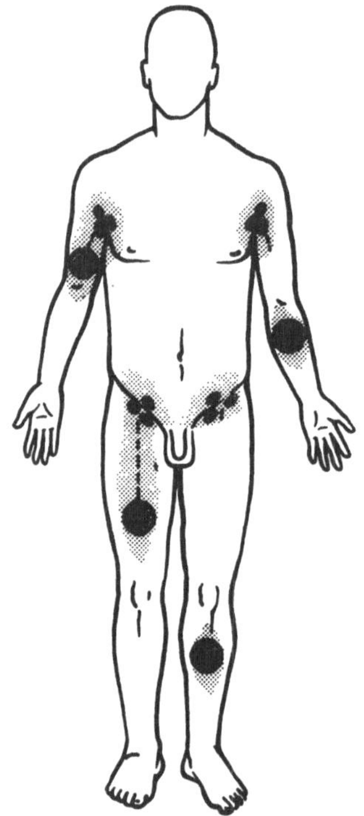

Abb. 1. En-bloc- und diskontinuierliche Exstirpation des Primärtumors und der regionalen Lymphknoten

sind Gliedmaßenamputationen außer von Fingern oder Zehen beim malignen Melanom der Extremitäten heute nicht mehr gerechtfertigt.

Die *einzeitige* Lymphknotendissektion ist im Stadium II und bei lymphknotennahem Sitz des Primärtumors indiziert. Bei der prophylaktischen

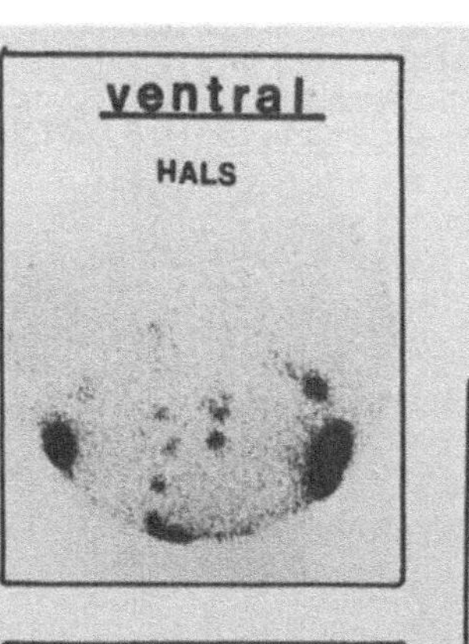
ventral
HALS

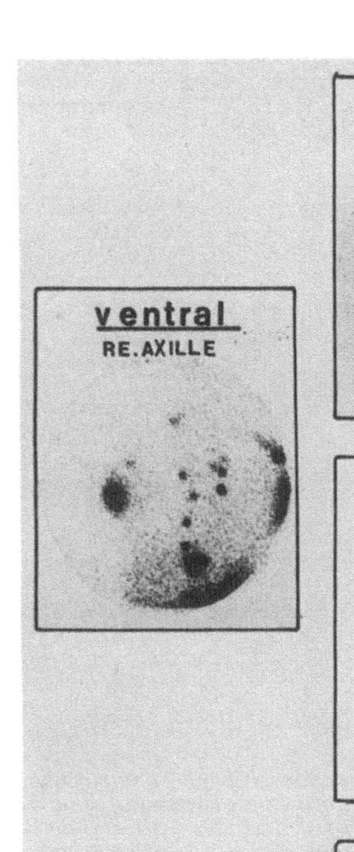
ventral
RE.AXILLE

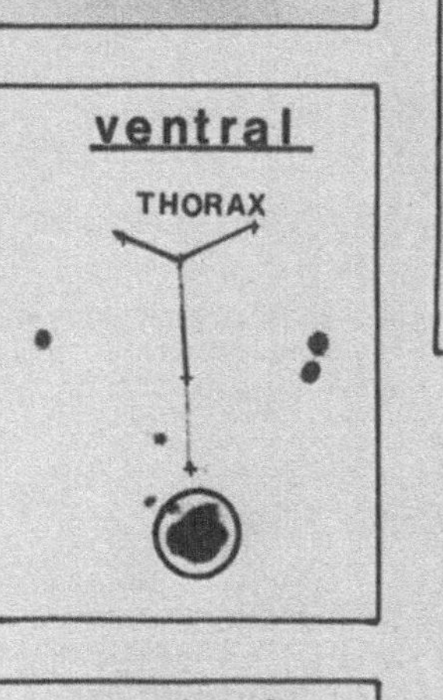
ventral
THORAX

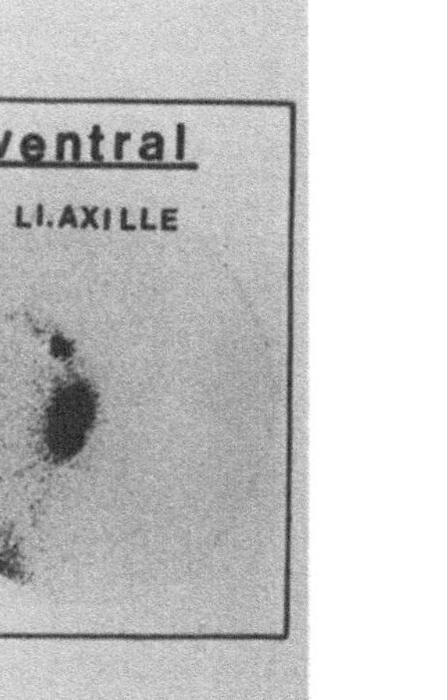
ventral
LI.AXILLE

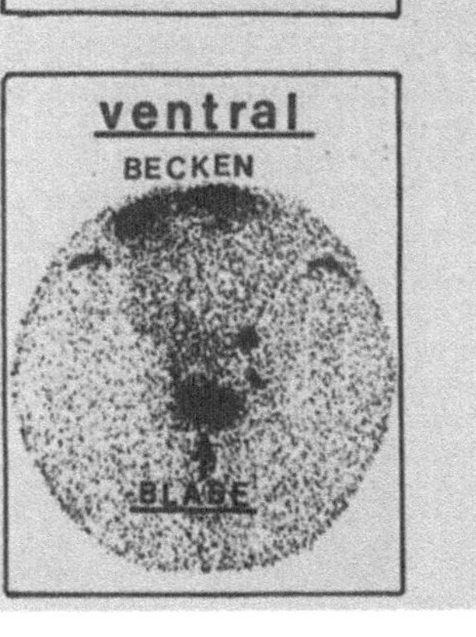
ventral
BECKEN
BLASE

Hier hat sich uns die Durchführung einer präoperativen *Lymphoszintigraphie* mit 99 M Technetium (Abb. 2) bewährt. Bei 11 von 28 Patienten erfolgte der Lymphabfluß in mehr als eine regionäre Lymphknotengruppe. Die Lymphdrainage ließ sich anatomisch nicht immer vorhersagen, war aber lymphoszintigraphisch eindeutig zu identifizieren. 6 Melanome zeigten einen gekreuzten Abfluß über die Medianlinie zur anderen Seite. 4 dieser Melanome lagen in der vorderen bzw. hinteren lymphatischen "Wasserscheide", 2 außerhalb davon (Abb. 3). Die Lymphoszintigraphie erlaubt damit, bei geringstmöglicher Belastung des Patienten eine gezielte und vollständige prophylaktische Lymphadenektomie bei High-risk-Melanomen des Rumpfes durchzuführen [11]. Abzulehnen ist die alleinige Lymphknotenexzision oder -biopsie, da sie diagnostisch nicht repräsentativ und therapeutisch unzureichend ist. Insbesondere die Untersuchungen von Fortner et al. [6, 7] haben gezeigt, wie wichtig die Herausnahme und Untersuchung aller zugehörigen regionären Lymphknoten ist.

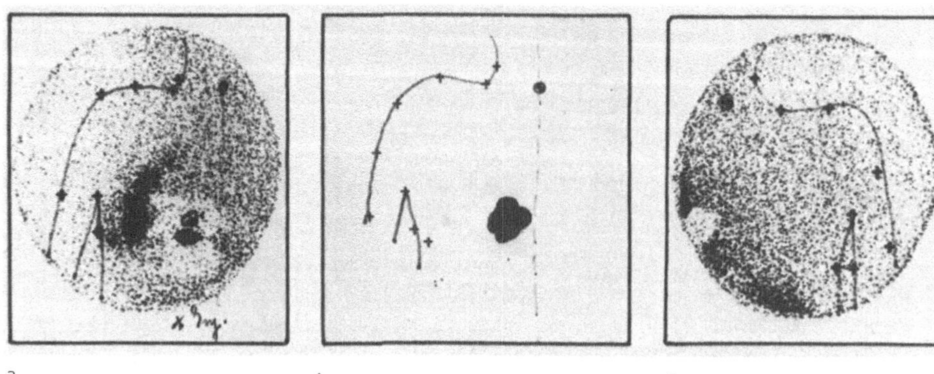

a b c

Abb. 3a-c. 99-Technetium-Lymphoszintigramm: Primärherd in Rückenmitte. Abstrom nur in die rechtsseitigen axillären Lymphknoten. (Zentrum der Radiologie der Universität Frankfurt/M., Abt. für Nuclearmedizin, Prof. Hör)

Komplikationen und Nebenwirkungen

Gegen die prophylaktische Lymphknotendissektion werden nicht zuletzt die lokalen Komplikationen angeführt. Wundheilungsstörungen und vorübergehende Lymphödeme werden in der Literatur mit 30-60% angegeben. Schwere und bleibende Komplikationen sind dagegen seltener. Im eigenen Krankengut war der Verlauf nur bei 51,7% der Kranken völlig komplikationslos. Lokale Wundheilungsstörungen traten bei 16,6%, vorübergehende Lymphödeme bei 13,5% und dauernde Lymphödeme bei 31,8% auf. Die lokalen Folgen sind natürlich auch von der Radikalität der Lymphknotenausräumung abhängig. Bei High-risk-Fällen erscheint sie dennoch angesichts der Prognose der Grunderkrankung durchaus gerechtfertigt. Durch die in Tabelle 4 wiedergegebene Einschränkung der Indikation zur prophylaktischen Lymphknotenexstirpation wird die Zahl der unnötigen (negativen) Lymphadenektomien von früher 75% auf 40-50% herabgesetzt. Diese Patienten profitieren andererseits von dem exakten negativen Stagingbefund, der ihnen eine weitere adjuvante Behandlung erspart.

Infolge des durch regionale Metastasierung oder operative Lymphknotendissektion gestörten zentralen Lymphabflusses wird auch eine häufigere Satellitoserate (kutane oder subkutane In-transit-Metastasen) diskutiert. Stehlin et al. [12] fand bei 50 von 70 Patienten mit einer Satellitosis ein Lymphödem nach regionärer Lymphknotenausräumung, bei 3 weiteren ohne Lymphknotendissektion ein chronisches Lymphödem [12]. Insgesamt scheint diese Komplikation aber bei prophylaktischer Ausräumung selten, im eigenen Krankengut nur bei 2 von 66 Nachuntersuchten. Therapeutisch empfiehlt sich bei diesen Kranken die hypertherme regionale Perfusion der betreffenden Extremität mit Zytostatika, wenn die Erkrankung nicht bereits disseminiert ist.

Völlig unbewiesen ist bisher die theoretisch erwogene Schädigung der Immunabwehr des Organismus durch eine prophylaktische Lymphknotenausräumung.

Eigenes Krankengut

Unser gemeinsam mit der Universitätshautklinik Frankfurt am Main (Prof. Holzmann, Prof. Milbradt) betreutes und dokumentiertes Krankengut der letzten 3,5 Jahre (1.1.1978-30.7.1981) ergibt z.T. überraschende Befunde.

Bei 340 operierten Melanomen wurde 106mal eine therapeutische, 83mal eine prohylaktische regionäre Lymphadenektomie des Halses (Prof. v. Ilberg, HNO-Klinik), der Axilla oder Leistenbeuge vorgenommen. Der Eingriff erfolgte in der ersten Gruppe 3mal synchron und 103mal zweizeitig, in der zweiten Gruppe 10mal synchron und 73mal in zweiter Sitzung. Von den unter klinisch positivem Verdacht ausgeräumten Lymphknoten waren 89 von 106 (83,4%) histologisch positiv, 17 (16,6%) negativ. Eine therapeutische En-bloc-Resektion mit dem Primärtumor erfolgte insgesamt 3mal (2mal histologisch positiv, einmal histologisch negativ). Von 10 synchron und 73 zweizeitig prophylaktisch entfernten, klinisch unauffälligen Lymphknoten war nur einer histologisch positiv. Die prophylaktische zweizeitige Lymphknotendissektion ($n = 73$) erfolgte bei einer Tumordicke $\geq$ 0,76 mm und/oder einer Eindringtiefe des Primärtumors Level III-V nach Clark (Tabelle 8).

Die bisherige Beobachtungszeit ist zu kurz, um Aussagen über die erreichte Lebensverlängerung zu machen. 4 Kranke sind inzwischen verstorben.

66 von 73 Patienten mit prophylaktischer Lymphadenektomie konnten bezüglich ihres lokalen Wundheilungsverlaufs nachverfolgt werden. Er war nur bei 34 (51,0%) völlig komplikationslos. 11 (16,6%) erlitten in der unmittelbaren postoperativen Phase eine Wundinfektion mit Sekundärheilung [6], Hämatome [3] oder Lymphfisteln [2]. 9 Kranke (13,5%) klagten über ein Lymphödem bis zu 3 Monaten, 21 (31,8%) auf Dauer. Bei 7 Kranken trat es allerdings nur bei Belastung auf, bei 19 verstärktes es sich darunter.

Schlußfolgerungen

Die Entfernung befallener regionärer Lymphknoten (Stadium II) ist aus Gründen der Radikalität, zur Vermeidung von Exulzerationen und als Maßnahme zur Tumorreduktion klar indiziert. Die Fünfjahresüberlebensrate beträgt allerdings nur 15-20%.

Tabelle 8. Eindringtiefe des Primärtumos bei 75 Patienten mit prophylaktischer Lymphknotenexstripation

Level nach Clark	Zahl der Patienten	[%]
II	1	
II - III	1	
III	13	17,8
III - IV	7	9,5
IV	33	45,2
IV - V	1	
V	6	8,2
keine Angabe	11	15,1

Der Effekt der prophylaktischen Lymphadenektomie kann aus den Ergebnissen internationaler Melanomstudien bisher nicht endgültig beurteilt werden. Bei Unterschneidung von "Low-risk"- und "High-risk"-Patienten empfehlen wir ihre Durchführung bei kutanen Melanomen des Rumpfes und Kopfes bei einer Tumordicke über 0,76 mm, an den Extremitäten bei einer Tumordicke über 1,5 mm und/oder einer Eindringtiefe IV-V. Damit wird die Zahl unnötiger (negativer) Lymphadenektomien deutlich eingeschränkt und die Überlebenschance der übrigen Patienten angehoben. Der Eingriff erscheint uns deshalb trotz der relativ hohen Komplikationsrate gerechtfertigt. Weitere Studien werden hoffentlich eine noch engere Eingrenzung der Indikation auf "High-risk"-Patienten erlauben.

Insgesamt verschlechtert sich die Prognose des Melanoms bei Befall der regionären Lymphknoten so erheblich, daß ein echter Durchbruch in der Therapie nur durch eine frühere Erkennung und radikale chirurgische Therapie des Primärtumors erreicht werden kann. Dies wird eindrucksvoll durch die Ergebnisse des Australischen Queensland-Melanoma-Project [4] unterstrichen. Durch intensive Aufkärung von Laien und Ärzten gelang es, 94% aller Erkrankten im klinischen Stadium I zu diagnostizieren und zu behandeln. Der Anteil von Patienten mit einem Melanom Level I-II (pT_1) erhöhte sich innerhalb von 10 Jahren von 27,5 auf 52,1%. Die entsprechenden Fünfjahresüberlebensraten betrugen bei einer Eindringtiefe I 96,7%, II und III 90,2%. 80,2% aller Erkrankten lebten länger als 5, 72,3% länger als 10 Jahre.

Literatur

1. Balch CM, Soong SJ, Murad TM, Ingalls AL, Maddox WA (1979) A multifactorial analysis of melanoma. II. Prognostic factors in patients with stage I (localized) melanoma. Surgery 86:343
2. Balch CM, Soong SJ, Murad TM, Ingalls AL, Maddox WA (1981) A multifactiorial analysis of melanoma. III. Prognostic factors in melanoma patients with lymph node metastasis (Stage II). Ann Surg 193:377
3. Breslow A (1980) Prognosis in cutaneous melanoma: Tumor thickness as a guide to treatment. Pathol Ann J, Appl Cent Crafts, New York, vol 15
4. Davis N (1980) Queensland melanoma project. In: Weidner F, Tonak J (Hrsg) Das maligne Melanom. Perimed, Erlangen, S 51
5. Encke A, Tilgen W (1981) Maligne Melanome. In: Heberer G, Schweiberer L (Hrsg) Indikation zur Operation, 2. Aufl. Springer, Berlin Heidelberg New York, S 997
6. Fortner FG, Woodruff J, Shottenfeld D, McLean B (1977) Biostatistical basis of elective node dissection for malignant melanoma. Ann Surg 186:101
7. Fortner JG, McLean BM, Rosen PP (1980) Die prophylaktische Lymphknotendissektion. In: Weidner F, Tonak J (Hrsg) Das maligne Melanom der Haut.Perimed,Erlangen S 125
8. Kopf AW et al. (1978) Letter to the editor: To do or not to do elective lymph node dissections for certain malignant melanomas. J Dermatol Surg Oncol 4:493
9. Lejeune FJ (1980) Der Wert der prophylaktischen Lymphknotendissektion beim malignen Melanom. In: Das maligne Melanom der Haut. Perimed, Erlangen S 133
10. McCarthy JG, Haagensen CD, Herter FP (1974) The role of groin dissection in the management of melanoma of the lower extremity. Ann Surg 179:156
11. Munz DL, Altmeyer P, Holzmann H, Encke A, Hör G (1982) Der Stellenwert der Lymphoszintigraphie in der Behandlung maligner Melanome der Haut. Dtsch Med Wochenschr 107:86
12. Stehling JS Jr, Smith JL Jr, Jing BS, Sherrin D (1966) Melanomas of the extremities complicated by in-transit-metastases. Surg Gynecol Obstet 122:3
13. Tonak J, Gall FP, Hermanek P (1980) Die prophylaktische Lymphknotendissektion beim malignen Melanom. Dtsch Med Wochenschr 105:1782
14. Veronest U, Cascinelli N (1979) Surgical treatment of malignant melanoma of the skin. World J Surg 3:279
15. Veronesi U et al. (1978) Inefficacy of immediate node dissection in stage I melanoma of the limbs. N Engl J Med 297:627
16. Wanebo HJ, Fortner JG, Woodruff J, MacLean B, Binkowski E (1975) Selection of the optimum surgical treatment of stage I melanoma by depth of microinvasion. Ann Surg 182:302
17. Clark WH Jr, From L, Bernhardino EA, Mihm MC (1969) The histogenesis and biologic behavior of primary human malignant melanomas of the skin. Cancer Res 29:705

Weichteilsarkome

G. Ott und R. Schunck

Rezidivquoten sind ein Maß der Radikalität von Operationsmethoden. 40-80% Lokalrezidive bei Weichteilsarkomen belegen, daß grundsätzliche Änderungen in den üblichen Operationsverfahren erforderlich sind. Die herkömmlichen Krebsoperationstechniken gründen auf unserem Wissen um die biologischen Wuchseigenschaften, Ausbreitungsmerkmale, Metastasierungswege und Metastasierungsneigungen der Geschwülste. Diese auch bei den Weichteilsarkomen zu erkennen und zu beachten läßt hoffen, solch hohe Rezidivquoten und ihre Dauerheilchancen zu verbessern. Es überfordert die Möglichkeiten der Strahlen- und Chemotherapie, wenn man mit ihnen nicht ausreichend radikale Operationen kompensieren möchte. Sie können ohne die Radikaloperation weder allein noch kombiniert bei diesen soliden Tumoren Heilungen erzielen. Warum sollten sie solche Heilungen bei Resttumoren haben? Die damit erzielten, so vielfältig publizierten höheren Heilquoten, Remissionsquoten, verlängerten Rezidiv- oder metastasenfreien Intervalle, verbesserten mittleren Überlebenszeiten u.a. sind meist durch unzulässige mathematische Berechnungen vorgetäuschte Effekte, die um den Preis hoher Kosten und oft mit schwerwiegenden therapeutischen Nebenwirkungen erkauft werden. Dauerheilungen sind damit allein nicht zu erzielen, diese Chance haben nur Radikaloperationen, evtl. unterstützt durch solche Zusatztherapien.

Die Seltenheit, morphologische Vielfalt und variable Malignität mit unterschiedlichsten biologischen Wuchsformen, die eigene klinische und epidemiologische Häufigkeitsverteilung bei Mensch und Tier, die unterschiedliche Effektivität von Strahlen- und Chemotherapie, die höchst eigene Klinik und Diagnostik, Klassifizierung und manches andere machen Weichteilsarkome zu einem Sonderproblem der Onkologie allgemein, der Chirurgie speziell. Unter dieser Geschwulstgruppe, die immer wieder neu und daher nicht vergleichbar definiert wurde, werden heute, einem Vorschlag der UICC folgend, einzelne bösartige Geschwülste der mesenchymalen Gewebe zusammengefaßt (13), wobei heute die Malignome der lymphatischen und retikuloendothelialen Gewebe, der Neuroglia, der melaninbildenden Gewebe und die Sarkome innerer Organe, des Mediastinums und des Retroperitoneums nicht mitgezählt werden (Tabelle 1).

Statistik

Die andersartige Exposition auf cancerogene Noxen von mesenchymalen Zellen gegenüber epithelialen kennzeichnen und begründen die Merkmale der Sarkomstatistik. Letztere sind höchst unterschiedlich den Krebsnoxen der Umwelt ausgesetzt; demgegenüber können mesenchymale Zellen allenfalls über den Säftestrom oder mittels durchdringender ionisierender Strahlen von krebsauslösenden Noxen getroffen werden; sie sind wesentlich geschützter. Dies erklärt nach Bauer [1, 2] die überwiegende Häufigkeit und gleichermaßen die andere Lokalisationshäufigkeit der Karzinome. Die Krebsstatistik, d.h. sowohl epidemiologische wie auch klinisch statistische Beobachtungen zeigen, daß Krebserkrankungen in der Summe der Fälle gesetzmäßige charakteristische Wahrscheinlichkeitsmerkmale

Tabelle 1. Histologische Klassifikation der Weichteilsarkome (Kode-Nummern des ICD-O-Morphologieschlüssels)

Sarkom, o.n.A.	M-8800/3
Fibrosarkom	M-8810/3
Malignes Fibrohistiozytom	M-8830/3
Liposarkom	M-8850/3
Leiomyosarkom	M-8890/3
Rhabdomyosarkom	M-8900/3
Malignes Mesenchymom	M-8990/3
Synoviales Sarkom	M-9040/3
Mesotheliom	M-9050/3
Angiosarkom	M-9120/3
Extraskelettales Osteosarkom	M-9190/3
Extraseklettales Chondrosarkom	M-9221/3
Malignes Schwannom	M-9560/3
Alveoläres Weichteilsarkom	M-9581/3

haben, die für den Einzelfall allerdings keine definitiven Aussagen zulassen. Eine "klinische Krebsendemie" - das ist eine klinische Krebsstatistik, die nicht auf Therapie und Prognose zielt, welche die Häufigkeit der Lokalisation, Alters- und Geschlechtsverteilung, Änderungen der Häufigkeit u.a. analysiert - ist bislang als eigenes Gebiet der Krebsforschung nirgends etabliert. Sie kann wichtige Erkenntnisse für die Ätiologie und quantitative Blastogenese liefern und eine wertvolle Hilfe für die Epidemiologie, Diagnostik und Therapie des Krebses, vor allem aber zur Verhütung der Krebserkrankungen bedeuten. Dafür ist die Sarkomstatistik ein augenfälliges Beispiel. Die Vielfalt der hier scheinbar nicht miteinander zu vereinbarenden epidemiologischen und klinisch-statistischen Beobachtungen bei den Weichteilsarkomen lassen sich als Konsequenz aus zwei Grundgesetzen der Sarkogenese zwanglos begründen [16]:

1. Die Verteilung der Sarkome auf verschiedene Körperabschnitte entspricht deren Gehalt an mesenchymalen Zellen. Offensichtlich hat jede Zelle desselben mesenchymalen Gewebes die gleiche Chance zur malignen Entartung.
2. Die Gewebszonen erhöhter Wachstumsleistung bzw. gesteigerter Zellteilungstätigkeit begünstigen eine Sarkomentstehung. Chronisch irritierte Gewebe sind, ebenso wie Wachstumszonen, Prädilaktionsorte der Sarkogenese.

Aus diesen Gesetzen erklärt sich folgerichtig die Vielfalt der Sarkomstatistik:

1. Die Häufigkeit von Weichteilsarkomen verteilt sich gleichmäßig auf die verschiedenen Körperregionen.
2. Die Häufigkeit der Organsarkome verteilt sich entsprechend deren Gehalt an mesenchymalen Zellen. Dementsprechend ist die Karzinom-Sarkom-Relation bei den einzelnen Organen und Organbezirken um so größer, je höher deren Krebserkrankungsziffern in einer Bevölkerung sind. Die Zu- bzw. Abnahme einer der Erkrankungsziffern an einem Organkrebs ist durch Karzinome bedingt; die Gefährdung an Organsarkomen bleibt konstant.

3. Die Häufigkeit des Vorkommens von Weichteilsarkomen entspricht etwa derjenigen von Knochensarkomen.
4. Die Sarkomgefährdung nimmt ungleich weniger mit dem Lebensalter zu, als die Karzinomgefährdung. Bei der mit dem Alter sprunghaft steigenden Karzinomgefährdung folgt daraus: Je niedriger die mittlere Lebenserwartung einer Bevölkerung ist, um so höher ist ihr prozentualer Sarkomanteil in der Krebsmorbidität und -mortalität. Die Inzidenzrate liegt bei 1-2 Erkrankungsfällen jährlich pro 100.000 Einwohnern.
5. Die Geschlechtsrelation ist bei Sarkomen, anders als bei Karzinomen, ausgeglichen. Hier festgestellte Unterschiede beruhen auf entsprechenden Differenzen im Bevölkerungsaufbau.
6. Eine Zunahme der Weichteilsarkome ist nicht nachzuweisen.
7. Im Wachstumsalter sind Weichteilsarkome bevorzugt in der unteren Körperhälfte lokalisiert [8, 16, 29].
8. Im Kindes- bzw. Wachstumsalter treten einzelne Geschwulstformen, wie beispielsweise Rhabdomyosarkome bevorzugt auf.
9. Solitäre und vor allem systemartige benigne Bindegewebsgeschwülste sind fakultative Präsarkomatosen (Neurofibrome, Fibromatose, Lipomatose u.a.).
10. Chronische Gewebsirritationen, besonders mit sklerosierenden Narbenbezirken, begünstigen die Sarkomentstehung (Narben, Fremdkörper-Homoö- und Heterotransplantate, Knocheninfarkte, Fisteln, Osteomyelitis, chronische Geschwüre und Entzündungen, narbige Sklerosebezirke Jahre nach ionisierenden Strahleneinwirkungen: Thorothrastose, Röntgenbestrahlungen u.a.).

Die Klinik und vor allem Tierexperimente lassen, außer den genannten beiden Grundgesetzen, noch "endogene Dispositionsfaktoren" der Sarkogenese vermuten. Von Tierart zu Tierart, von Rasse zu Rasse ist eine unterschiedliche tierexperimentelle Sarkomausbeute zu erzielen, und bei verschiedenen Tierstämmen läßt sich sogar an verschiedenen Körperregionen eine unterschiedliche Disposition der Sarkogenese nachweisen, welche in Relation zur unterschiedlichen Potenz zur Narbenbildung steht [14].

Klassifizierung und Schlüsselsysteme

Verbindliche Einteilungen und Gruppierungen der für die Klinik und Statistik wichtigsten Merkmale in der biologischen Vielfalt der Geschwülste nennen wir Klassifizierungen. Sie werden übersetzt in Schlüssel- bzw. Kennzahlen, die sich in elektronischen oder maschinellen Auswertungsanlagen verwenden lassen. Für die klinische Onkologie sind solche Schlüssel der Klassifizierung besonders für die prognoserelevanten Faktoren unentbehrlich. Dazu zählen:

a) die nach den Verwandtschaftsgraden ihrer Herkunftsgewebe geordnete Histologie (Tabelle 1);
b) die Graduierung der Malignität (Tabelle 2);
c) die Einteilung der klinisch feststellbaren Tumorausbreitungen nach dem TNM-System[1] präoperativ und postoperativ (Tabelle 3).

---

[1] Eine TNM-Klassifikation für Weichteilsarkome wurde 1979 von uns erarbeitet und die prognoserelevante Abhängigkeit von der Tumorgröße und dem Infiltrationsgrad an insgesamt 320 Fällen erstmals ermittelt [6, 24]

Tabelle 2. Histopathologisches Grading bei Weichteilsarkomen (*G*)

G_1	Hoher Grad der Differenzierung
G_2	Mittlerer Grad der Differenzierung
G_3	Geringer Grad der Differenzierung oder Entdifferenzierung
G_X	Differenzierungsgrad kann nicht bestimmt werden

Tabelle 3. TNM-Klassifizierung der Weichteilsarkome

	T - Primärtumor
T_1	$\leq$ 5 cm
T_2	> 5 cm
T_3	Mitbefall von Knochen und/oder größeren Gefäßen und Nerven
	N - Regionale Lymphknoten
N_0	Kein Anhalt
N_1	Vorhanden
N_X	Keine Beurteilung
	M - Fernmetastasen
M_0	Kein Anhalt
M_1	Vorhanden
M_X	Keine Beurteilung vorliegend

d) ein dokumentationsgerechter Lokalisationsschlüssel (Abb. 1). Zudem sind unbedingt allgemein verbindliche Diagnose- und Therapieschlüssel erforderlich [6], eine lückenlose Dokumentation des Spätschicksals mit standardisierten Nachuntersuchungsprogrammen [26], welche die Zeitintervalle und den jeweilig zulässigen diagnostischen Aufwand festlegen, und zudem normierte Auswertungs- bzw. Berechnungsmethoden [15].

Dieses unentbehrliche komplexe Rüstzeug für jede zuverlässige klinische Prognoseanalyse bei Krebserkrankungen ist aber bis heute noch nicht an einem Therapiezentrum für eine ausreichend große Patientenzahl erprobt und den Behandlungsresultaten zu Grunde gelegt worden. Die bislang vorgelegten statistischen Aussagen zur Therapie und Prognose von Krebserkrankungen haben deshalb nur einen sehr beschränkten Aussagewert; sie sind ausnahmslos vieldeutig, zwangsläufig widersprüchlich und bieten so keine Basis für eine wissenschaftlich begründete Standardisierung der Krebstherapie.

Insbesondere braucht man dafür bei selteneren Geschwulstformen wie den Weichteilsarkomen Verbundstudien mit einem koordinierenden, zentral registrierenden und auswertenden Tumorregister. Dies ist aber nicht, wie vielfach angenommen wird, allein die Aufgabe der Pathologen; das sind Probleme, die nur mit Hilfe einer zuverlässigen Organisation und einer umfassenden Dokumentation aller beteiligten Fachdisziplinen gelöst werden können. Auch dafür empfehlen sich besonders die immer dringlicher werdenden klinischen Nachsorgeregister der Krankenhäuser, die "klinischen Krebsregister" [15, 18, 26].

Alle Dokumentationen, welche die zu registrierenden Faktoren aus den üblichen Krankenblattunterlagen auf Erhebungsbögen übertragen wollen, sind überfordert und viel zu kostenaufwendig. Ihnen fehlen immer wesentliche Informationen, die später nicht mehr ermittelt werden können. Nur solche Faktoren sind zuverlässig auswertbar, die bereits in

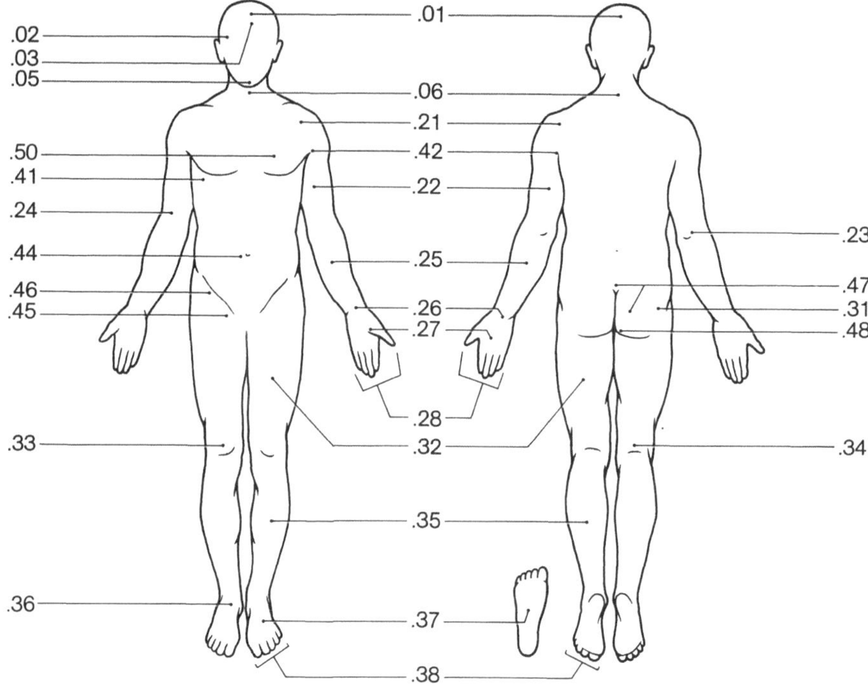

Abb. 1. Lokalisationsschlüssel für Weichteilsarkome

171.0 Kopf und Hals insgesamt

171.01 Kopfschwarte
171.02 Schläfe
171.03 Stirn
171.04 Mittelgesicht
171.05 Kinn
171.06 Hals und Nacken
171.09 Kopf und Hals o.n.A.

171.2 Obere Extremität insgesamt

171.21 Schulter
171.22 Oberarm
171.23 Ellenbogen
171.24 Ellenbeuge
171.25 Unterarm
171.26 Handgelenk
171.27 Mittelhand
171.28 Finger
171.29 Obere Extremität o.n.A.

171.3 Untere Extremität insgesamt

171.31 Hüfte
171.32 Oberschenkel
171.33 Knie
171.34 Kniekehle
171.35 Unterschenkel
171.36 Sprunggelenk
171.37 Fuß
171.38 Zehen
171.39 Untere Extremität o.n.A.

171.4 Stamm insgesamt

171.41 Thorax (Brustwand)
171.42 Axilla
171.43 Diaphragma
171.44 Nabel
171.45 Leiste
171.46 Flanke, Bauchdecke
171.47 Rücken, Gesäß
171.48 Perineum
171.49 Stamm o.n.A.

171.5 Herz

171.6 Aorta

171.7 V. cava

171.9 Bindegewebe und andere Weichteile o.n.A.

den alltäglichen Arbeitspapieren der Ärzte als Pflichtdokumentation eingeplant sind. "Dokumentationsgerechte standardisierte, fachbezogene Arbeitspapiere" (Krankenblatt, Arztbrief, Histologie- und OP-Befund, Fieberkurve, Nachsorgebericht u.a.), die alle diese Faktoren im Einzelfall abfragen, sind also notwendig und allein die ausreichend zuverlässigen Voraussetzungen für solche Untersuchungen [15, 18, 26]. Bei Krebspatienten müssen zudem die standardisierten dokumentationsgerechten Arbeitspapiere der verschiedenen Fachabteilungen zur Synopsis beim Einzelfall aufeinander abgestimmt und sollten EDV-gerecht gemeinsam auswertbar sein. Dies gilt vorrangig für die Chirurgie, innere Medizin, Strahlentherapie und Pathologie.

Eine weitere Voraussetzung für vergleichbare Krebsstatistiken sind neue mathematische Methoden zur Prognoseberechnung, längst sind die üblichen Dreisatzrechnungen zur Ermittlung von Heilquoten, zur Berechnung von Absterbekurven, rezidivfreien Intervallen und mittleren Überlebenszeiten für Therapie- und Prognosebewertungen unzulänglich. Diese Art von Berechnungen waren vielleicht einmal zulässig in den früheren Zeiten der Krebschirurgie, als nur eine einzige Therapieform zur Wahl stand und dann der Therapieeffekt in Abhängigkeit von der Überlebenszeit beurteilt werden konnte. Heute kommen fast bei jedem Patienten wiederholte prognoserelevante Rezidiveingriffe, Zusatztherapien, unterschiedliche Therapiefolgen und -kombinationen, Kuren u.a. in Einsatz, und folglich ist mit dem Dreisatz nicht mehr viel zu beurteilen. Hier bedarf es neuer Ansätze, die den gesamten komplexen Schicksalsablauf der Kranken mit ihren vielfältigen prognoserelevanten Maßnahmen, die "Pathogramme der Krebspatienten", berücksichtigen. Uns fehlen reproduzierbare Standardwerte über die Effektivität einzelner Therapieformen und Therapiekombinationen bei verschiedenen Krebslokalisationen und klinisch feststellbaren Ausgangssituationen; diese "Logarithmentafeln der Heilchancen" müssen erst noch erarbeitet werden.

Klinik und Diagnostik

Leitsymptom der Diagnostik der Weichteilsarkome ist in der Hälfte aller Fälle eine tastbare Geschwulst; wesentlich seltener im Vergleich zu den Knochensarkomen ist es der Schmerz; noch seltener ein Metastasennachweis. Bei jedem 5. Kranken sind subfebrile Fieberschübe zu beobachten [16]. So stehen Palpation und Inspektion ganz vorrangig in der Diagnostik. Die derbe Konsistenz, unregelmäßige Formen, mangelnde Abgrenzbarkeit, eingeschränkte Verschieblichkeit und überraschende Ausdehnung in der Tiefe erhärten den Verdacht. Die Krebshärte kann fehlen, eine gute Abgrenzbarkeit irreführen. Die Anamnesedauer bei jedem zweiten Patienten ist länger als 1 Jahr. Die gängigen Laborwerte bringen wenig oder nichts: Blutsenkung, Leukozyten- und Erythrozytenzahl sowie Hämoglobinwerte sind unauffällig oder uncharakteristisch geringgradig verändert. Neuere Krebsteste haben keine nennenswerten Fortschritte gebracht.

In der Röntgendiagnostik sind dagegen durch die Lymphadenographie, durch Angiographien und vor allem mittels der Computertomographien wesentliche Diagnoseverbesserungen, insbesondere auch zur Bewertung der Tumorausdehnung, erzielt worden [22].

Unerläßlich für die Diagnosestellung ist nach wie vor eine histologische Diagnose; dabei sind Feinnadelbiopsien zu unterlassen [12] und Probeentnahmen oft unzulänglich. Dem Pathologen sollte möglichst die gesamte Geschwulst angeboten werden, zumal die Morphologie und besonders auch die Graduierung der Malignität innerhalb der Geschwulst wechseln [13]. Schnellschnittuntersuchungen sind nur mit Vorsicht zu verwerten. Vor eingreifenden Operationen sollte der Chirurg möglichst die Diagnosesicherung am aufgearbeiteten Präparat abwarten. Was bei Knochensarkomen längst Allgemeinwissen ist, hat für Weichteilsarkome gleichermaßen Gültigkeit: die Sarkomdiagnostik verlangt eine Synopsis der klinisch-chirurgischen mit der röntgenologischen und der histomorphologischen Diagnostik.

Falsch und gefährlich für den Kranken, weil für die Operationstechnik irreführend, ist die Behauptung, daß Weichteilsarkome ausschließlich oder ganz überwiegend hämatogen, selten oder nie lymphogen metastasieren. Analysiert man den ärztlich kontrollierten Krankheitsverlauf von solchen Patienten, so findet man immerhin in 40% der Fälle eine primär lymphogene Metastasierung [16]. Dies gilt auch für die parostalen Knochensarkome, zumal sie histologisch und in ihrer Blut- und Lymphgefäßversorgung viel eher den Weichteilsarkomen als Knochensarkomen gleichen. Vor der Radikaloperation sollte daher möglichst das regional zugehörige Lymphabflußgebiet in die Diagnostik miteinbezogen werden, d.h. es sollte eine präoperative Lymphadenographie veranlaßt werden. Sie erlaubt eine gezielte und vollständigere operative Exstirpation der regionalen Lymphknoten unter Kontrolle des Bildwandlers. Bei jedem 5. Patienten mit Weichteilsarkomen findet man bereits zum Zeitpunkt der Erstbehandlung regionale oder Fernmetastasen. Der Anteil des regionalen Lymphknotenbefalls ist nur bei systematischer histologischer Kontrolle von routinemäßig mitentfernten zugehörigen Lymphknoten festzustellen.

Operation, Zusatztherapie und Prognose

Generell kann man bei einem niedrigen Malignitätsgrad mit Heilchanchen von über 50%, bei hohem von unter 50% rechnen [13]. Weitergehende Aussagen über Heilquoten in Abhängigkeit von Therapieformen sind bei der völligen Unzulänglichkeit der nicht miteinander vergleichbaren Ergebnisse mit ihren unterschiedlichsten Klassifizierungen, Dokumentationen, Spätschicksalsanalysen und Berechnungsverfahren derzeit nicht möglich. Wir selbst ermittelten eine Fünfjahresüberlebensziffer von 36% bei 158 Patienten [16]. Erschreckend hoch sind in allen Beobachtunsserien die häufigen Lokalrezidive in 20-80% aller Fälle. Hier ist es überfällig, die üblichen Operationstechniken neu zu überdenken, um eine zuverlässigere Radikalität zu gewährleisten. Warum bleiben so oft Tumorreste zurück? Nach unseren Beobachtungen wachsen solche Sarkome vor allem strahlenförmig in die Fläche und in die Tiefe [4, 6] zwischen vorgegebene Gewebsspalten, Fasern und Fibrillen (Abb. 2), durchaus vergleichbar einem in die Haut eingebrochenen inflamatorischen Brustkrebs. In diesen Spalten geringen Widerstandes wachsen diese Zellketten weit über den makroskopischen erkennbaren Bezirk hinaus und verleiten zu mangelhaften, unzulänglichen Operationen. Jede Tumorausschälung, jede Exstirpation mit einer dafür zu schmalen Sicherheitszone, jede Hautinfiltration, jede nicht in die Tiefe reichende Geschwulstausrottung führt dann zum Rezidiv, ist der Grund für diese ungewöhnlich hohen Rezidivquoten, erklärt die hohe Zahl der Rezidive in den Amputationsstümpfen trotz der makroskopisch scheinbar im Gesunden erfolgten Amputation. Die Nichtbeachtung der regionalen Lymphknotenstationen, die so häufig schon metastatisch bei der Erstoperation befallen und die deshalb möglichst früh mitzuexstirpieren sind, ist ein weiterer Grund für die mangelhafte Radikalität unserer Ersteingriffe.

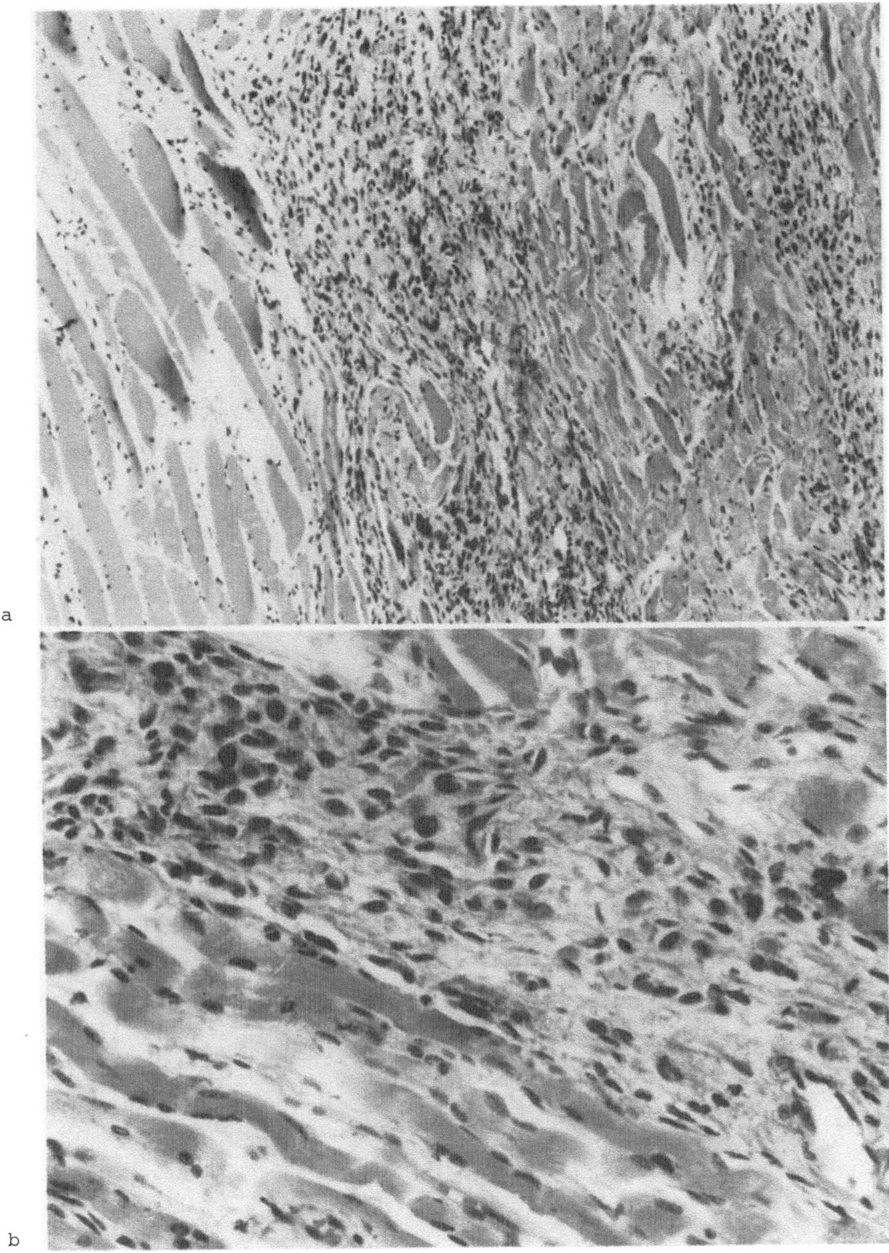

Abb. 2a,b. Verbände eines malignen fibrösen Histeozytoms zwischen erhaltenen und zum Teil regressiv veränderten Muskelfasern, Färbung HE. a Vergrößerung 47:1 b Vergrößerung 175:1

Die histologischen Aufnahmen wurden uns dankenswerterweise von Herrn Dr. Vogel aus dem Pathologischen Institut der Universität Bonn, Direktor: Prof. Dr. P. Gedigk, zur Verfügung gestellt

Aus diesen Gründen sollten folgende Operationsprinzipien bei Weichteilsarkomen beachtet werden:

1. Scheinbar bindegewebig demarkierte Sarkome sollten stets, weil die Kapsel an einzelnen Stellen von Tumorausläufern durchsetzt ist, mit einer breiten Sicherheitszone exstirpiert werden. Wird die Malignität erst nach der Ausschälung eines zunächst als gutartig eingeschätzten Tumors erkannt, so sollte möglichst bald eine ausgedehnte Nachoperation mit Exstirpation des gesamten Tumorbettes erfolgen.

2. Sarkome der Faszien und Muskeln sollten ebenso wie Sarkome, die sekundär in diese infiltriert sind, möglichst in toto vom Ursprung bis zum Ansatz exstirpiert werden. So empfiehlt sich beispielsweise die vollständige Exstirpation der Fascia lata auch bei noch relativ kleinen Primärtumoren. Bei eingeschränkter Verschieblichkeit, bzw. sicherer Infiltration in die benachbarten Gewebe ist öfter die Entfernung ganzer Muskelgruppen, gelegentlich sogar die Mitnahme eines Teils des Periostes, notwendig, um Radikalität bei ihrer Neigung zur Infiltration in die Tiefe zu gewährleisten.
Bei einer Infiltration der Haut ist die Exstirpation einer Sicherheitszone von wenigstens 3 Fingerbreiten notwendig.

3. Die regionalen Lymphknoten sollten nach vorangegangener Lymphadenographie möglichst bei der Erstoperation oder nach einem kürzeren Intervall mitexstirpiert werden.

4. Bei Amputationen wegen Weichteilsarkomen an den Extremitäten muß, wenn Rezidive am Stumpf vermieden werden sollen, die Totalexstirpation der infiltrierten Muskeln und Faszien über die Amputationsgrenze hinaus beachtet werden. Zudem bleibt die Ausräumung der regionalen Lymphknotenstationen notwendig.

5. Eine adjuvante Strahlen- und Chemotherapie ist in Frühstadien der Weichteilsarkome und bei Sarkomen niedriger Malignität nicht indiziert. Sie haben ihre Indikationen evtl. bei nachgewiesener Metastasierung, sicher bei einem hohen Malignitätsgrad und mangelnder Radikalität bzw. als Palliativtherapien. Immer wieder einmal verspricht eine Analgesiebestrahlung bei therapieresistenten Schmerzen Erfolge. Eine mangelnde Operationsradikalität läßt sich durch adjuvante Therapiemaßnahmen oft längere Zeit maskieren, nicht aber ersetzen. Ob hier die regionale Zytostatikaperfusion mit oder ohne Hyperthermie neue Indikationen bringt [28], bleibt abzuwarten.

6. Die weitreichenden Tumorausläufer in den Gewebsspalten bei Weichteilsarkomen bieten schlechte Voraussetzungen für plastische, die Gelenke ersetzende und Extremitäten erhaltende Operationen [24]. Die Zeit für eine Indikation zu einer Amputation bzw. Exartikulation unter Mitentfernung der regionalen Lymphknoten sollte nicht versäumt werden. Diese Verstümmelung wird man bei der ersten Operation möglichst vermeiden. Bei der relativ häufigen Spätmetastasierung und dem oft langsamen Wachstum, d.h. bei niedrigem Malignitätsgrad, ist dies auch durchaus zu vertreten.

Chirurgie bei Rezidiven und Metastasen

Die bei Primärtumoren zu beachtenden 6 Prinzipien gelten für Lokalrezidive ganz besonders. Bei Rezidiven sind auch ausgedehntere Eingriffe, wie die Amputatio interthoracoscapularis und die Hemipelvektomie, durchaus in Betracht zu ziehen, wenn so noch eine Radikaloperation möglich ist [22]. Das Ausweichen auf eine nie kurative, sondern stets palliative Strahlen- oder Chemotherapie - als Therapie der letzten Wahl - bedeutet, die Hoffnung auf eine Dauerheilung aufzugeben.

Die meisten Weichteilsarkome sind strahlenresistent [21]. Eine Chemotherapie verspricht aber bei hohem Malignitätsgrad und beispielsweise beim Rhabdomyosarkom im Kindesalter Therapiechancen [10]. Sie sollte daher bei Rezidiven solcher Geschwülste, sowie bei schon erfolgter Regional- bzw. Fernmetastasierung eingesetzt werden. Gelegentlich kann sie einmal präoperativ erst die Operabilität ermöglichen [23]. Insbesondere im Kindesalter dürfte für diese krebstherapeutischen Waffen - ebenso wie in den ersten Monaten nach einer Schwangerschaft - eine bessere therapeutische Chance bestehen (s. Fall 4 u. 5, S. 125 u. 127).

Bei therapieresistenten Schmerzen und ausgedehnten Ulzerationen sind auch palliative Operationen bzw. Amputationen zu vertreten. Eine operative Reduzierung der Tumormassen verspricht gelegentlich eine bessere Effektivität für die Strahlen- und Chemotherapie.

Einige klinische Beispiele sollen zeigen, daß auch bei weit fortgeschrittenem Lokalbefund und nach zahlreichen Rezidivoperationen mit ausgeschöpfter Strahlen- und Chemotherapie noch anhaltende Heilungen möglich sind.

Fall 1 (V. D., männlich, geb. 13.10.1908): Im Januar 1975 haselnußgroßer Tumor an der Innenseite des linken Oberschenkels. Binnen eines Jahres 11 Rezidivoperationen. Januar 1976: Betathronbestrahlung bei scheinbar inoperabler Tumorausdehnung mit Ummauerung des Schambeins links und der V. und A. femoralis sowie zahlreichen knotigen Rezidiven im Narbenbereich der linken Glutealregion. Januar 1976: Hemipelvektomie mit medialem Haut- und Muskellappen unter Erhaltung der A. obturatoria. Seit 6 Jahren rezidivfrei, als Gynäkologe praktizierend.

Histologische Diagnose: Liposarkom - myxoid verändertes spindel- und polymorphzelliges Sarkom - polymorphzelliges Sarkom, evtl. Rhabdomyosarkom.

Fall 2 (I. R., männlich, geb. 5.12.1917): Im Mai 1976 Tumorexzision am linken medialen Oberschenkel proximal. Mai 1978: Rezidivoperation palliativ mit Nachbestrahlung. Juni 1979: Zweite Rezidivoperation. Mai 1980: Dritte Rezidivoperation. Oktober 1980: inguinale Lymphknotenmetastasen exstirpiert, Chemotherapie (Atriblastien, DTIC, Vincristin und Endoxan). April 1981: Vierte palliative Rezidivoperation . Juli 1981: erneute Operation. September 1981: ausgedehntes Rezidiv, welches den zentralen Femur und das Schambein bis zur Symphyse reichend infiltriert hat mit multiplen Satellitenrezidiven im Bereich der OP-Narben des linken Unterbauches und des linken Beckenbodens bis zur Peniswurzel reichend. Hemipelvektomie mit lateralem Hautmuskellappen, Teilexstirpation des Skrotums und Semikastration links. Postoperativ Nekrotisierung von Muskelanteilen des Muskelhautlappens, Abheilung.

Histologische Befunde: Fibrosarkom - Liposarkom - malignes pleomorphes Histeozytom (Abb. 2).

Fall 3 (H.H.M., männlich, geb. 22.11.1903): Seit 1976 Tumor linke äußere Oberschenkelmitte. Juni 1976: Exstirpation; bis 1980 3 Rezidivoperationen. April 1980: ohne tastbaren Rezidivbefund, Exstirpation der Fascia lata unter Mitnahme ausgedehnter lateraler Muskelanteile bis zum Periost mit handflächengroßem Hautlappen im Tumorbereich. Postoperativer Spätabszeß. Die Großflächenschnitte (Prof. Thomas, Marburg) zeigen ausgedehnte flächenhafte Ausbreitungen der Tumorzellen in der Fascia lata.

Histologische Befunde: Geringdifferenziertes Fibrosarkom, Malignitätsgrad III, das sich offensichtlich auch in die Tiefe flächenhaft ausgedehnt hat.

Fall 4 (G. D., weiblich, geb. 26.11.1946): Im Juli 1980, im 4. Schwangerschaftsmonat, erstmals Schwellung im Bereich des rechten Oberschenkels. Entfernung einer Geschwulst am 28.7.1980 (Gewicht 280 g) aus dem Adduktorenbereich. Beschwerdefreies Intervall, bis im Januar 1981 eine erneute Umfangszunahme des rechten Oberschenkels

Tabelle 4. Therapierichtlinien für Operationen, Strahlen- und Chemotherapie bei Weichteilsarkomen (1982)

Nomenklatur	Stadium								
	I			II			III		
	Op.	Bestr.	Zyt.	Op.	Bestr.	Zyt.	Op.	Bestr.	Zyt.
Fibrosarkom	+++	-	-	+++	++N	-	+	+	+
Spindelzellsarkom und alveoläres Weichteilsarkom	+++	+	-	+++	++N	+	+	+	++
Polymorphzelliges Sarkom und rundzelliges Sarkom	+++	++N	-	+++	++N	+	+	++	++
Schleimbildende Gewebe									
Myxosarkom	+++	-	-	+++	+	-	+	+	+
Fettgewebe									
Liposarkom	+++	-	-	+++	+	-	+	+	+
Muskelgewebe									
Leiomyosarkom	+++	-	-	+++	+	+	+	+	++
Sarcoma bothryoides	+++	+++N	++	++	+++N	+++	+	+	+++
Rhabdomyosarkom und bösartiges gekörntzelliges Myoblastom (malignes Myoblastenmyom)	+++	++N	++	+++	++N	+++	+	+	+++
Gefäße									
Hämorrhagisches Sarkom (kaposi)	++	+++	-	++	+++	+	+	++	++
Bösartiges Hämangioendotheliom, Hämangiosarkom, bösartiges Hämangioperizytom und bösartiges Lymphangiosarkom	+++	++N	-	+++	+++N	+	+	++	++
Gelenke, Sehnenscheiden und Schleimbeutel									
Synovialsarkom, bösartiges Synoviom	+++	-	+	+++	+N	+	+	+	++

bemerkt wurde. 20.1.1981: Sectio caesarea. Am 26.1.1981 erstmals Verdacht auf Lungenmetastasen; Februar 1981: ausgedehnte Tumorexstirpation unter Mitnahme der Adduktorenmuskulatur von Ansatz bis Ursprung und eines Tumoranteils, der durch das Foramen obturatum ins Becken infiltriert ist. Danach erneutes Rezidiv, markant verzögertes Wachstum der Lungenmetastasierung im darauf folgenden Jahr

Histologischer Befund: Malignes Synovialom von hohem Malignitätsgrad.

Fall 5 (D. E., weiblich, geb. 2.11.1942): 6 Tage nach der Geburt des 3. Kindes Aufnahme wegen eines ausgedehnten, nicht klar abgrenzbaren Tumors im Bereich des rechten Oberschenkels, lokale Tumorausräumung Juli 1974; Nachresektion mit radikaler Entfernung der Abduktorenmuskulatur im Juli 1974; Ausräumung der inguinalen und parailiakalen Lymphknoten Oktober 1974; lokale Rezidivausräumung Oktober 1974, Dezember 1974, März 1975; Lungensegmentresektion (Operateur Dr. Haan, Johanniter-Krankenhaus Bonn) einer 940 g schweren Metastase April 1975; Entfernung eines Lokalrezidivs Mai 1975 und Juli 1975; kombinierte Strahlen- und Zytostatikatherapie in Form einer Ganzlungenbestrahlung und einer lokalen Bestrahlung des rechten Oberschenkels sowie *Ixuten* Stoßtherapie, lokales Rezidiv Januar 1977; lokale Nachbestrahlung März 1977; zytostatische Therapie in Form von Adriablastin, Vincristin und Endoxan, September 1977 Fistelexstirpation aus dem Oberschenkel; Dezember 1977 Oberschenkelamputation wegen Gefäßarrosion der A. femoralis; Nachresektion des Oberschenkelstumpfes wegen Sequesterbildung Mai 1978; Subsegmentresektion aus dem anterioren Oberlappensegment (Operateur Dr. Haan, Johanniter-Krankenhaus Bonn) bei walnußgroßer Lungenmetastase Februar 1980 und erneute Resektion eines Rezidivs im Bereich des Bronchusstumpfes 1981, danach rezidiv- und metastasenfrei.

Histologische Diagnose: Rhabdomyosarkom.

Die Hypothese, daß die Verdoppelungszeit des Krebswachstums konstant sei, ist nicht zu belegen. Die beobachteten Spätrezidive und Spätmetastasierungen auch noch nach vielen Jahrzehnten würden ansonsten den Beginn des Tumorwachstums vor die Geburt verlegen. Sarkome können ihr Wachstumstempo beschleunigen, aber auch reduzieren. Wir konnten dies mehrfach bei Frauen nach einer Geburt beobachten. In solchen Fällen können kurzfristig wiederholte Rezidivoperationen und Metastasenoperationen zu langanhaltenden, tumorfreien Intervallen führen; dabei ist die sich markant verlängernde Tumorverdoppelungszeit nicht zu übersehen.

Ausbreitungsgrad, Histologie, Graduierung der Histologie, Lokalisation, Alter und Radikalität der Therapie sind die wichtigsten, die Prognose der Weichteilsarkome bestimmenden Faktoren. Sie sind zu be-

---

Erläuterungen zu Tabelle 4

Zeichenerklärung:

-	Nicht zu empfehlen	++	Zu empfehlen
+	Nur in besonderen Fällen zu empfehlen	+++	Unbedingt erforderlich
		N	Nachbestrahlung

Stadieneinteilung:

Stadium I Operabler Primärtumor *ohne* regionale Metastasen (Tumorformeln T_{1-3} N_O M_O)

Stadium II Operable Primärtumoren *mit* regionaler Metastasierung (Tumorformeln T_{1-3} N_{1-3} M_O)

Stadium III Nicht radikal operable Krebserkrankungen (Tumorformeln T_4 $N_O M_O$, T_{1-4} N_3 M_O, T_{1-4} N_{1-4} M_1)

achten bei der Indikationsstellung zur Operation, der Wahl der Operationsmethode und Ausdehnung der Operation, der Zusatztherapie und Palliativtherapie sowohl bei Primärtumoren, Rezidiven, Operationen von Fernmetastasen und Palliativoperationen. Wissenschaftlich optimierte Behandlungsrichtlinien für die verschiedenen Geschwulstformen, Lokalisationen und Ausbreitungsgrade sind heute als "Standardisierung der Behandlung" möglich und eine Aufgabe für die Zukunft der klinischen Onkologie. Bislang sind dafür nur Absprachen bzw. Übereinkünfte möglich (Tabelle 4) [17].

Krebsnachsorge

Die hohen Rezidivquoten, die guten Heilchancen durch Rezidivoperationen, die oft späte Regional- und Fernmetastasierung verpflichten den Arzt und die Patienten mit Weichteilsarkomen zu einer konsequenten, organisierten Krebsnachsorge [6, 20]. Dazu haben wir ein standardisiertes Programm erprobt mit einem wirtschaftlichen, diagnostischen Aufwand in angemessenen Zeitabständen. Am wichtigsten ist bei diesen Nachuntersuchungen die Kontrolle des Lokalbefundes, der regionalen Lymphknotenstationen und die röntgenologische Kontrolle des Lungenbefundes. Die Laborwerte des Blutbildes, der Leber und moderne Tumorkontrolluntersuchungen bringen wenig oder nichts. Szintigraphien der Leber und des Skeletts sind als Routineuntersuchungen unergiebig. Eher sind Ultraschalluntersuchungen zur Kontrolle der retroperitonealen Lymphabflußwege und der Leber angezeigt. Besonderen Wert zur Kontrolle von Lokalrezidiven und Metastasen hat die Computertomographie [21]. Routineuntersuchungen sollten im ersten Jahr alle 3 Monate und bis zur Fünfjahresgrenze zumindest halbjährlich erfolgen. Danach ist immer noch in einem hohen Prozentsatz mit einem Wiederauftreten des Leidens zu rechnen [27]: Bei 50 von 593 Patienten (8,4%) konnten wir trotz eines rezidivfreien Intervalls von 5 und mehr Jahren noch Metastasen beobachten. Jede achte unserer Patienten hatte eine Krankheitsdauer von über 5 Jahren [20]. Über viele Jahre sollte deshalb noch wenigstens einmal jährlich eine Kontrolluntersuchung stattfinden.

Literatur

1. Bauer KH (1963) Das Krebsproblem, 2. Aufl. Springer, Berlin Heidelberg New York
2. Bauer KH, Ott G (1965) Über die Krebsgefährdung des heutigen Menschen. Materia Medica, Nordmark
3. Beck H, Bötticher R, Hermaner P (1977) Chirurgische Behandlung und Therapieergebnisse bei Weichteiltumoren. Chirurg 48:69
4. Betzler HJ (1960) Zur Systematik der Weichteilsarkome der Extremitäten und des Stammes. Langenbecks Arch Chir 295:457
5. Bokelmann D, Ott G (1982) Weichteilsarkome. In: Ott G, Kuttig H, Drings P (Hrsg) Standardisierte Krebstherapie, 2. Aufl. Springer, Berlin Heidelberg New York
6. Bokelmann D, Ott G, Rudolph H, Schütze U, Schulz R (1971) Weichteilsarkome. In: Linder F, Ott G, Rudolph H (Hrsg) Diagnostische und therapeutische Fortschritte in der Krebschirurgie. Springer, Berlin Heidelberg New York, S 151
7. Enzinger FM (1969) Histological typing of soft tissue tumors. WHO, Geneva
8. Habermehl (1966) Mesenchymale, maligne und benigne Tumoren im Kindesalter (0-15). Med Dissertation, Universität Heidelberg
9. Hermanek P (1977) Klinische Pathologie der Weichteiltumoren. Chirurg 48:685

10. Hossfeld DK, Seeber S, Siemers E, SChmidt CG (1981) Chemotherapie der Weichteilsarkome. Langenbecks Arch Chir 355:147
11. Kern E (1978) Radikalitätsprinzipien bei der Behandlung von Weichteiltumoren. Langenbecks Arch Chir 347:77
12. Kern E, Bruch HP (1981) Weichgewebesarkome: Chirurgie und Nachsorge. Langenbecks Arch Chir 355:132
13. Meister P (1981) Weichgewebstumoren: Pathologie. Langenbecks Arch Chir 355:129
14. Ott G (1970) Fremdkörpersarkome. Springer, Berlin Heidelberg New York (Experimentelle Medizin, Chirurgie u. Klinik, Bd 32)
15. Ott G (1981) Datengerechte Befunderhebung, Organisation und Archivierung in einer mittleren chirurgischen Abteilung - Konzeption einer Standardisierung. Langenbecks Arch Chir 355:303
16. Ott G, Frey R (1961) Klinik, Behandlung und Statistik der Sarkome. Ergeb Chir Orthop 43:409
17. Ott G, Schunck R (1980) Weichteil- und Knochensarkome. In: Scheibe O, Wagner G, Bokelmann D (Hrsg) Krebsnachsorge. Urban & Schwarzenberg, München Wien Baltimore, S 342
18. Ott G, Schunck R (1981) Ergebnisse der Chirurgischen Onkologie, Bd 2. Enke, Stuttgart
19. Ott G, Rudolph H, Bokelmann D, Thiele R (1971) Langjährige Krankheitsverläufe bei Patienten mit Weichteilsarkomen. In: Linder F, Ott G, Rudolph H (Hrsg) Diagnostische und therapeutische Fortschritte in der Krebschirurgie. Springer, Berlin Heidelberg New York, S 211
20. Ott G, Kuttig H, Drings P (Hrsg) (1982) Standardisierte Krebstherapie, 2. Aufl. Springer, Berlin Heidelberg New York
21. Pack GT, Ariel JV (1964) Tumors of the soft somatic tissues and bone. In: Treatment of cancer and allied diseases, 2nd edn, vol. III. Harper & Row, New York
22. Poppe H (1981) Weichgewebstumoren: Radiologische Diagnostik. Langenbecks Arch Chir 355:410
23. Rosenberg SA, Kent H, Costa J et al. (1978) Prospective randomized evaluation of the role of limbsparing surgery, radiation therapy and adjuvant chemotherapy in the treatment of adult soft-tissue sarcomas. Surgery 84:62
24. Schellong G (1981) Therapie maligner Weichteiltumoren bei Kindern. Langenbecks Arch Chir 355:153
25. Schulz R (1969) TNM-Klassifizierung bei Weichteilsarkomen. Med. Dissertation, Universität Heidelberg
26. Schunck R (1981) Fachbezogene Dokumentation der chirurgischen Onkologie in Therapie und Nachsorge. Langenbecks Arch Chir 355:321
27. Stahlschmidt M, Bülow M von, Brünner H (1981) Chirurgie von Weichteilsarkomen an Rumpf und Extremitäten. Chir Prax 28:393
28. Tonak J, Beck H (1981) Die hypertherme Cytostaticaperfusion - eine adjuvante Therapie bei Weichteilsarkomen der Extremitäten. Langenbecks Arch Chir 355:157
29. UICC (1979) TNM-Klassifikation der malignen Tumoren. Springer, Berlin Heidelberg New York
30. Zink VW (1968) Mesenchymale maligne und benigne Tumoren im Alter zwischen 16 und 30 Jahren. Med Dissertation, Universität Heidelberg

Maligne Knochentumoren

K. H. Jungbluth und H.-U. Langendorff

Die Therapie maligner Knochentumoren hat in den vergangenen Jahren deutliche Fortschritte gemacht durch Verbesserung operationstechnischer Verfahren, Entwicklung neuer antineoblastisch wirksamer Substanzen und Erweiterung der Strahlentherapie. Verstümmelnde Operationen wurden hierdurch seltener erforderlich, und die Erhaltung funktionstüchtiger Extremitäten ist in vielen Fällen möglich geworden.

80% der Primärtumoren des Knochens sind maligne, wobei Plasmozytome mit 33%, Osteosarkome mit 20% und Chondrosarkome mit 9% führen [4]. Primärmaligne Knochentumoren machen jedoch nur ca. 1% aller Krebserkrankungen aus [6, 7].

Wesentlich häufiger wird der Kliniker mit den malignen Sekundärblastomen des Knochens konfrontiert. Jede maligne Geschwulst, sofern eine kurative Primärtherapie nicht möglich oder erfolgreich war, setzt früher oder später Skelettmetastasen. Ausgedehnte Sektionsstatistiken zeigen, daß in 10-24% aller malignen Tumoren Skelettmetastasen zu finden sind [2, 8, 16].

Gehäuft treten sie beim Mamma-Ca. (45-73%), Prostata-Ca. (40-84%), Schilddrüsen-Ca. (31-50%), Bronchial-Ca. (29-32%) und Nierentumoren (27%) auf [1, 16].

Für die chirurgische Therapie relevant werden Metastasen erst dann, wenn sie solitär auftreten und damit einer kurativen Therapie zugänglich sind, oder wenn bei multipler Lokalisation schwere Tumorschmerzen pathologische Frakturen, oder drohende Frakturen palliative Maßnahmen erforderlich machen. Infolge hämatogener Entstehung der Metastasen wird vorwiegend das hämatopoetisch besonders aktive und vaskularisierte Knochenmark befallen, das ihre bevorzugte Lokalisation in Wirbelsäule (80%), Becken (20%), Oberschenkel (40%), Rippen und Sternum (53%), Schädel (20%) und Humerus (7%) zu erklären vermag [16] (Abb. 1).

Unterschiedliche Organe bzw. Gewebsaffinität (Immunogenizität) der Primärtumoren sind darüber hinaus von Bedeutung [17]. Metastasen können sich als mehr oder weniger umschriebene Tumorinseln etablieren und stärkere osteoklastische oder osteoblastische Aktivität entwickeln. Im Knochen führt dies zu einer Strukturumwandlung oder Zerstörung bis hin zur Instabilität.

Morphologisch lassen sich 3 verschiedene Formen von Metastasen unterscheiden:

Es überwiegen eindeutig die osteoklastischen Formen bei Tumoren der Mamma, Schilddrüse und Niere. Es gilt als gesichert, daß die resorptiven Vorgänge nicht durch den Tumor selbst, sondern durch eine Stimulierung der Osteoklasten vom Tumor induziert werden. Osteoblastische Formen finden sich dagegen gehäuft beim Prostatakarzinom und ausdifferenzierten Mammakarzinom, während indifferente Formen vor allem beim

Schädel	20%
Oberarm + Schultergürtel	7%
Rippen + Sternum	25%
Wirbelsäule	80%
Becken	20%
Femur	40%
übrige Gliedmaßen	1-2%

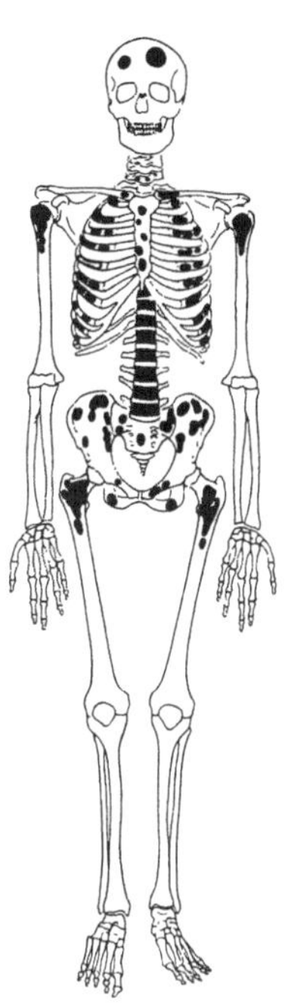

Abb. 1. Lokalisation von Skelettmetastasen in Prozenten (nach Walther)

Bronchial-, aber auch beim Mammakarzinom vorkommen können. Darüber hinaus sind aber auch Mischformen mit sowohl osteoklastisch wie osteoblastischer Aktivität zu beobachten.

Begünstigt durch eine verbesserte onkologische Therapie und der damit verbundenen höheren Lebenserwartung des kranken Menschen ist mit einem vermehrten Auftreten pathologischer Frakturen zu rechnen. Ihre bevorzugte Lokalisation in statisch belasteten Skelettabschnitten - wie Wirbelsäule und Femur - gefährden die Mobilität des Patienten, und es droht Bettlägerigkeit. Konservative Maßnahmen führen bei pathologischen Frakturen nur ausnahmsweise zu einer Heilung. Sekundäre Immobilisationsschäden (Pneumonie, Dekubitalgeschwüre und anderes mehr), neurologische Kompressionssyndrome und erschwerte Pflege sind zu erwarten. Heftige Knochenschmerzen fördern darüber hinaus den psychischen Verfall des Patienten. Durch operativ stabilisierende Maßnahmen ist es oft möglich, diese Entwicklung zu verhindern oder hinauszuzögern und Gebrauchs- und Gehfähigkeit der befallenen Skelettabschnitte für den begrenzten Zeitraum der Lebenserwartung zu erhalten. Da es sich überwiegend um palliative Maßnahmen bei weit fortgeschrittener Krebserkrankung handelt - die mittlere Überlebensdauer beträgt durchschnittlich 6-12 Monate [5, 11, 13, 15] - spielen rasche Belastbarkeit und Gebrauchsfähigkeit der betroffenen Skelettanteile eine besondere Rolle.

So sind operative Verfahren, die längere Nachbehandlung oder aufwendige rekonstruktive Maßnahmen erfordern, wenig sinnvoll. Anders ist die Situation, wenn Aussicht auf eine kurative Behandlung der Grunderkrankung besteht.

Maligne Primärblastome des Knochens

Primäre Knochentumoren und Solitärmetastasen sollten bei Aussicht auf Heilung immer radikal entfernt werden. Eine Strahlenbehandlung in Verbindung mit einer zytostatischen Therapie wird beim Ewing-Sarkom bevorzugt; eingeschränkt gilt dies auch für das maligne Lymphom. Beim Vorliegen eines lokalisierten malignen Knochentumors wird der Chirurg immer vor die Frage gestellt werden, wie radikal vorgegangen werden muß, und ob eine Amputation erforderlich ist. Für die Beurteilung dieser Frage sind hohe diagnostische Anforderungen zu stellen, und die Ausdehnung des Tumors muß durch Tomographie, Angiographie und Szintigraphie einwandfrei geklärt werden.

Neue Möglichkeiten für die Planung des operativen Eingriffs bietet die Computertomographie. Sie gestattet es, bereits präoperativ mit großer Genauigkeit die Tumorausbreitung in die Weichteile festzustellen.

Kontinuitätsresektionen sind bei ausdifferenziertem intramedullär wachsendem, die Corticalis sicher nicht durchbrechendem Chondrosarkom, juxtakortikalem Osteosarkom, Fibrosarkom und Spindelzellsarkom möglich. In welchem Umfang dies auch für das Osteosarkom zutrifft, bleibt abzuwarten. Die Erfahrungen zeigen, daß selbst durch radikalchirurgische Maßnahmen die Prognose nicht verbessert werden konnte und die Fünfjahresüberlebensrate nur 20-25% beträgt. Erst die Einführung des Adriblastins und die Entwicklung einer hochdosierten Methotrexattherapie mit Citrovorum Faktor-"rescue" brachte höhere und zum Teil auch komplette Remissionen [9, 10]. So ist die Entscheidung, ob Amputation oder Kontinuitätsresektion, heute noch schwieriger geworden. Verstümmelnde Eingriffe haben i. allg. beim Vorliegen multipler Metastasen keine Berechtigung mehr. Doch sei darauf hingewiesen, daß eine Lungenteilresektion beim Vorliegen solitärer, operabler Lungenmetastasen, wie sie in 3% der Osteosarkome zu finden sind, den Verlauf der Tumorerkrankung günstig beeinflußt [12, 14]. Ist eine Amputation erforderlich, so hat sich die myoblastische Stumpfdeckung und eine sofortprothetische Versorung bewährt [3], verbessert sich doch dadurch nicht zuletzt auch die psychische Situation des Patienten.

Die allenthalben erkennbare Tendenz, verstümmelnde Operationen - wo immer möglich - zugunsten gliedmaßenerhaltender Kontinuitätsresektion einzuschränken, ist eine Folge der verbesserten operativen Techniken und Verfahren unter großzügiger Verwendung biologischer Transplantate und alloplastischer Materialien. So werden z.B. bereits heute in großem Umfang sog. Tumorprothesen zum Ersatz größerer Gelenkabschnitte individuell den speziellen Erfordernissen angepaßt. Alloplastisches Material und Prothesen sollten bei kurativen Maßnahmen auf Gelenke und unmittelbare gelenknahe Skelettabschnitte beschränkt bleiben. Durch die Verbesserung der Osteosyntheseverfahren gelingt es auch, langstreckige und ausgedehnte Resektionsdefekte am Skelettsystem temporär so weit zu stabilisieren, daß die Bewegungsfunktion an den unteren Extremitäten und gelegentlich sogar die Belastungsfunktion aufrechterhalten werden kann (Abb, 2a,b).

Hierdurch ist die Voraussetzung gegeben, durch plastische Eingriffe mit Hilfe von ausgedehnten Knochentransplantationen einen Wiederaufbau der resezierten Skelettanteile zu erreichen.

Ein klinisches Beispiel soll dies verdeutlichen (Abb. 3a-e): Ein 15-jähriger Patient mit einem parossalen Osteosarkom der Tibia. Kontinuitätsresektion und Plattenosteosynthese zur Aufrechterhaltung der Distanz und der Funktion. Sekundärer Wiederauf-

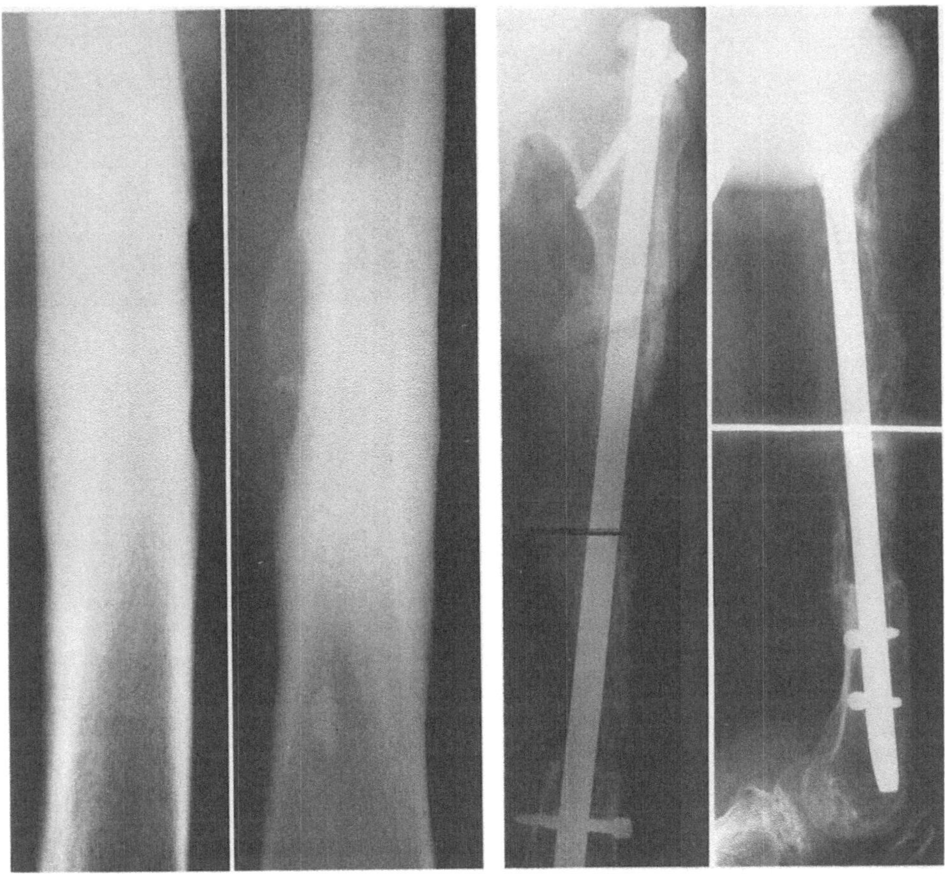

a b

Abb. 2a und b. 40-jähriger Patient mit einem Osteosarkom des Femurs (a). Kontinuitätsresektion und Stabilisierung durch einen Verriegelungsnagel und Wiederaufbau durch Spongiosaplastiken (b)

bau durch autologe Transplantation der Fibula und kortikospongiösem Knochen aus der Beckenschaufel; 6 Jahre nach der Operation ist der Patient rezidivfrei, die Funktion des Beines ist nur geringfügig eingeschränkt. Der Patient ist voll berufstätig, das Osteosynthesematerial konnte inzwischen entfernt werden.

Maligne sekundäre Blastome des Knochens

Ziel jeder palliativen Tumortherapie am Skelett ist es, die Schmerzen zu lindern, die Gebrauchsfähigkeit der betroffenen Extremität möglichst lange zu erhalten, Immobilisation und Bettlägerigkeit zu vermeiden, die Pflege zu erleichtern, sowie evtl. durch Reduzierung des Tumors die Voraussetzung und Chancen für eine Chemotherapie oder Strahlenbehandlung zu verbessern. Dies ist nur sinnvoll, wenn eine entsprechende Lebenserwartung des Patienten zu erwarten ist und die Situation des Patienten für einen angemessenen Zeitraum verbessert werden kann.

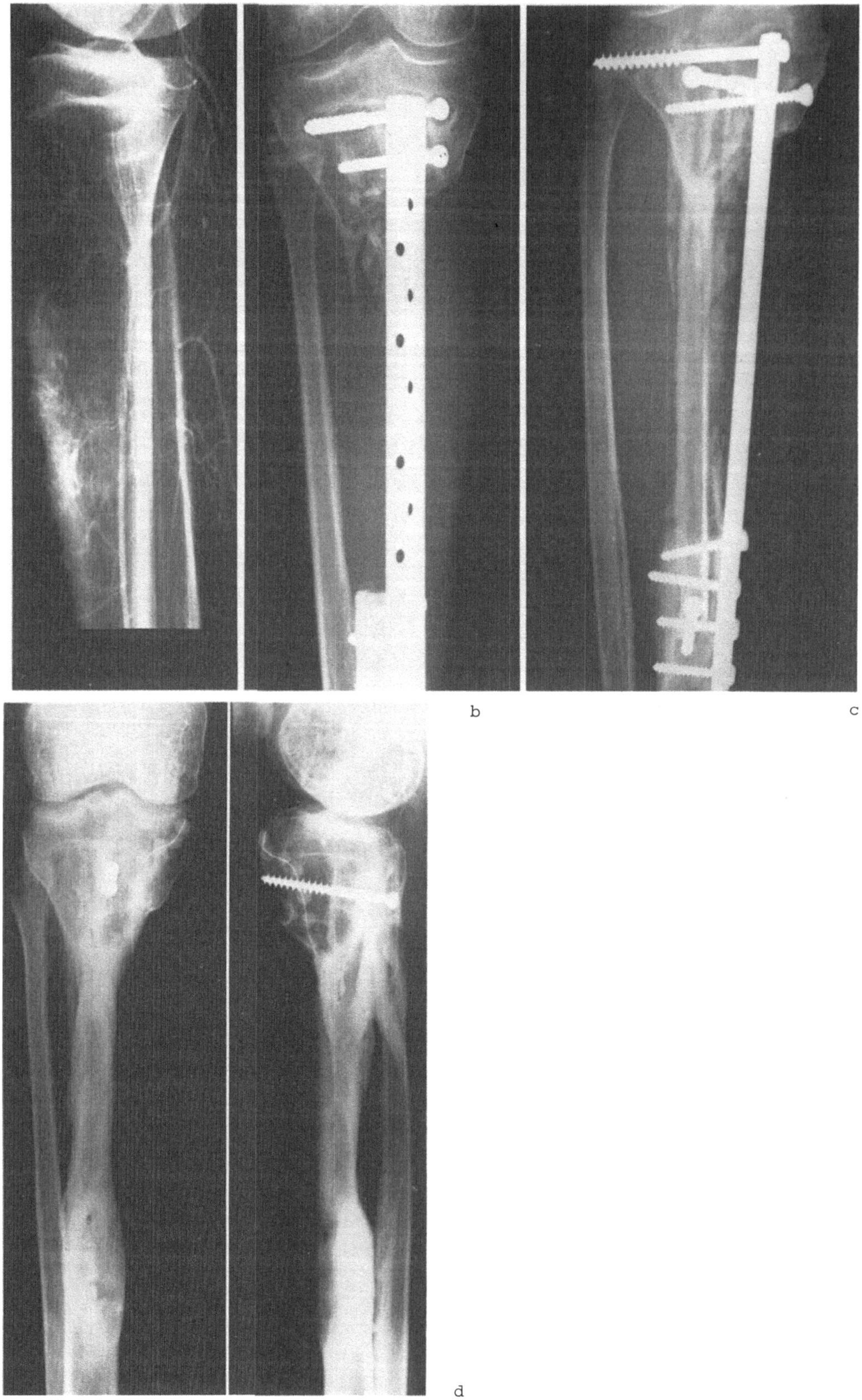

a

b

c

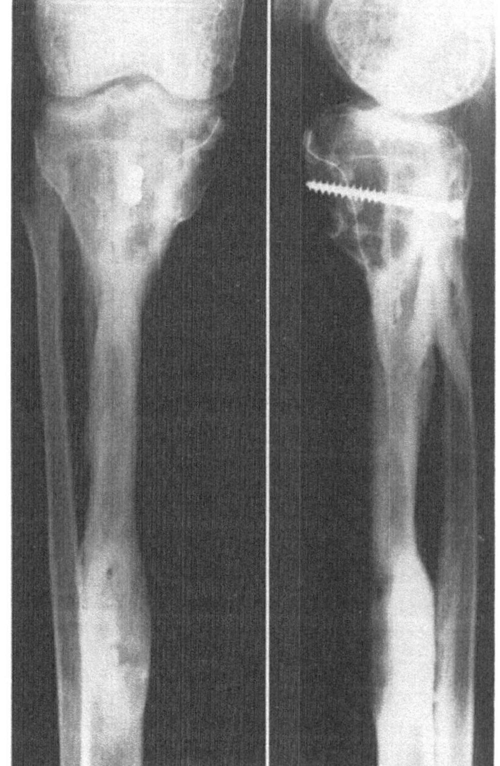

d

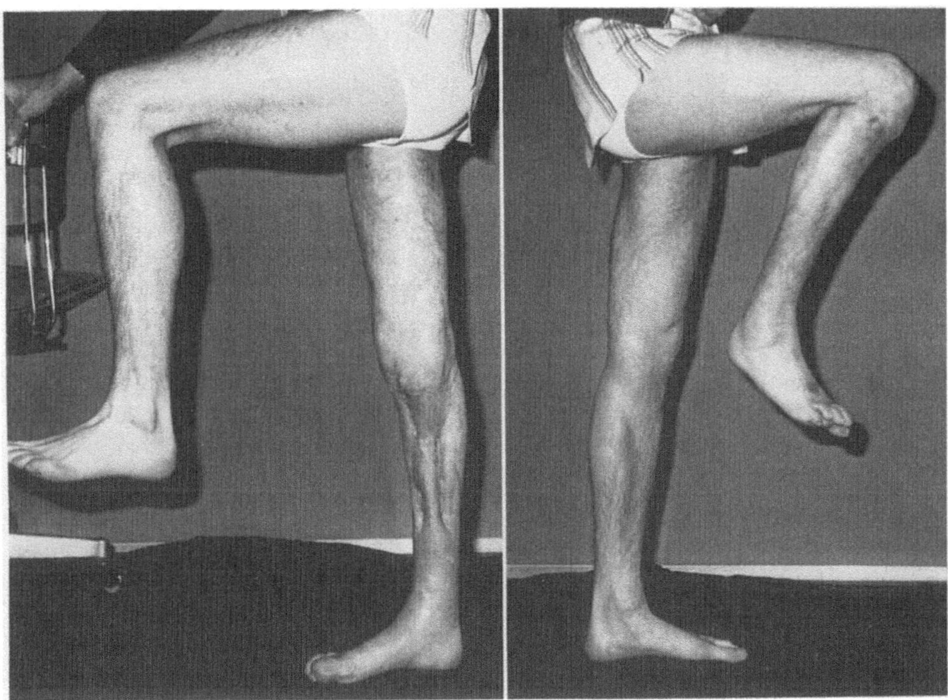

e

Abb. 3a-e. 15-jähriger Patient mit parossalem Osteosarkom der Tibia (a). Kontinuitätsresektion der Tibia (b). Sekundäre Fibulainterpositionsplastik und Transplantation von corticospongiösem Knochen (c). Knöcherne Konsolidierung nach 3 Jahren (d) und funktionelles Ergebnis (e)

Die Erfahrung mit der Osteosynthese bei der Behandlung von Frakturen kann in der Tumorchirurgie genutzt werden. Die Indikation, welche Verfahren im einzelnen zur Anwendung kommen, richtet sich nach Größe, Sitz und Ausdehnung des Tumors, dem Grad seiner Metastasierung, seiner Dignität und dem Allgemeinzustand des Patienten. Erfahrungsgemäß ist die Ausdehnung des pathologischen Knochenprozesses größer, als dies radiologisch zur Darstellung kommt. Deshalb müssen bei Osteolysen in der Regel weit größere Strecken überbrückt werden, als dies bei normalen Frakturen notwendig ist. Ohnehin muß bei den stabilisierenden Operationen mit einem Fortschreiten des osteolytischen Prozesses gerechnet werden, da eine Reduktion des Tumorgewebes zwar angestrebt wird, eine radikale Entfernung jedoch i. allg. nicht erfolgt. Die Osteosynthesen müssen daher so ausgedehnt sein, daß sie einen fortschreitenden Stabilitätsverlust des Knochens auffangen können.

Besteht Aussicht, daß mit der Entfernung der Solitärmetastasen und radikaler Entfernung des Primärtumors eine dauerhafte Heilung erzielt werden kann, so wird in gleicher Weise wie bei malignen Primärblastomen des Knochens vorgegangen. Das heißt, der Schwerpunkt wird auf die Radikalität und die Wiederherstellung der Gliedmaßen gelegt. Nur selten wird man sich allerdings zur Kontinuitätsresektion entschließen können.

Eine sinnvolle Behandlung multilokulärer Metastasen ist erst durch die Entwicklung und Verfeinerung der stabilen Osteosyntheseverfahren möglich geworden. Sie dienen ausschließlich der Schmerzbekämpfung und Aufrechterhaltung von Funktion und Stabilität.

Im Vergleich zur unteren Extremität sind die oberen Gliedmaßen nur selten von pathologischen Frakturen bedroht. Im Vordergrund steht der Humerus. Die meisten Probleme an den oberen Gliedmaßen lassen sich durch Plattenosteosynthese oder im Verbund mit Knochenzementen als sog. Verbundosteosynthesen lösen.

Pathologische Prozesse an den Gelenkenden geben gelegentlich Anlaß zu prothetischem Ersatz von Schulter- und Ellenbogengelenk (Abb. 4a,b).

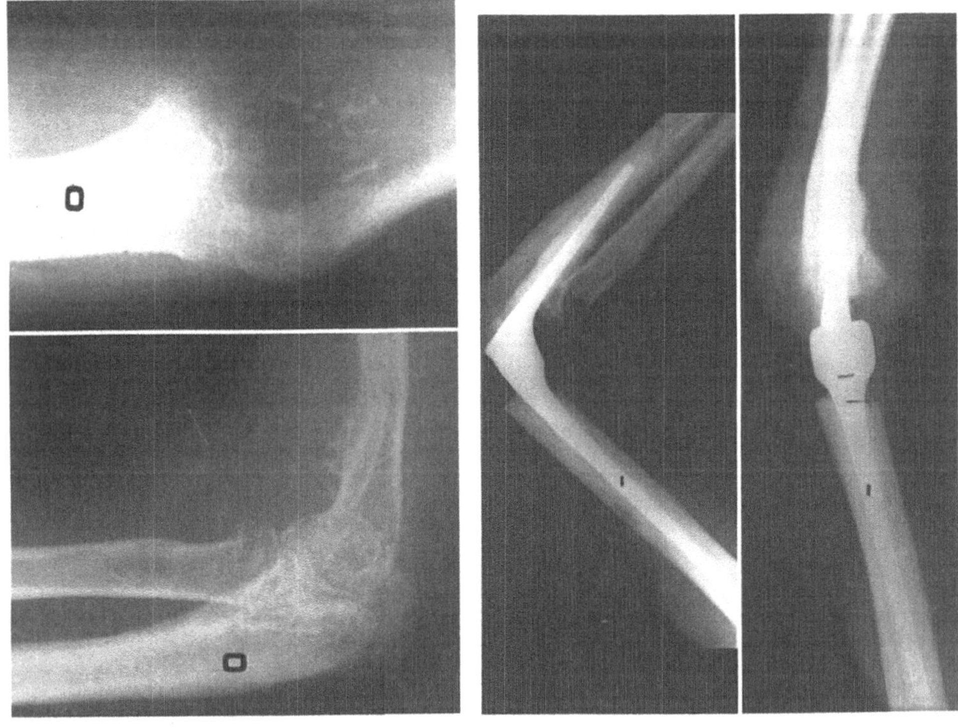

a b

Abb. 4a und b. 63-jähriger Patient mit unbekanntem Primärtumor und Destruktion des distalen Humerus (a). Versorgung durch eine Ellenbogengelenksprothese (b)

Es bereitet in der Regel wenig Probleme, ausreichende Stabilität und damit die Gebrauchsfähigkeit für die Dauer der Lebenserwartung zu sichern.

Größer sind die Probleme bei Metastasen mit drohenden oder eingetretenen pathologischen Frakturen der unteren Extremität. Wenn immer möglich, sollte die Belastungsfähigkeit und damit die Gehfähigkeit erhalten werden. Als günstig erwies es sich, stabilisierende Maßnahmen zu einem möglichst frühen Zeitpunkt noch vor Eintritt der Spontanfraktur vorzunehmen. Die Operation ist technisch einfacher, aufwendige Repositionsmanöver sind nicht erforderlich und die funktionellen Ergebnisse sind günstiger. Darüber hinaus haben diese Osteosynthesen biomechanisch bessere Voraussetzungen, da sie eine verbliebene Reststabilität des Knochens nutzen. Dies gilt insbesondere für Frakturen im pertrochantären Bereich, wo wir die Erfahrung machten, daß nach eingetretener Fraktur durch Verbundosteosynthesen keine befriedigenden Ergebnisse mehr erzielt werden konnten, und daß in solcher Situation dem endoprothetischen Ersatz mit einer Tumorprothese der Vorzug zu geben ist (Abb. 5a,b). Stets müssen jedoch Risiko und operativer Aufwand der Lebenserwartung angemessen sein. Ein totaler prothetischer Ersatz des Oberschenkels unter Einschluß des Hüft- und Kniegelenkes wird nur wenigen ausgewählten Fällen vorbehalten bleiben.

Bei Prozessen im Becken- und Hüftgelenksbereich kann durch einen endoprothetischen Ersatz ein ausreichendes funktionelles Ergebnis erzielt werden.

Schaftfrakturen und selbst subtrochantäre Frakturen lassen sich mit vergleichsweise geringem Aufwand durch Marknagelung stabilisieren. Wir bevorzugen die Verriegelungsnagelung, da sie auch bei Fortschreiten der Osteolysen ausreichende Stabilität gewährleistet (Abb. 6a,b). Im Schaftbereich ist dieses Verfahren der Verbundosteosynthese mechanisch überlegen. Wir haben dabei die Erfahrung gemacht, daß man auf die lokale Entfernung des Tumormaterials verzichten kann, da der Verschleppung von Tumorzellen kaum Bedeutung zukommt. Nur einmal konnten wir Osteolysen fortschreitend um den Nagel herum feststellen. Die Stabilität und Gehfähigkeit wurde allerdings hierdurch nicht beeinträchtigt.

Für die vergleichsweise selten auftretenden Osteolysen am Unterschenkel läßt sich in den meisten Fällen durch Marknagelung oder Verbundosteosynthese eine ausreichende Stabilisierung erreichen (Abb. 7a,b).

Bei der Stabilisierung der Wirbelsäulenmetastasen ist ein differenzierteres Vorgehen notwendig. Im Vordergrund steht die Aufgabe, ein drohendes Querschnittsyndrom zu verhindern. Aber auch die bei Lokalisation von Osteolysen in dieser Region besonders quälenden Schmerzen sind Indikation für vergleichsweise aufwendige Eingriffe an der Wirbelsäule. Die Beschwerden sind häufig durch ein Sintern der Wirbelkörper und damit entstehenden mechanischen Komponenten verursacht; die Laminektomie schafft in solcher Situation keine zuverlässige Entlastung.

Bei der Halswirbelsäule geben wir der ventralen Stabilisierung mit der Defektüberbrückung durch kortikospongiösen Span oder Palacos den Vorzug (Abb. 8a,b). Sie ist technisch unproblematisch und erspart dem Patienten eine zusätzliche Fixierung durch ein Stützkorsett, Gips oder Halo. Zu beachten ist jedoch, daß es bei der Verwendung von Knochenzement zur Hitzeschädigung des benachbarten Rückenmarkes kommen kann; andererseits muß bei der Verwendung von autologem Knochenmaterial bei nachfolgender lokaler Strahlenbehandlung mit einer verzögerten knöchernen Einheilung gerechnet werden.

Problematisch ist die Stabilisierung von Osteolysen der Brustwirbelsäule; hier kommt eine transthorakale Stabilisierung nur in Ausnahmefällen in Betracht. Die dorsale Stabilisierung durch Verbundosteosynthese und Doppelplatte ist unsicher, da eine Verankerung der Platte an den Dornfortsätzen oder Bögen leicht ausreißt und der sie umhüllende Knochenzementblock dies nicht zuverlässig verhindert. Die ventrale Exkursionsmöglichkeit der Brustwirbelsäule läßt eine dauerhafte Versteifung von dorsal über mehrere Bewegungssegmente nicht zu.

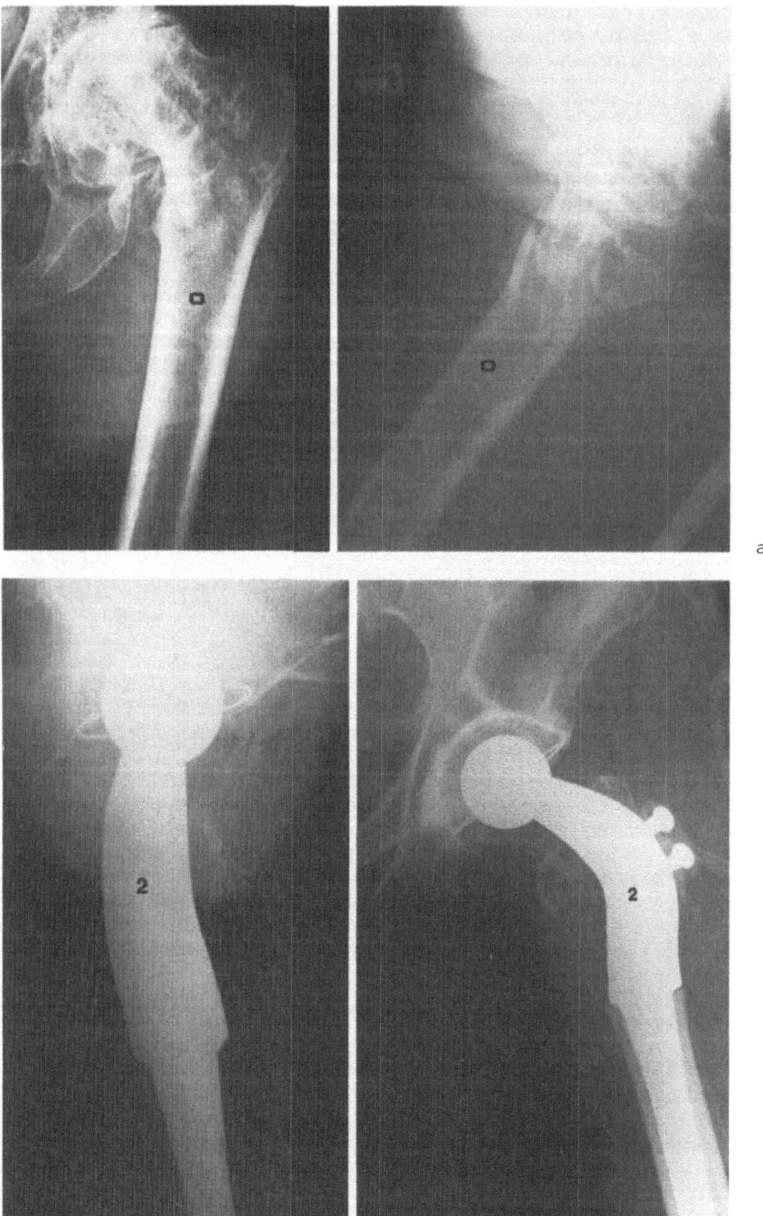

Abb. 5a und b. 78-jährige Patientin mit pathologischer Femurfraktur bei metastasierendem Mamma-Ca (a). Versorung durch eine Tumorprothese (b)

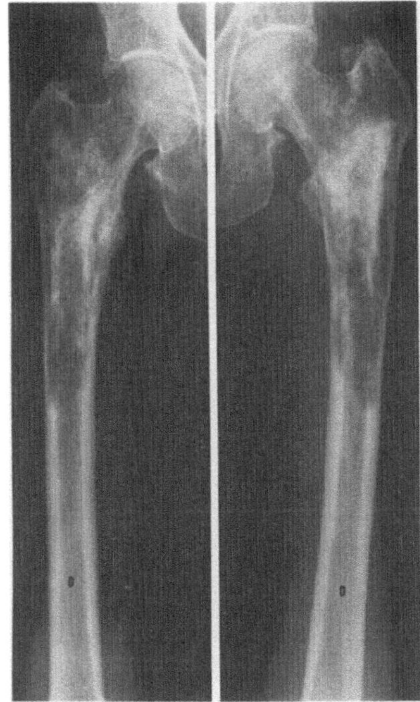

a

Abb. 6a und b. 66-jährige Patientin mit metastasierendem Mamma-Ca und Osteolyse in beiden Femora (a). Versorgung durch Verriegelungsnagel beidseits (b)

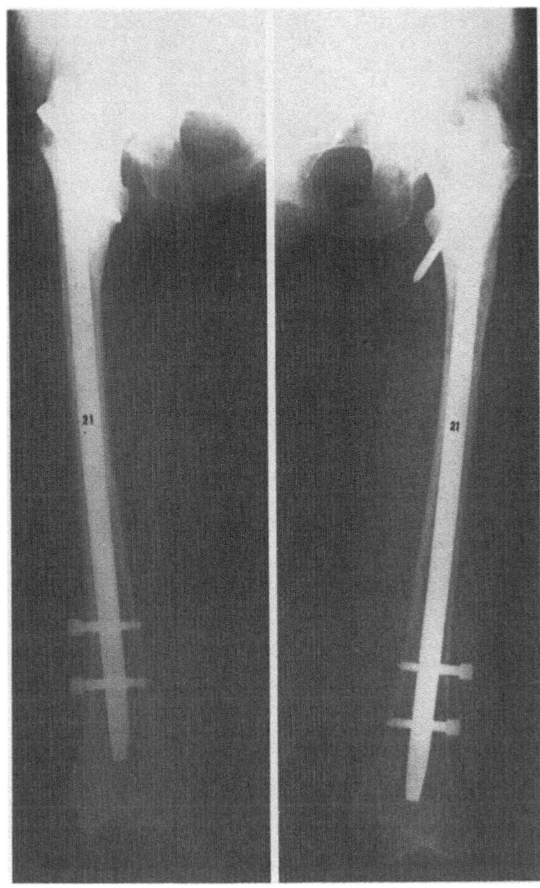

b

Metastasen der Lendenwirbelsäule und unteren Brustwirbelsäule können dagegen recht gut durch eine dorsale Stabilisierung mittels Doppelplatte und Palacos angegangen werden (Abb. 9a,b).

Die kräftigen Dornfortsätze und Bögen lassen hier eine bessere Verankerung der Platten zu. Technisch ist dieses Verfahren einfach und wenig belastend. Eine ventrale Spondylodese kommt nur bei solitären Metastasen in Frage und bei ausreichend langer Lebenserwartung (Abb. 10a,b). Bei noch nicht eingetretener Fraktur kann auch allein durch die Exkochleation des Tumors aus dem Wirbelkörper und Auffüllung mit Knochenzement eine gute Stabilität erzielt werden. Bei Ausräumung und Stabilisierung der Lendenwirbelsäule von vorne sind die mechanischen Bedingungen wesentlich günstiger als beim dorsalen Zugang. Bevorzugt wird die ventrale Spondylodese bei Solitärmetastasen durchgeführt.

Eine zusätzliche Strahlentherapie wird im Hinblick auf sicher immer verbleibende Tumorzellen angestrebt.

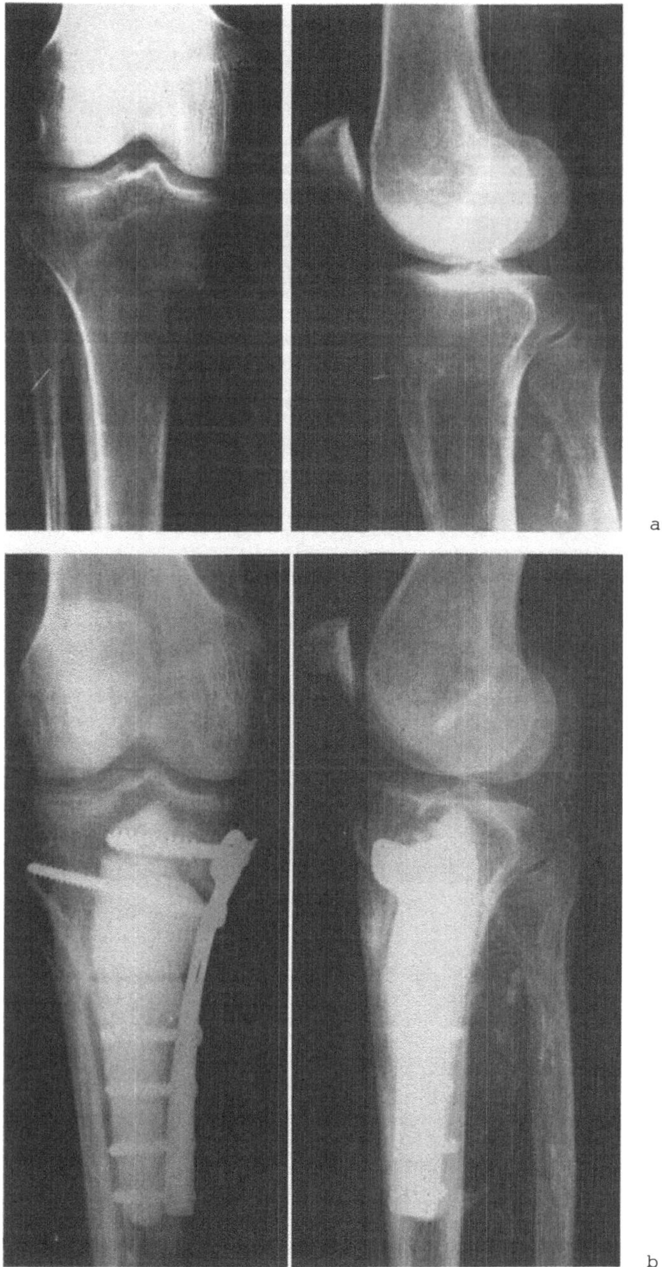

Abb. 7a und b. 43-jähriger Patient mit metastasierendem Bronchial-Ca und Osteolyse der Tibia (a). Versorgung durch Verbundosteosynhtese (b)

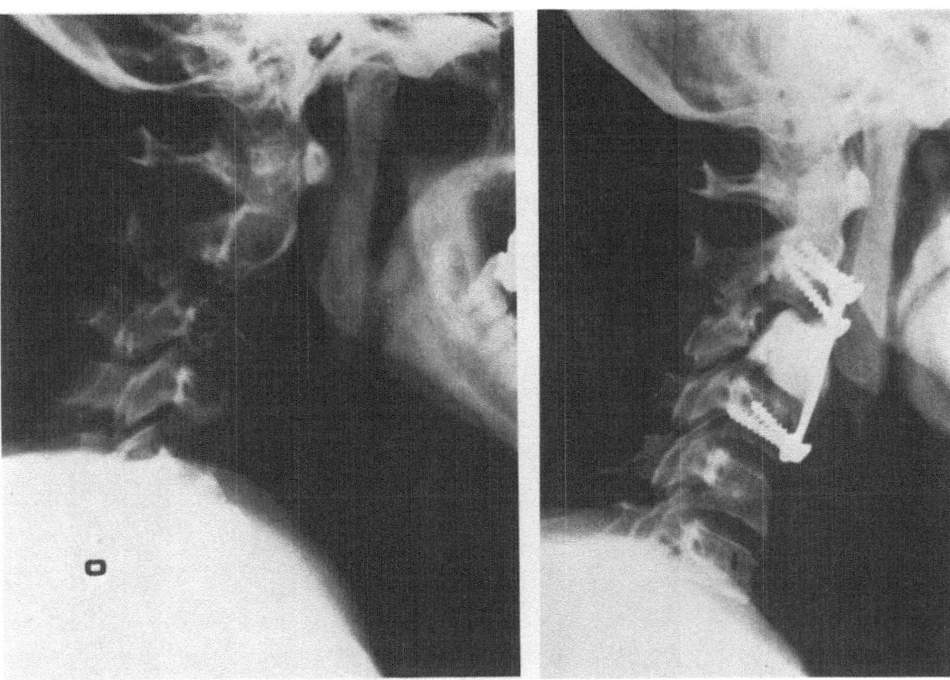

a b

Abb. 8a und b. 35-jähriger Patient mit Melanommetastase im 3. HWK (a). Stabilisierung durch Verbundosteosynthese (b)

Ergebnisse

Von Januar 1973 bis November 1980 wurden 97 pathologische Frakturen oder durch Metastasen gefährdete Knochen operativ stabilisiert. Bei 88 Patienten konnte der weitere Krankheitsverlauf verfolgt werden. In 65 Fällen handelte es sich um Frauen. Das Durchschnittsalter betrug 62,6 Jahre, in 32 Fällen waren Männer mit einem Durchschnittsalter von 56,6 Jahren betroffen.

Mamma- und Bronchialkarzinom standen als Primärtumor im Vordergrund (Tabelle 1). Bevorzugter Sitz der operativ behandelten Osteolysen war das Femur und der Oberarm (Tabelle 2). Bei 38 Fällen erfolgte die Stabilisierung präventiv, in 58 Fällen erfolgte die Versorgung erst sekundär nach eingetretener Fraktur. Lediglich in 1 Fall einer pathologischen Fraktur am Oberarm beschränkten wir uns auf eine Gipsfixation.

Der Zeitraum von der Entdeckung der Krebserkrankung bis zur stabilisierenden Operation betrug bei präventiv operierten Patienten durchschnittlich 3,2 Jahre, bei den Patienten mit eingetretener pathologischer Fraktur durchschnittlich 3,5 Jahre. Die Zweijahresüberlebensrate der präventiv operierten Patienten lag bei über 70%, sank jedoch nach 3 Jahren auf 30% ab. Ungünstig erwies sich die Situation bei den Patienten, die erst nach eingetretener Fraktur operiert wurden. Waren in dieser Gruppe mit pathologischer Fraktur nach 1 Jahr noch mehr als 45% der Patienten am Leben, so sank die Überlebensrate nach 2 Jahren auf 26% und nach 3 Jahren auf 15% ab (Abb. 11).

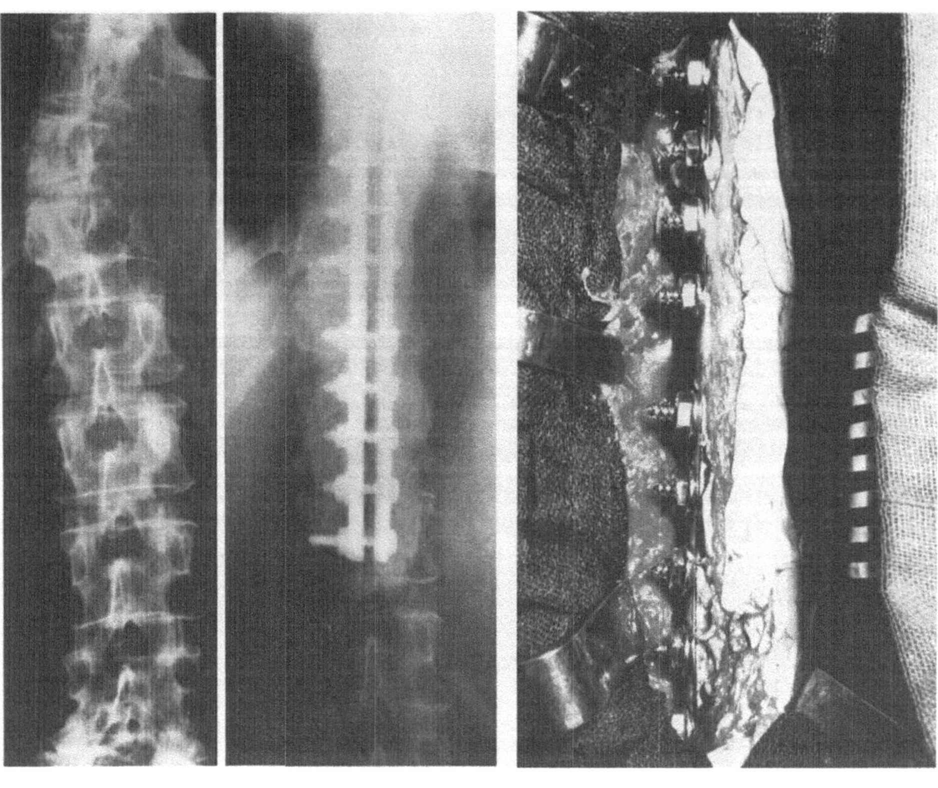

a b

Abb. 9a und b. 56-jährige Patientin mit metastasierendem Mamma-Ca mit Destruktion des 10.-12. BWK und Stabilisierung durch dorsale Doppelplattenosteosynthese und Palacos

Tabelle 1. Lokalisation der Primärtumoren

Mamma-Ca.	53
Bronchial-Ca.	14
Sarkome	8
Hypernephroides Nieren-Ca.	6
Plasmozytome	5
Schilddrüsen-Ca.	4
Leber-Ca.	1
Vulva-Ca.	1
Kardia-Ca.	1
Colon-Ca.	1
Prostata-Ca.	1
Unklare Genese	2

Tabelle 2. Lokalisation der Metastasen

Clavicula		1
Oberarm		21
Unterarm		1
Femur		60
Davon Schenkelhals	12	
pertrochantär	10	
Schaft	37	
suprakondylär	1	
Unterschenkel		5
Calcaneus		1
Wirbelsäule		8

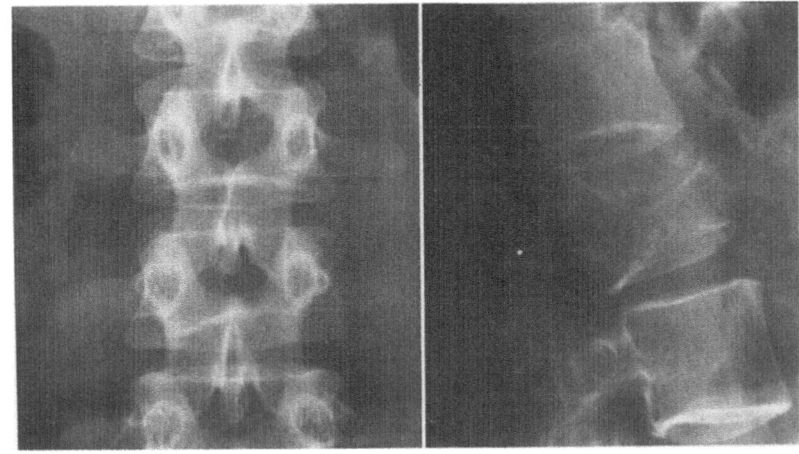

a

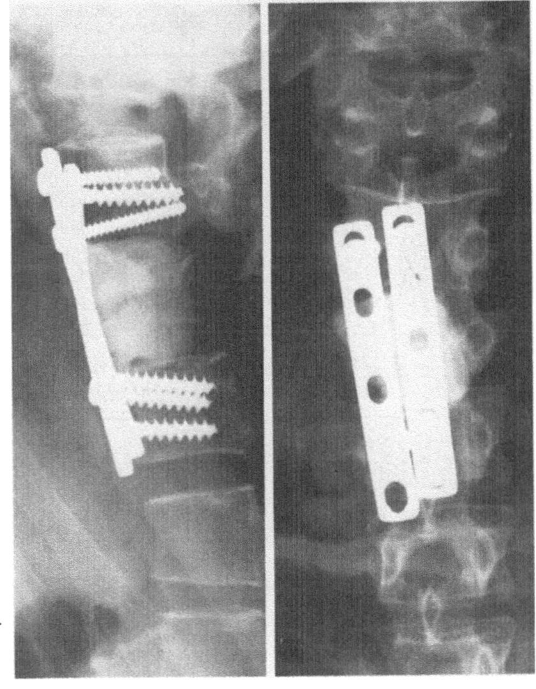

b

Abb. 10a und b. 35-jährige Patientin mit metastasierendem Mamma-Ca und Destruktion des 1. LWK (a). Ventrale Spondylodese mit Palacos und Doppelplatte

Das Ergebnis und die funktionelle Beurteilung orientierte sich allein daran, in welchem Umfang post operationem eine selbständige Lebensführung möglich war. Am Oberarm waren die funktionellen Ergebnisse unabhängig von Ort und Zeitpunkt der Versorung durchweg gut.

Dagegen waren die Ergebnisse am Femur unterschiedlich. Eine selbständige Gehfähigkeit konnte in fast allen Fällen erhalten werden, wenn die operative Stabilisierung des betroffenen Knochens noch vor Eintritt der Fraktur vorgenommen wurde (Tabelle 3).

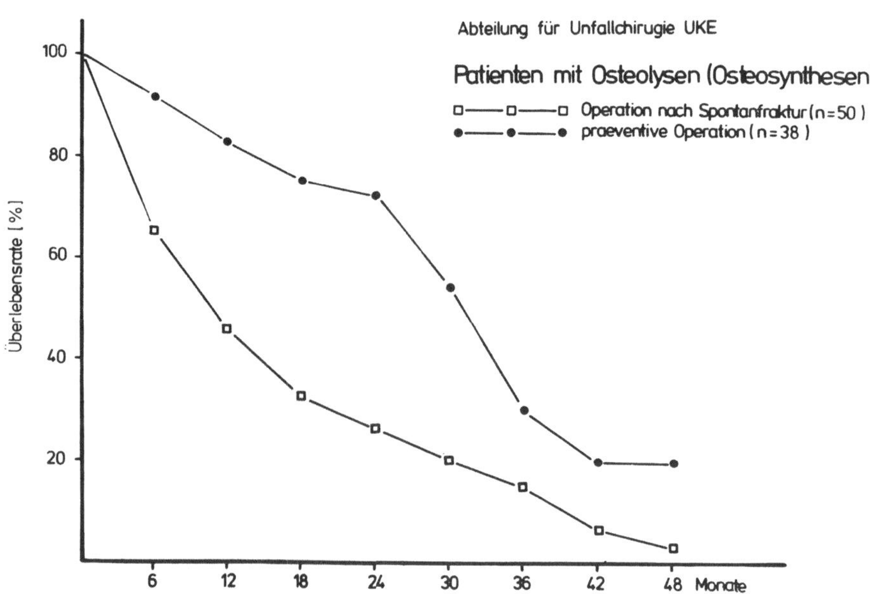

Abb. 11. Prozentuale Überlebenszeit der Patienten mit Osteolysen und Osteosynthesen nach Spontanfraktur □ - □ - □ und nach präventiver Operation ● - ● - ●

Tabelle 3. Osteolysen am Femur

Funktionelles Ergebnis (n=50)

Operation	Zeitpunkt der Stabilisierung	Gehfähig	Nicht gehfähig
Endoprothese (n=4)	Präventiv	1	
	Nach pathologischer Fraktur	3	
Verbundosteosynthese (n=22) (Winkelplatten)	Präventiv	6	3
	Nach pathologischer Fraktur	5	8
Intramedullärer Kraftträger (n=16) Verriegelungsnagel, Marknagel, Endernägel	Präventiv	10	
	Nach pathologischer Fraktur	4	2
Andere Verfahren (n=5) Kondylenplatte, Laschennagel, Amputation	Präventiv	1	
	Nach pathologischer Fraktur	1	3
Keine Gehfähigkeit aus anderen Gründen			3
Gesamt		31	19

Erfolgte die Operation erst nach Eintreten der Fraktur, so waren die Ergebnisse deutlich schlechter. Unter Berücksichtigung der Lokalisation der Metastasen und Wiederherstellung der Gehfähigkeit hatten die mit Marknägeln oder Endoprothesen versorgten Frakturen gegenüber denen mit Plattenosteosynthese behandelten Patienten die bessere Prognose.

Komplikationen traten in 7 der von uns nachuntersuchten Fälle ein. Am Oberarm und an der Clavicula kam es jeweils einmal zur Implantatlockerung. Einen Plattenbruch konnten wir nach einer durch eine Kondylenplatte versorgten subtrochantären Femurfraktur beobachten. Einen Plattenausriß sahen wir nach einer dorsalen Stabilisierung der Brustwirbelsäule. Zu einer Osteomyelitis des Unterschenkels kam es bei einem Patienten nach einer Fibulainterpositionsplastik. Eine Schädigung des N. radialis sowie eine Beckenvenenthrombose traten bei je einem Patienten auf.

Die beschränkte Lebenserwartung der Patienten mit Knochenmetastasen erzwingt rasches und wirkungsvolles Vorgehen. Die rechtzeitige Stabilisierung vermag die Gebrauchsfähigkeit der Extremitäten und die Gehfähigkeit des Patienten über einen relativ langen Zeitraum zu erhalten, die Pflege zu erleichtern und Schmerzen zu mindern.

Auch die Stabilisierung mehrerer Skelettanteile ist oftmals indiziert. Durch präventives Vorgehen werden die funktionellen Ergebnisse verbessert. Endoprothetischer Ersatz, Verbundosteosynthese und der Verriegelungsnagel haben sich hierbei bewährt, auch wenn diese Operationen nur als palliative Maßnahme angesehen werden können. Eine intensive Zusammenarbeit des Chirurgen mit einem Strahlentherapeuten und Onkologen bei Indikationsstellung und Therapie können die Lebensqualität dieser krebskranken Menschen entscheidend verbessern.

Literatur

1. Abrams HL (1950) Sceletal metastases in carcinoma. Radiol. 55:534
2. Aufdermaur M (1975) Bewegungsapparat. In: Büchner F, Grundmann E (Hrsg) Spezielle Pathologie, Bd 2. Urban & Schwarzenberg, München Berlin Wien
3. Berlemont M, Weber R (1966) Appareillage provisoire des amputés du membre inférieur sur la table d'opérations. Acta Orthop Belg 32:662
4. Betzler M (1977) Klinik der Knochentumoren, In: Burri C, Betzler M (Hrsg) Aktuelle Probleme in Chirurgie und Orthopädie, Bd 5. Huber, Bern Stuttgart Wien
5. Bremner RA, Jelliffe AM (1975) The management of pathological and impending pathological fractures. J Trauma 16:496
6. Caley BL (1960) Neoplasms of bone and related conditions, 2nd edn. Hoeber, New York
7. Copeland MM (1967) Primary malignant tumors of bone. Evaluation of current diagnosis and treatment. Cancer 20:738
8. Ghomette G, Auriol M, Pinandean Y, Brocherion C (1964) Les métastases osseuses des tumeurs malignes. Dénombrement, répartition topographique, réaction des mésenschyme ostéomédullaire. Bull Cancer (Paris) 51:181
9. Jaffe N, Traggis D, Greiser C et al. (1973) Favorable response of metastatic osteogenic sarcoma to pulse hig- dose Methotrexate with Citrovorum rescue and radiation therapy. Cancer 31:1367
10. Jaffe N, Frei E, Traggis D, Walts H (1975) Weekly hig-dose Methotrexate-Citrocorum factor in osteogenetic sarcoma. Cancer 35:936
11. Jensen TM, Dillon WL, Reckling FW (1975) Changing concepts in the management of pathological and impending pathological fractures. J Trauma 16:496
12. Marcove RC, Martini N, Rosen G (1975) The treatment of pulmonary metastasis in osteogenic sarcoma. Clin Orthop 3:65

13. Parrish FF, Murray JA (1970) Surgical treatment for secondary neoplastic fractures. J Bone Joint Surg [Am] 52:665
14. Salzer M, Salzer G, Zweymüller V (1973) Zur operativen Behandlung von Lungenmetastasen beim Osteosarkom. Langenbecks Arch Chir 333:59
15. Stadler J, Muller W, Hencke HR, Sauer R (1976) Zur Behandlung pathologischer Frakturen. Chirurg 47:336
16. Walther HE (1939) Untersuchungen über Krebsmetastasen. Die Streufähigkeit als Maß der Bösartigkeit einer Geschwulst. Z Krebsforsch 48:468
17. Willis RA (1973) The spread of tumors in the human body. Butterworths, London

Diagnostische und chirurgische Aspekte der Karotisglomustumoren

J. F. Vollmar und E. U. Voss

Das *normale Glomus caroticum* liegt als ein graurötliches Knötchen (3·6 mm) an der Hinterwand der Karotisgabel. *Histologisch* lassen sich in ihm 2 Zelltypen unterscheiden - nämlich *Typ I* oder *Hauptzellen*, und *Typ II* oder *Sustentaculumzellen* und zwar im Verhältnis 60:40. Nach den bisher bekannten Befunden handelt es sich um einen vaskulären *Chemorezeptor*, der auf Änderungen von pCO_2, pO_2 und pH reagiert.

Tumoren, die von diesem als nichtchromaffin klassifizierten Paraganglion ihren Ausgang nehmen, zeigen die Tendenz, die Struktur des normalen Glomus caroticum mit den beschriebenen Zelltypen zu imitieren. Die Bezeichnung *Chemodektom* leitet sich von der normalen Funktion dieser Zellen ab. Derartige Geschwülste gehen jedoch mit keiner Steigerung der *Chemosensitivität* einher. Demgegenüber kann es gelegentlich zu einer Begleitirritation des benachbarten *Sinus caroticum* kommen, der als vaskulärer *Pressorezeptor* funktioniert. Es resultiert dann das klinische Bild eines *hyperaktiven Karotissinus*. In der Mehrzahl der Fälle sind Karotisglomustumoren hormonell *nicht aktiv*. Mit empfindlichen Methoden (formaldehydinduzierte Fluoreszenz) konnte nachgewiesen werden, daß die Paraganglien der Karotisgabel *Katecholamine* enthalten [2, 5, 14].

Es sind auch einige wenige Fälle im Schrifttum festgehalten, bei denen der Karotisglomustumor mit einer arteriellen Hypertension einhergeht [4, 5]. Derartige Beobachtungen stellen jedoch die große Ausnahme dar. Nur bei einem unserer Patienten mit einer multiplen Paragangliomatose einschließlich einem Phäochromozytom lag eine Hypertonie vor. So bleibt in diesem und in ähnlichen Fällen die Frage offen, ob hierbei dem Karotisglomustumor tatsächlich für die Hochdruckentstehung eine pathogenetische Bedeutung zukommt.

Aufgrund klinischer Beobachtungen schlug Linder [10] die Unterscheidung von *3 Typen* vor, die verschiedene Wachstumstendenzen und Stadien des Tumors kennzeichnen (Abb. 1). Dieser *Klassifikation* kommt für das operationstaktische Vorgehen besondere Bedeutung zu. Da die Geschwulst in ca. 95% der Fälle gutartig ist, und die Gefäßwand nicht infiltriert, erscheint es uns seit Jahren durchaus vertretbar - besonders beim Typ II und III - auf eine radikale En-bloc-Resektion zu verzichten und unter *Tumorspaltung* die Kontinuität der Gefäße und benachbarten Nerven zu erhalten.

Tumorterminologie. Seit der Erstbeschreibung des Glomus caroticum durch Taube (1743) und Haller (1762) [5] haben die verschiedensten Bezeichnungen von pathologisch-anatomischer und klinischer Seite Anwendung gefunden. Der Terminus *"Paraganglioma Caroticum"* würde diese Geschwulst wahrscheinlich am besten kennzeichnen. Trotzdem hat sie sich in der Klinik nicht durchsetzen können. Am häufigsten wird heutzutage die Bezeichnung *"Karotisglomustumor"* (carotid body tumor) gebraucht. Das Kürzel "Glomustumor" sollte vermieden werden, da dieser Terminus nur zu leicht eine Verwechslung mit dem Glomustumor der Endstrombahn (neuromyoarterielle Glomera) [13] aufkommen läßt (Tabelle 1).

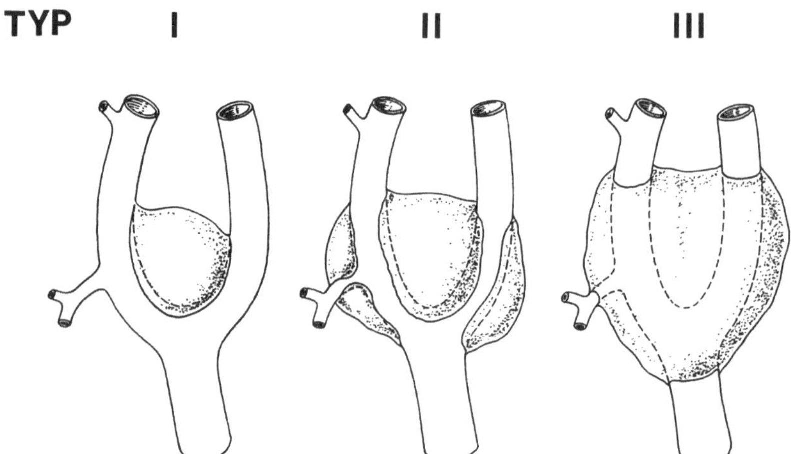

Abb. 1. Klassifikation der Karotisglomustumoren nach Linder [10]

Tabelle 1. Nomenklatur

Jahr	Autor	Organ	Tumor
1743	Taube	Ganglion minutum	
1762	Haller	Ganglion exiguum	
1888	Hutchison		Potatotumor
1891	Marchand [11]	Glandula Carotica	
1892	Riefel	Corpuscule Retro-carotidien	
1900	Kohn	Paraganglion Caroticum	
1950	Mulligan [15]		Chemodectom
1951	LeCompte [8]	Carotid body	Carotid body tumor
1966	Isfort u. Knoche [6]		Paraganglionärer Typ Adenomatöser Typ Angiomatöser Typ
	Andere Bezeichnungen	Nodulus intercaroticus	Glandula carotica sarcomatosa Alveolartumor Angioendotheliom Glomangiom

Für die *histologische Klassifizierung* gilt die von LeCompte [8] vorgeschlagene Einteilung als weitgehend akzeptiert:

1. *Paraganglionärer Typ*: Dieser imitiert weitgehend die Struktur des normalen Glomus caroticum.
2. *Adenomatöser Typ*: Er setzt sich hauptsächlich aus epithelähnlichen Zellen zusammen.
3. *Angiomatöser Typ*: Dieser imponiert durch seine starke Vaskularität des Stromas. Er enthält modifizierte Typ-I-Zellen.

Zahlreiche Karotisglomustumoren zeigen in ihrem histologischen Aufbau Bauelemente von allen 3 genannten Typen. Es scheint daher gerechtfertigt, in solchen Fällen von einem *Mischtyp* zu sprechen. Ein wichtiger chirurgischer Aspekt ist darin zu sehen, daß die Blutversorgung von praktisch allen Karotisglomustumoren über Äste der A. carotis externa erfolgt.

Klinische und diagnostische Aspekte

Das führende klinische Symptom ist ein langsam an Größe zunehmender, nicht druckschmerzhafter Tumor in der lateralen Zirkumferenz des Halses, der häufig als "Lymphom" oder laterale Halszyste fehlinterpretiert wird (Tabelle 2).

Besonders bemerkenswert ist der Umstand, daß die beiden großen Kliniker und Chirurgen Kocher und Fontaine bereits vor über 50 Jahren die Erkennungskriterien dieser Geschwülste auf der Basis *klinischer Untersuchungsverfahren* gelehrt haben (Abb. 2a-c). Obwohl letztere außerordentlich selten in modernen Lehrbüchern berücksichtigt sind, besitzen sie doch eine beachtlich hohe Spezifität und sind daher von besonderem Wert für die richtige präoperative Diagnose [7, 9; Fontaine, zit. nach 16].

Tabelle 2. Operierte Tumoren des Glomus caroticum und des Glomus jugulare

Ulm 1970 - I/81 n = 17 (16 Patienten)	Reg.-Nr.: 86 - 5137
Männlich : weiblich	8 : 8
Links : rechts	9 : 7
Mittleres Lebensaler	45 Jahre (29 - 69)
Dauer der Symptome	4 Jahre (9 Monate - 10 Jahre)
Karotisglomustumor	15
Glomusjugularetumor[a]	2

[a]Eine Patientin hatte Karotisglomustumor und Glomusjugularetumor auf einer Seite

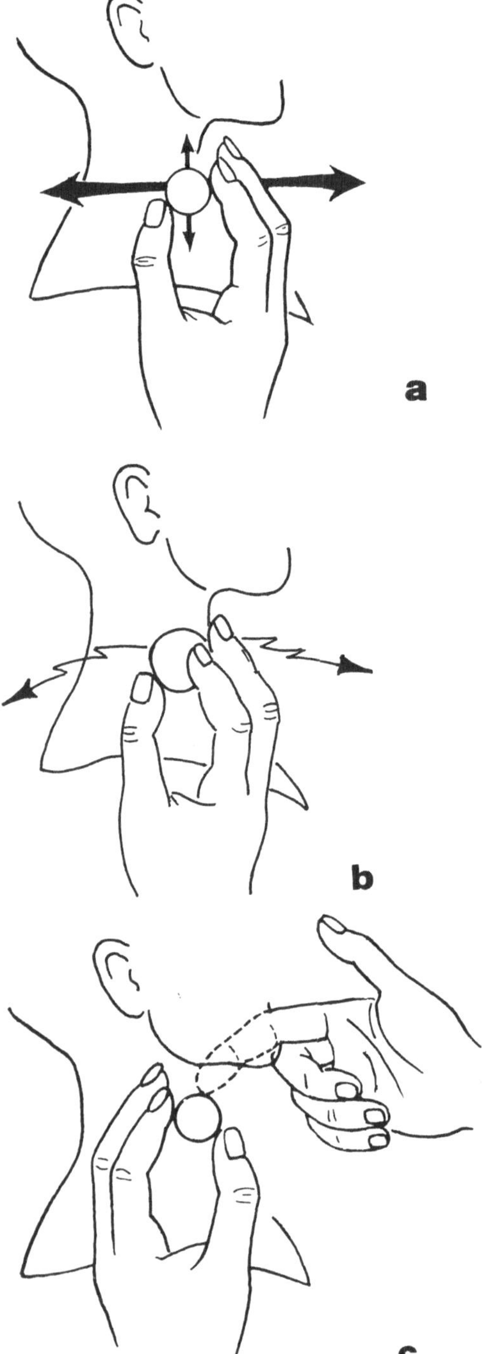

Abb. 2a-c. Die Glomuszeichen. a Verschieblichkeitszeichen: horizontal gut verschieblich, vertikal minimal verschieblich; b Pulsationszeichen: Pulsation an der ventralen und dorsalen Begrenzung, keine Pulsation im Zentrum des Tumors; c Lokalisationszeichen: transorale Palpation des Tumors in der Tonsillenloge

1. Zeichen der Verschieblichkeit (Fontaine): Die von zwei Fingern umfaßte Geschwulst läßt sich in sagittaler Ebene relativ gut verschieben. In vertikaler Ebene ist sie dagegen unbeweglich. Im Gegensatz hierzu sind Lymphknotenpakete nicht an die Karotisbifurkation fixiert,

deren Verschieblichkeit i. allg. in allen Richtungen möglich ist, oder bei stark entzündlicher Begleitreaktion eine gänzliche Fixierung vorliegt.

2. Pulsationszeichen (Kocher I): Bei der *Dreipunktepalpation* ist über dem ventralen und dorsalen Finger eine Pulsation tastbar (entsprechend der Carotis interna und externa), nicht so über dem dazwischenliegenden Tumor. Aneurysmen der Karotisgabel zeigen dagegen eine pulsatile Ausdehnung in allen Richtungen. Lymphknoten haben i. allgem. keine topographische Beziehung zu den Halsarterien.

3. Lokalisationszeichen (Kocher II): Unter gleichzeitiger transoraler und externer Palpation läßt sich die Geschwulst in der Karotisgabel bzw. in der Tiefe der Tonsillenloge lokalisieren.

Als *klinische Regel* hat zu gelten, daß bei positivem Ausfall von auch nur einem dieser Zeichen das Vorliegen eines Karotisglomustumors dringend suspekt ist und weitere diagnostische Schritte unternommen werden sollten.

Als nicht-invasive Untersuchungsverfahren haben sich neuerdings das *Computertomogramm* (CT) und die *Ultraschallsonographie* bestens bewährt [3]. Die *Karotisangiographie* führt zur definitiven Sicherung der Diagnose und erlaubt zugleich eine Entscheidung über das operationstaktische Vorgehen. Bei lange vorbestehenden Geschwülsten kann es über die Kompression der A. carotis interna zu den Zeichen einer akuten oder chronischen *zerebrovaskulären Insuffizienz* kommen. Auch der Ausfall einzelner Hirnnerven, vor allem des N. hypoglossus, oder ein *Horner-Syndrom* können durch Druckwirkung bzw. Invasion des Tumors das klinische Bild bestimmen.

Im Fall der malignen Entartung können *regionale Lymphknotenmetastasen* in der Zervikalregion den typischen Tastbefund weitgehend abwandeln oder auslöschen. Zum Ausschluß von Lungenmetastasen ist in jedem Fall eine Thoraxröntgenaufnahme angezeigt.

Einer *Probeexzision* zur Sicherung der Diagnose ist dringend zu widerraten: Die Gefahr der massiven Blutung mit Verletzung bzw. Ligatur der A. carotis communis und ihrer Äste kann eine prekäre Situation heraufbeschwören (bei 2 unserer 15 Beobachtungen).

Eine chirurgische Exploration des Tumors sollte unterbleiben, wenn nicht die Voraussetzungen für eine Radikaloperation in derselben Sitzung mit der Möglichkeit der Gefäßrekonstruktion gegeben sind (Bereitstellung eines geeigneten gefäßchirurgischen Instrumentariums samt Gefäßnaht).

Therapeutische Grundsätze

Eine *Heilung* ist nur durch vollständige chirurgische Entfernung des Tumors zu erreichen. Weder Bestrahlung noch Chemotherapie bieten eine therapeutische Alternative. Auch die früher besonders bei großen Tumoren (Typ III) nicht selten angewandte *partielle Tumorresektion ist kontraindiziert*, weil ein weiteres Tumorwachstum unausbleiblich ist.

Die gefährdeten Nachbarstrukturen sind in erster Linie die *A. carotis interna*, der *N. hypoglossus* sowie der *N. vagus* mit *recurrens*. Relativ selten findet sich eine Druckschädigung des zervikalen Grenzstranges (Horner-Syndrom). Eine äußere Perforation der Geschwulst durch die Haut mit *Exulzeration* kommt äußerst selten vor.

Das Tumorwachstum hält sich meist über viele Jahre auf den Ort seiner Entstehung begrenzt. Eine maligne Entartung mit Absiedlungen in die regionalen Lymphknoten oder mit Fernmetastasen gehört zu den Ausnahmen.

Die *therapeutischen Konsequenzen* sind damit klar vorgezeichnet: Es kommt auf eine möglichst frühzeitige und vollständige Entfernung des Tumors an. Beim Typ I läßt sich der Tumor am besten nach vorheriger Durchtrennung und Ligatur der A. carotis externa geschlossen aus der Karotisgabel auslösen und entfernen. Sind dagegen Carotis interna bzw. A. carotis communis teilweise oder vollständig vom Tumor ummauert, so bevorzugen wir, den Tumor in seiner lateralen Zirkumferenz bis auf die Gefäßscheide zu spalten und unter Opferung der A. carotis externa durch scharfes Ablösen der arteriellen Hauptachse Communis-Interna der Arterien weitgehend scharf aus dem Tumor auszulösen (Transsektionsmethode, s. Abb. 3a-d).

Eigenes Krankengut

Dieses umfaßt 15 Patienten, die wegen eines Karotisglomustumors zwischen 1970 und 1980 operiert wurden. Die Klinikeinweisung erfolgte nur 3mal mit richtiger präoperativer Diagnose. 12 Patienten hatten bereits auswärts eine chirurgische Tumorfreilegung hinter sich mit der Diagnose Lymphknoten oder laterale Halszyste. Bei 2 dieser Patienten kam es auswärts zu einer schweren Blutung, die nur durch Unterbindung der A. carotis communis bzw. der A. carotis interna beherrscht werden konnte (einmal mit persistierender Hemiplegie). Bei 2 Patienten fand sich gleichzeitig ein Paraganglion des Glomus jugulare der gleichen Seite. Nur eine Patientin bot eine maligne Entartung des ca. apfelgroßen, seit 8 Jahren bekannten Karotisglomustumors mit multiplen Metastasen in der Lunge und im Skelettsystem. Ein Patient bot schließlich den seltenen Befund einer multiplen Paragangliomatose (Glomus caroticum auf beiden Seiten, Glomus jugulare, Nebennierentumor rechts, histologisch: Phäochromozytom). Nach dem Lokalbefund gehörten 5 Patienten (30%) dem Typ I, 6 Patienten (40%) dem Typ II und die restlichen 5 Patienten (30%) dem Typ III an.

Folgendes *chirurgisches Vorgehen* hat sich als eine einfache und sichere *Methode* bewährt (Abb. 3):

1. Freilegung der A. carotis communis proximal des Tumors (zentrale Blutungskontrolle).

2. Freilegung des 1. Segments der A. carotis externa; wenn notwendig, unter Spaltung des darüberliegenden Tumorgewebes bis auf die Gefäßwand. Es folgt die Durchtrennung der Carotis externa zwischen Ligaturen. Hiermit ist die Hauptblutzufuhr zum Tumor unterbrochen (Abb. 3b).

3. Der distale Stumpf der Carotis externa wird in eine Klemme gefaßt und nach ventral und kranial angehoben. Schritt für Schritt wird nun der Tumor scharf aus der Karotisgabel und von der Wand der Carotis interna abgelöst (Abb. 3c). Falls der Tumor auch die A. carotis interna zirkulär umschließt (Typ II und III), wird auch hier das Tumorgewebe längsgespalten (Abb. 4a,b). Auf diese Weise läßt sich der Tumor Schritt für Schritt in Richtung zur Schädelbasis hin auslösen unter Erhaltung der Kontinuität der A. carotis interna. Nur wenn es bei diesem Dissektionsmanöver zu einer Wandverletzung kommt, ist es notwendig, die A. carotis communis abzuklemmen und zu rekonstruieren. Bei 7 von 15 Patienten erwies sich eine zusätzliche Gefäßrekonstruktion als notwendig (s. Abb. 5a-d).

Behandlungsergebnisse: Wir verloren einen Patienten mit bilateralem Karotisglomustumor im Rahmen einer multiplen Paragangliomatose mit malignem Hypertonus (mehrfacher Herzstillstand ungeklärter Pathogenese am 2. postoperativen Tag). Alle anderen

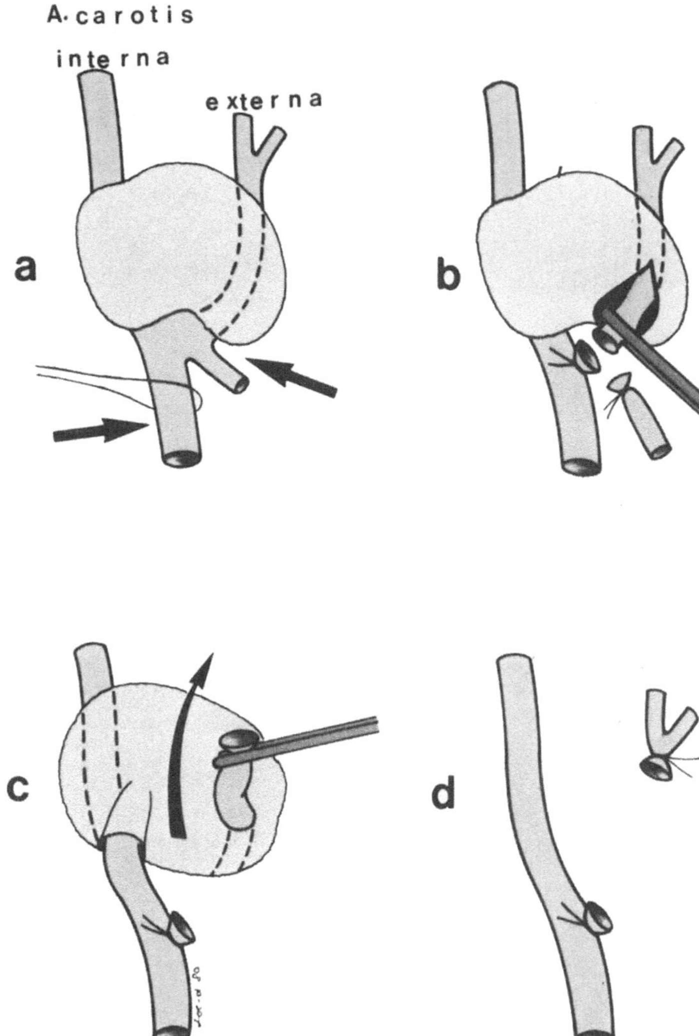

Abb. 3a-d. Taktisches Vorgehen bei der Exstirpation eines Karotisglomustumors. a Exposition des Tumors: *linker Pfeil* Anzügeln der A. carotis communis, *rechter Pfeil* aufsuchen der Abgangsstelle der A. carotis externa; b Ligatur und Durchtrennung der A. carotis externa; c scharfe Ablösung des Tumors von der Wand der A. carotis interna (*Pfeil*: Traktionsrichtung); d Situs nach Totalentfernung des Tumors

14 Patienten überlebten den Eingriff. Eine Patientin mit einem malignen Tumor und zum Zeitpunkt der Operation bereits nachgewiesenen Metastasen in der Lunge und im Skelettsystem, kam 6 Monate post operationem ad exitum. Alle übrigen 13 überlebenden Patienten wurden 1-9 Jahre nach dem Eingriff nachuntersucht. In keinem Fall ergab sich ein Hinweis für ein lokales Tumorrezidiv (durchschnittliche Nachbeobachtungszeit: 5 Jahre).

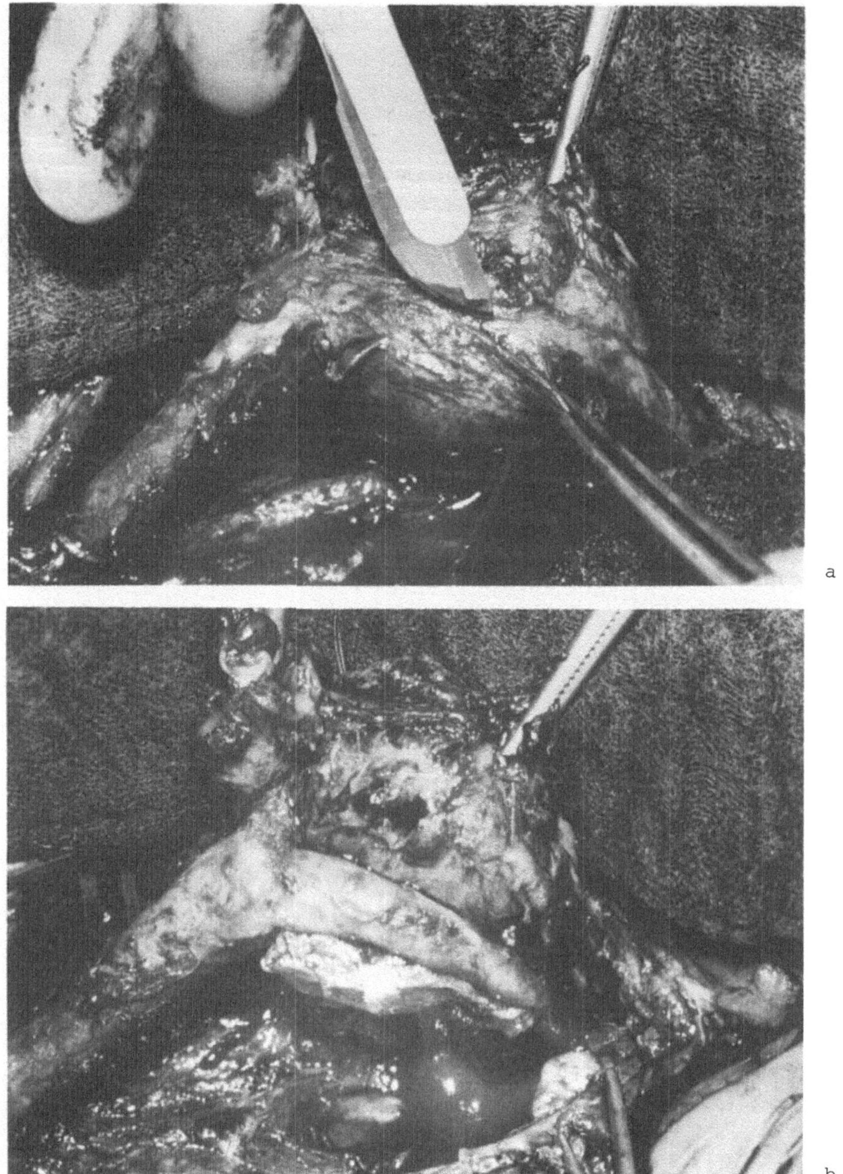

Abb. 4a,b. Operation eines Tumors Typ III nach Linder; a scharfe Durchtrennung des Tumors von der A. carotis externa; b Ablösung des Tumors von der A. carotis interna

Bei den bereits erwähnten 2 Patienten mit vorbestehendem neurologischem Defizit nach auswärts durchgeführter Ligatur der A. carotis communis bzw. interna, gelang es zwar, die arterielle Einstrombahn zum Gehirn voll zu rekonstruieren, die Hemiparese bzw. Hemiplegie blieb aber in beiden Fällen unbeeinflußt bestehen.

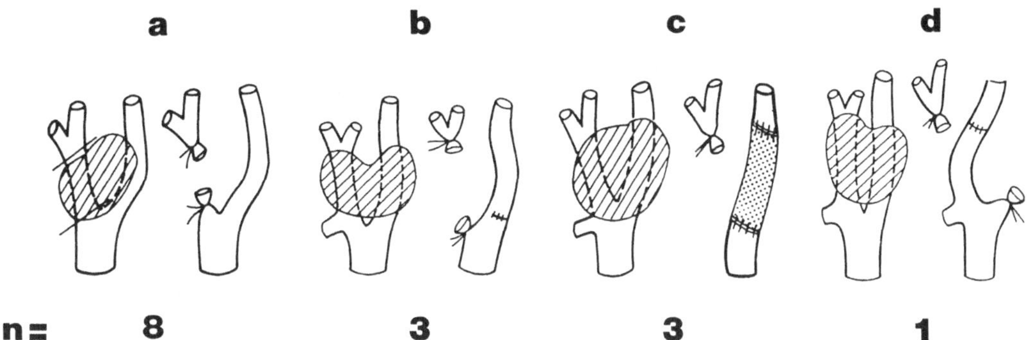

Abb. 5a-d. Rekonstruktive Gefäßeingriffe bei der Exstirpation von Karotisglomustumoren. a Ligatur der A. carotis externa; b direkte Gefäßnaht der A. carotis interna; c Gefäßersatz mit Interposition; d Transposition der A. carotis externa. (Ulm, 1970-Januar 1981, n=15)

Diskussion

Die Karotisglomustumoren können i. allg. als gutartige und langsam wachsende Geschwülste klassifiziert werden. In ihrer Frühphase entziehen sie sich häufig dem klinischen Nachweis, zumal sie erst bei einer bestimmten Größe, die zu Verdrängungserscheinungen führt, klinische Symptome verursachen. Die Hauptgefahr ist in der Verdrängung und Kompression empfindlicher Nachbarstrukturen zu sehen. Hier ist an erster Stelle die A. carotis interna zu nennen, es folgen die Nn. hypoglossus, vagus und der zervikale Grenzstrang. Eine maligne Entartung ist ein seltenes Vorkommnis. Sie liegt in einer Größenordnung von 5%. Bemerkenswert ist der hohe Prozentsatz von falschen Einweisungsdiagnosen (85%). Für die frühzeitige Sicherung der Diagnose "Karotisglomustumor" ist erneut auf die hohe Signifikanz der *palpatorischen Testverfahren* [nach 7, Fontaine zit. nach 16] hinzuweisen. Als weitere nicht-invasive Untersuchungsmethoden treten heute die *Ultraschalldopplertechnik* und das *CT* hinzu. Auf diesem Weg ist heute auch ohne Arteriogramm die Diagnose mit einer Treffsicherheit von ca. 95% zu stellen. Die *Karotisangiographie* bleibt trotzdem eine unentbehrliche Informationsquelle für die operationstaktische Planung des chirurgischen Eingriffs (Abschätzung der Größe und Entwicklungsrichtung der Geschwulst, Verdrängungsrichtung der Karotisäste, Erkennung zusätzlicher Paragangliome im Bereich der Schädelbasis).

Die definitive Heilung dieser Geschwülste ist nur durch ihre *radikale Exstirpation* möglich. Die operationstechnischen Schwierigkeiten, die besonders früher im fortgeschrittenen Tumorstadium häufig vorkamen und den Chirurgen zum Abbruch des Eingriffs bzw. zur Teilexstirpation des Tumors bestimmten, können heute als weitgehend überwunden gelten. Verantwortlich hierfür ist einmal die Möglichkeit, die bei der Radikaloperation gelegentlich vorkommenden Läsionen der A. carotis interna mit den Hilfsmitteln der rekonstruktiven Gefäßchirurgie in derselben Sitzung mitzubeheben und zu rekonstruieren. Andererseits bietet die hier vorgestellte modifizierte Operationstechnik (*Transsektionsmethode*) die Möglichkeit, auch weit fortgeschrittene Geschwülste des Typs II und III mittels Spaltung des Geschwulstgewebes bis auf die Gefäßscheide sicher und in toto zu entfernen. Dieses operative Vorgehen stellt zweifellos eine wesentliche technische Vereinfachung dar und erlaubt in der Mehrzahl der Fälle, ohne jede Gefäßabklemmung die Kontinuität von A. carotis communis et interna zu erhalten; andererseits haftet dieser Transsektionsmethode der Mangel an, daß der Tumor in situ eröffnet wird. Dieses Vorgehen widerspricht daher den bewährten Prinzipien radikaler Geschwulstchirurgie. Dieses Gegenargument läßt sich aber unseres Erachtens vor allem durch zwei Argumente entkräften: 1) ist es nur durch Tumorspaltung bei weit fortgeschrittenen Karotisglomustumoren technisch überhaupt möglich, den Tumor in seiner Gänze und unter Schonung wichtiger Nachbarstrukturen zu entfernen; 2) handelt es sich in 95% aller Geschwülste um benigne Tumoren, so daß von vornherein eine chirurgische Tumorläsion kaum geeignet scheint, zu einer malignen Entartung beizutragen. Entscheidend bleibt aber, daß die Nachuntersuchungen bei 13 Patienten für die folgenden 5 Jahre keine Hinweise für ein *erhöhtes Risiko lokaler Tumorrezidive* erbracht haben.

Diese klinischen Daten haben zugleich deutlich gemacht, daß die chirurgische Entfernung von Karotisglomustumoren ein hohes Maß an subtiler Vordiagnostik und technischem Geschick voraussetzt. Insbesondere sind von dem Operateur gründliche Kenntnisse in der rekonstruktiven Gefäßchirurgie zu fordern. Der hohe Anteil an falschen Einweisungsdiagnosen (85%) und die katastrophalen Folgen einer persistierenden Hemiplegie nach Ligatur der Halsschlagader bei einer Probefreilegung bei 2 auswärts anoperierten Patienten unterstreichen nachdrücklich diese Forderung.

Während Linder [10] vor fast 30 Jahren in seiner brillanten Arbeit über die *Tumoren der Karotisdrüse* zu der abschließenden Feststellung kam, daß die Radikaloperation mit Karotisligatur immer ein größeres Risiko darstelle als die Belassung des Tumors, gilt mittlerweile der therapeutische Grundsatz, daß die Belassung des Tumors kaum mehr eine Alternative zu dessen radikaler Entfernung darstellt. Die Ausweitung der Operationsindikation - wie sie sich im Laufe der letzten 30 Jahre abzeichnet - ist in erster Linie den Fortschritten auf dem Gebiet der rekonstruktiven Gefäßchirurgie zu danken. Für deren Begründung und Ausbau in Deutschland hat Linder zunächst in Berlin und später in Heidelberg wesentliche Pionierarbeit geleistet.

Zusammenfassung

Karotisglomustumoren sind charakterisiert durch ihr lokal expansives Wachstum,das zur Druckschädigung bzw. Ummauerung benachbarter Nerven und der A. carotis interna führen kann. Eine maligne Entartung ist außerordentlich selten (2-5%). Anhand 15 eigener Beobachtungen werden Klinik, Diagnostik und Therapie dargestellt. Die Kenntnis der charakteristischen "Glomuszeichen" nach Kocher [7] und Fontaine [zit. nach 16] ferner der Einsatz nicht-invasiver Untersuchungsverfahren (CT und Ultraschallsonographie) erlauben die richtige Diagnose. Eine Karotisangiographie ist für die Wahl des operationstaktischen Vorgehens unverzichtbar. Therapie der Wahl ist die totale Exstirpation der Geschwulst. Bestrahlung, Chemotherapie und partielle Resektion bieten keine Alternative. Zu warnen ist vor einer Probefreilegung bzw. Biopsie des Tumors, wenn nicht die Voraussetzungen für eine Radikaloperation in derselben Sitzung mit allen Möglichkeiten der Gefäßrekonstruktion gegeben sind. Auch große, weit fortgeschrittene Tumoren (Typ III nach Linder) lassen sich nach modifizierter Operationstechnik (Tumortranssektion) meist ohne Kontinuitätsresektion der A. carotis interna sicher entfernen.

Die Nachuntersuchung deckte bei den 15 Fällen auch nach Tumortranssektion in den folgenden 5 Jahren kein lokales Tumorrezidiv auf. Palliative Maßnahmen - wie partielle Tumorresektion oder prophylaktische Ligatur der zuführenden Gefäße - sind heute nicht länger vertretbar.

Literatur

1. Acker H, Pietnuchka F (1977) Meaning of the type I cell for chemoreceptive process. In: Acker H (ed) Chemoreception in the carotid body. Springer, Berlin Heidelberg New York pp 92-96
2. Falck B (1962) Observations on the possibilities of the cellular localization of monoamines by a fluorescence method. Acta Physiol Scand [suppl 65] 197:1-25
3. Gretchen A, Gooding W (1979) Gray scale ultrasound detection of carotid body tumors. Radiology 132:409-411
4. Glenner GG, Crout JR, Roberts WC (1962) A functional carotid-body-like tumor secreting levarterenol. Arch Pathol 73:230-240
5. Helpap B (1978) Extraadrenale Paraganglien und Paraangliome. In: Bargmann W, Doerr W, (Hrsg) Normale und pathologische Anatomie. Thieme, Stuttgart
6. Isfort A, Knoche H (1966) Tumoren des Glomus caroticum. Bruns Beitr Klin Chir 212:417-440
7. Kocher A (1924) In: Zweifel P, Payr A (Hrsg) Die Klinik der bösartigen Tumoren, Bd I. Hirzel, Leipzig S 796-797
8. LeCompte PM (1951) Atlas of tumor pathology, sect IV, fasc 16. Armed Forces Institute of Pathology, Washington, pp 1-40
9. Licini (1908) Über einen Tumor der Glandula Carotica. Dtsch Z Chir 96:327-339
10. Linder F (1953) Tumoren der Karotisdrüse. Langenbecks Arch Chir 276:156-161
11. Marchand F (1891) Beiträge zur Kenntnis der normalen und pathologischen Anatomie der Glandula carotica und der Nebennieren. Internat. Beitr. wiss. Med. Festschr. R. Virchow. Hirschwald, Berlin (Bd I, S 535-581)
12. Maria JM, Livolsi VA (1981) Malignant carotid body tumors: Report of two cases and review of the literature. Cancer 47:1403-1414
13. Masson (1956) Tumeurs humaines - Histologie - diagnostique et techniques. Maloine, Paris
14. Möllmann H, Niemeyer DH, Alfes H, Knoche H (1972) Mikrospektrofluorometrische Untersuchungen der biogenen Amine im Glomus caroticum des Kaninchens nach Reserpin- und PCPA-Applikation. Z Zellforsch 126:238-246
15. Mulligan RM (1950) Chemodectoma in the dog. Am J Pathol 26:680-691
16. Schopp (1969) Primäre Geschwülste in der Karotisgabel. Beitrag zur Pathologie, Klinik und Kasuistik. MMW 30:1558-1565
17. Vollmar J (1975) Rekonstruktive Chirurgie der Arterien, 2. Aufl. Thieme, Stuttgart, S 409
18. Vollmar J (1978) Chirurgie der Halsgefäße. Arch Otrhinolaryngol 219-197-208
19. Voss EU, Vollmar J, Meister H (1977) Tumoren des Glomus caroticum. Diagnostische und therapeutische Aspekte. Thoraxchirurgie 25:1-12
20. Vollmar J, Voss EU, Mohr W (1980) Carotid body tumors. Diagnostic and surgical aspects. Angeiologie (Paris) 22:253-270

Herztumoren

W. Schmitz, W. Saggau und H. H. Storch

Die ersten pathologischen Beschreibungen eines Herztumors werden verschiedentlich Columbus (1552), Zollicofferus (1685), Bonetti (1700) und schließlich Morgani (1762) zugeschrieben. Primäre Herztumoren werden in einem nicht selektionierten Obduktionsgut nur mit 0,0017-0,2% angegeben [2, 15]. Sekundäre Herztumoren finden sich dagegen häufiger.

5-21% der metastasierenden Geschwülste sollen kardiale oder perikardiale Absiedlungen haben [6]. Mit Ausnahme der meisten Hirntumoren kann jeder Tumor zu Herzmetastasen führen. Mammakarzinom, Lymphosarkome, Melanosarkome und Lungenkarzinome führen in dieser Reihenfolge metastasierender Primärtumoren. Das rechte Herz ist etwas häufiger von den metastasierenden Prozessen befallen als das linke. Die geringe Inzidenz metastatischer Erkrankungen des Herzens wird auf folgende Faktoren zurückgeführt:

1. Kräftig massierende Herzaktion
2. Metabolische Besonderheiten des Myokards
3. Schneller intrakardialer Blutfluß
4. Zahlenmäßig geringe kardiale Lymphverbindungen, da Herzmetastasen sich über Lymphbahnen retrograd ausbreiten müssen.

Für die Seltenheit primärer Herztumoren mag die geringe Zahl mitotischer Aktivität im Myokard mitverantwortlich sein. Die Einteilung der Herztumoren kann entweder nach topographisch-anatomischen Gesichtspunkten in

1. Perikardtumoren,
2. intramurale Tumoren,
3. intrakavitäre Tumoren,

oder nach histopathologischen Kriterien in

1. primäre a) gutartig, b) bösartig
2. sekundäre Perikard- und Herztumoren

erfolgen.

Eine vollständige Zusammenstellung der bisher nachgewiesenen Herztumoren gibt die von Manion [9] zusammengestellte und von Friedberg [5] ergänzte Übersicht (Tabelle 1).

Primäre benigne Herztumoren

Von den primären Herztumoren sind 75% histologisch gutartig. Mit über 50% bilden die Myxome den Hauptanteil [7]. Bevorzugte Lokalisationen dieses Tumors sind die Vorhöfe, wobei der linke Vorhof in 70% und der rechte in 25% der Fälle betroffen ist. In den übrigen Fällen kann das Myxom an jeder beliebigen Stelle des Herzens lokalisiert sein. Die Myxome sitzen meist mit einem plumpen oder schmalen Stiel dem Vorhofseptum auf und hängen birnenförmig in den linken bzw. rechten Vorhof hinein. Man unterscheidet makroskopisch 2 Formen von Tumoren: Kompakte Myxome mit großer lappiger Oberfläche (Abb. 1a,b), und traubig-villöse weiche Myxome (Abb. 2a,b). Histologisch sind sie in der Hautpsache aus

Tabelle 1. Perikard- und Herztumoren. (Nach Manion und Friedberg)

Primäre Tumoren

- Tumoren, bedingt durch falsche embryologische Entwicklung
  - Teratome und Dermoidzysten
    - Gutartig
    - Bösartig
  - Akzessorische Lunge und bronchogene Zysten
  - Schilddrüsenresttumoren
  - Thymusresttumoren
  - Nebenschilddrüsenresttumoren
  - Einschlußzysten
- Gutartige, vom Perikard und Herz ausgehende extrakavitäre Tumoren
  - Perikardzysten und Divertikel
  - Mesotheliome
  - Angiome und Lymphangiome
  - Fibrome
  - Lipome
  - Leiomyome
  - Neurome, Fibrome und Ganglioneurome
  - Granuläre Zellmyoblastome
- Gutartige intrakavitäre Herztumoren
  - Rhabdomyxome
  - Myxome
  - Lymphangioendotheliome
  - Herzklappentumoren
    - Fibrome
    - Myxome
    - Blutzysten
- Bösartige Herztumoren
  - Mesotheliome und Zölotheliome
  - Sarkome
    - Angiosarkome
    - Liposarkome
    - Fibrosarkome
    - Neurosarkome
    - Leiomyosarkome

Sekundäre Tumoren

- Karzinome
  - Invasion
  - Metastasen

Disseminierte Neoplastine mit Herzbeteiligung

- Lymphogranulomatose
- Lymphosarkom
- Leukämie
- Kaposi-Sarkom

Abb. 1. a Makroskopische und b mikroskopische Darstellung eines kompakten Myxoms

a

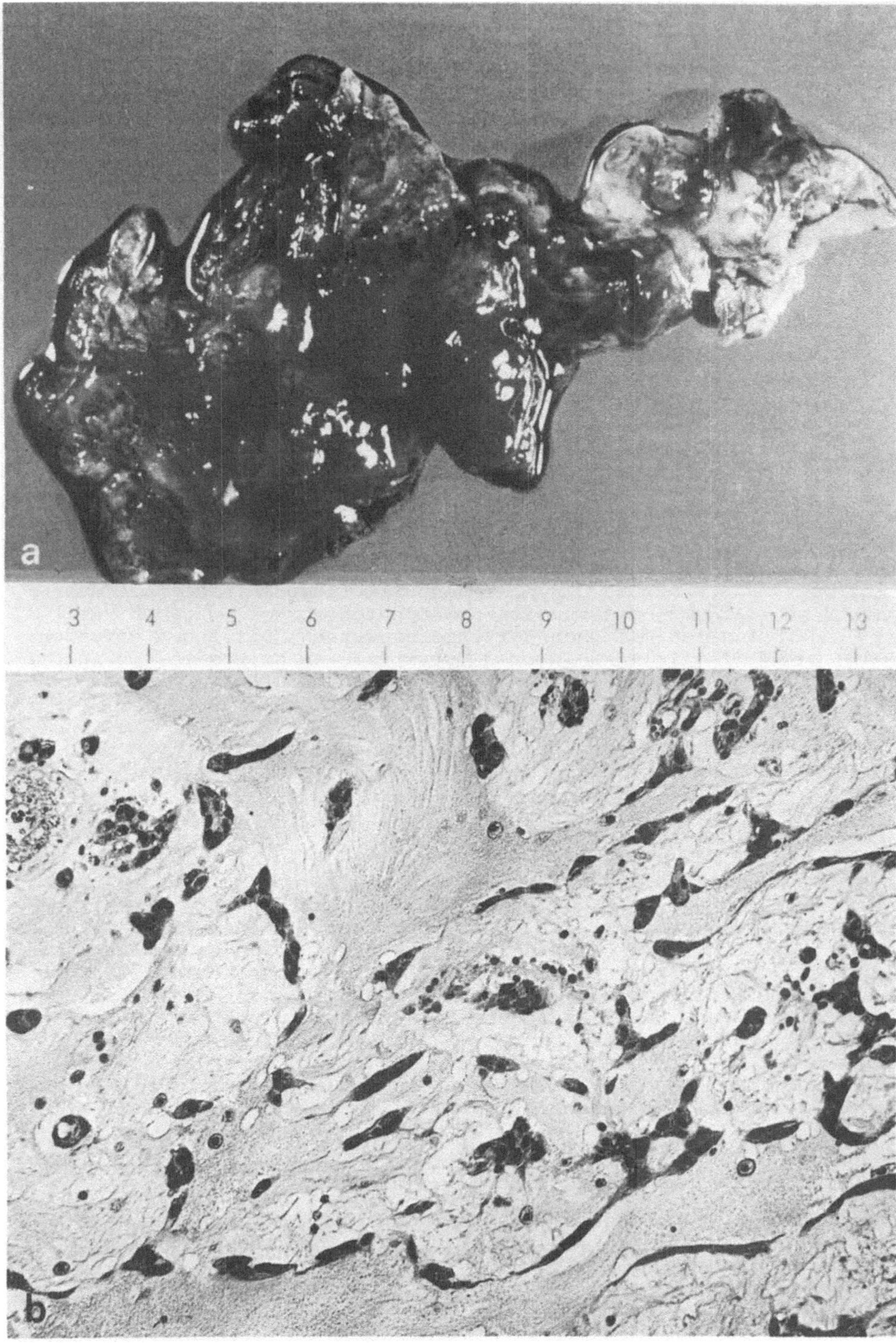

Abb. 2. a Makroskopische und b mikroskopische Darstellung eines traubig villösen weichen Myxoms

einem myxomatösen Mesenchym aufgebaut. Nach der Ausprägung des Bindegewebes, der elastischen Fasern und der Gefäße unterscheidet man neben den reinen Myxomen sog. Myxofibrome, Elastomyxome, Fibroangiomyxome, Hämangioelastomyxome und Fibroelastomyxome.

Pathogenetisch handelt es sich bei den Myxomen um echte Neoplasmen, die sich aus embryonalem Schleimgewebe entwickeln [4]. Die bevorzugte Lokalisation dieser Tumoren im Bereich der Fossa ovalis erklärt sich aus der besonderen Häufigkeit von derartigem embryonalem Gewebe an dieser Stelle [11]. Die Myxome sind gewöhnlich gutartig in bezug auf ihre biologische Potenz, können jedoch eine maligne Neigung zu schnellem und invasivem Wachstum zeigen [12]. Rhabdomyome stellen etwa 20% der benignen Herztumoren. Sie finden sich relativ häufiger bei Kindern und sind oft mit Mißbildungen anderer Organe oder generalisierten Veränderungen wie der tuberösen Hirnsklerose vergesellschaftet. Alle anderen benignen Tumoren, wie Fibrome, Lipome, Angiome oder Teratome, sind selten.

Primär maligne Herztumoren

Im Gegensatz zu den histologisch-gutartigen Tumoren sind die primär malignen häufiger rechtsseitig lokalisiert und beschränken sich nicht wie die Myxome vorwiegend auf den Vorhof, sondern befallen Atrium und Ventrikel gleichermaßen. Die malignen Primärtumoren sind fast ausschließlich Sarkome, die zumeist vom rechten Vorhof ausgehen. Bei 20-30% der primären malignen Herztumoren werden Metastasen gefunden. Rechtsseitig lokalisierte Tumoren metastasieren hauptsächlich in die Lunge und Pleura; linksseitige Tumoren metastasieren vorwiegend in Leber, Gehirn, Knochen, Pankreas und Schilddrüse.

Maligne, vom Endokard ausgehende Tumoren sind die bösartigen Endotheliome und Hämoangioendotheliome.

Sekundäre maligne Herztumoren

Myokard und Perikard werden etwa gleich häufig von Metastasen betroffen. Praktisch kann jeder maligne Tumor Ausgangspunkt kardialer Metastasen sein. Neben dem hämatogenen und lymphogenen Metastasierungsweg kann es auch durch direkte Invasion meistens von Geschwülsten benachbarter Thoraxorgane zum Tumorbefall des Herzens kommen. Von den hämatogen metastasierenden Tumoren führt das maligne Melanom in 40-60% zu Herzmetastasen. Eine hämatogene Metastasierung per continuitatem über die V. cava inferior ist beim Hypernephrom, Leberkarzinom und Uterussarkom beschrieben. Im eigenen Krankengut findet sich ein Fibroangiomyxom, das von der V. ovarica über die Cava inferior bis in den rechten Ventrikel vor gewachsen war [15]

Neoplastische Systemerkrankungen mit Herzbeteiligung

Morbus Hodgkin, Lymphosarkom, akute und chronische Leukämie führen nicht selten zu diffusen zelligen Infiltrationen von Myokard und Perikard.

Klinische Symptomatik

Die klinische Symptomatologie von Herztumoren ist abhängig von der Lokalisation und Größe der Tumoren (Tabelle 2). Bei den Myxomen spielt die morphologische Struktur eine weitere entscheidende Rolle. Die Embolisierung ist bei den weichen, traubig-villösen Tumoren zweifellos am größten, während die soliden, großlappigen Myxome mehr zur hämodynamischen Obstruktion neigen. Ursache der Embolien können entweder aufgelagerte Thromben oder oberflächliche Tumornekrosen sein. Ein akuter arterieller Gefäßverschluß ist oft der erste Anlaß zur Herzdiagnostik.

Tabelle 2. Klinische Symptome intrakavitärer Herztumoren [1]

Rechts	*Links*	*Für beide Seiten*
Dunkle Hautfärbung	Zunehmende Dyspnoe	Schwindelanfälle, Synkopen
Beinkrämpfe	Schmerzen hinter dem Sternum	Fieber bei negativen Blutkulturen
Allgemeine Schwäche	Orthopnoe	Hämoptysen
Gewichtsverlust	Herzklopfen	Tachykardien und Arrhythmien
Anschwellung der Füße	Periphere Embolien	Gangrän der Nase oder der Zehen
Lungenembolien	Veränderung der Symptome mit Änderung der Körperlage	

Die meisten Herztumoren sind asymptomatisch und werden autoptisch als Zufallsbefund entdeckt. Oft wird auch eine metastatische Herzbeteiligung durch die Symptomatik des primären Tumors überschattet.

Linksseitig gelegene Tumoren können bei Obstruktion die Symptome einer Mitralstenose oder -insuffizienz vortäuschen. Die klinischen Symptome, die meistens im Sitzen oder Stehen auftreten, können sich beim Niederlegen des Patienten dramatisch bessern. Synkopen können durch eine akute Verminderung der Auswurfleistung des Herzens entweder durch Verlegung der Lungenvenenmündungen oder des Mitralostiums verursacht werden. Häufigstes Symptom ist auch die Dyspnoe. Eine mehr oder weniger ausgeprägte Linksinsuffizienz kann ebenfalls beim linksatrialen Myxom auftreten, wobei der rasche Wechsel des Insuffizienzgrades, bedingt durch Änderung der Körperlage, typisch für den Vorhoftumor ist. Die im rechten Vorhof liegenden Myxome können Symptome einer Trikuspidalklappenerkrankung, hauptsächlich die einer intermittierenden Trikuspidalstenose, aufzeigen. Die hiermit verbundene rechtsseitige Druckerhöhung kann leicht zur Fehldiagnose einer Pericarditis constrictiva führen. Bei sehr großen rechtsseitigen Tumoren, die die Füllung des rechten Ventrikels behindern können, kann das Überleben vom Vorhandensein eines Vorhofseptumdefekts abhängig sein. Es tritt dann das klinische Bild einer Trikuspidalstenose oder -atresie mit Zyanose auf.

Ein plötzlicher Tod durch Herzversagen aufgrund eines Kugelventilmechanismus soll bei ca. 1/3 der beschriebenen Myxome und Fibrome beobachtet worden sein [5].

Von allen Herztumoren bietet das Myxom eine Besonderheit, da es neben der häodynamischen Obstruktion und Embolisation das klinische Bild der sog. Myxomkrankheit bieten kann [13]. Durch Autoimmunreaktionen kommt es zu uncharakteristischen Allgemeinerscheinungen, wie beschleunigter Blutkörpersenkungsgeschwindigkeit, Erhöhung der Gammaglobuline, Anämie, Gewichtsabnahme, erhöhte Temperaturen. Häufige Fehldiagnosen sind eine Endocarditis lenta, Lupus erythematodes, Polyarthritis und Tuberkulose.

Diagnostik

Die variable und zumeist uncharakteristische Symptomatologie weist auf die diagnostischen Schwierigkeiten bei der Erkennung von Herztumoren hin. Auskultatorisch findet sich bei den Patienten mit hämodynamischer Obstruktion der Befund einer Mitral- bzw. Trikuspidalstenose (Tabelle 3). Eine Mitralinsuffizienz ist seltener nachweisbar. Es findet sich ein lauter, spät einsetzender I. Herzton ($Q\text{-}S_1$-Intervall verlängert), ein wenig betonter II. Herzton, ferner ein frühdiastolischer

Tabelle 3. Physikalische Zeichen intrakavitärer Herztumoren [1]

Rechts	*Links*	*Für beide Seiten*
Lauter 3. Herzton	Veränderliches diastolisches Geräusch über der Mitralklappe	Niedriger Blutdruck
Diastolisches Geräusch über der Trikuspidalklappe	Veränderlicher Mitralöffnungston	Niedrige Pulsamplitude
Normaler P2, wenig gespalten	Präsystolisches apikales Schwirren	Pleuraerguß
Erweiterte, pulsierende Halsvenen	Akzentuierter gespaltener P2	Peripheres Gangrän
Erhöhter Venendruck	Orthopnoe	Ödeme
Verlängerte Zirkulationszeit	Fortschreitendes, unerklärliches Linksversagen	
Erweiterte, oberflächliche Kollateralen	Geringes Ansprechen auf Digitalis	
Leberschwellung		
Ausgeprägte Hämorrhoiden bei Jüngeren		
Aszites		
Perikarderguß		

Extraton (Tumorplop), der zeitlich einem Mitralöffnungston entspricht. Mitralsystolische Geräusche erklären sich auch durch eine passagere Schlußunfähigkeit der Mitralklappe.

Charakteristische und typische EKG-Veränderungen bei Herztumoren finden sich nicht. Myokardiale Neubildungen können zu Herzrhythmusstörungen führen. Beim Einbruch von Tumoren in das Reizleitungssystem kann es zu einem totalen AV-Block kommen.

Die Herzkatheteruntersuchung kann bei hämodynamischer Obstruktion - je nachdem, ob ein links- oder rechtsatrialer Tumor vorliegt - eine Drucksteigerung im kleinen Kreislauf, bwz. erhöhten zentral-venösen Druck sowie ein erniedrigtes Herzzeitvolumen aufzeigen.

Als beste Methode zur Erkennung intrakardialer Geschwülste darf heute wohl die Angiokardiographie angesehen werden (Abb. 3a,b), die bei Verdacht auf Bestehen eines Tumors über die A. pulmonalis durchgeführt werden sollte, da eine transseptale oder retrograde linksseitige Angiographie die Gefahr der Embolisierung in sich birgt.

Die konventionelle röntengologische Untersuchung vermag wertvolle Hinweise zu geben, wenn es sich um größere Tumoren handelt, die die Herzkonturen verändern.

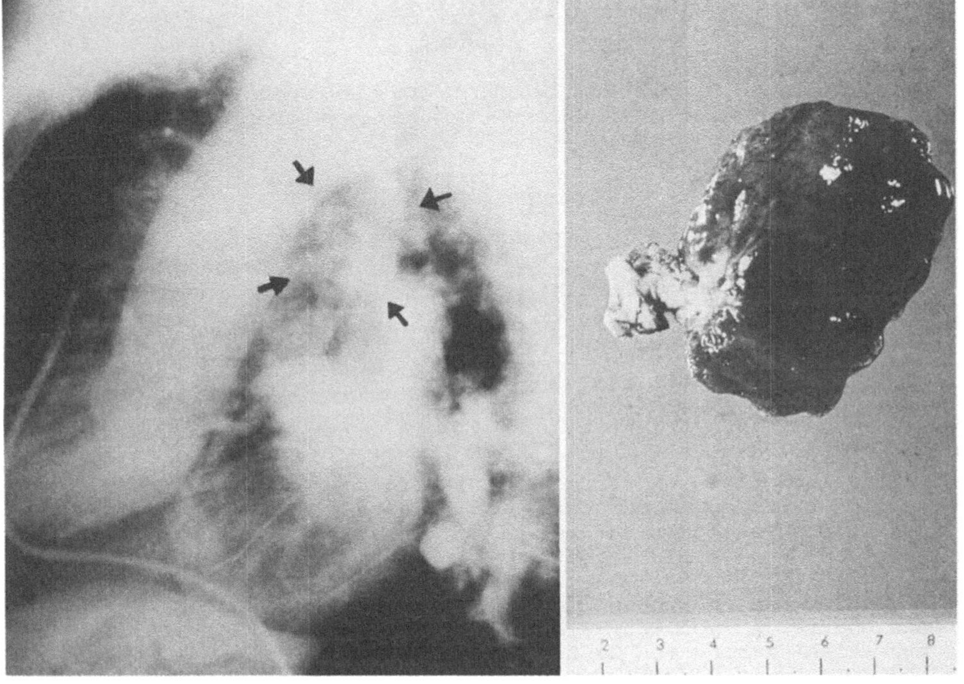

a b

Abb. 3a,b. Im Lävokardiogramm Füllungsdefekt (*Pfeile*) im Bereich des linken Vorhofs bis an die Mitralis reichend

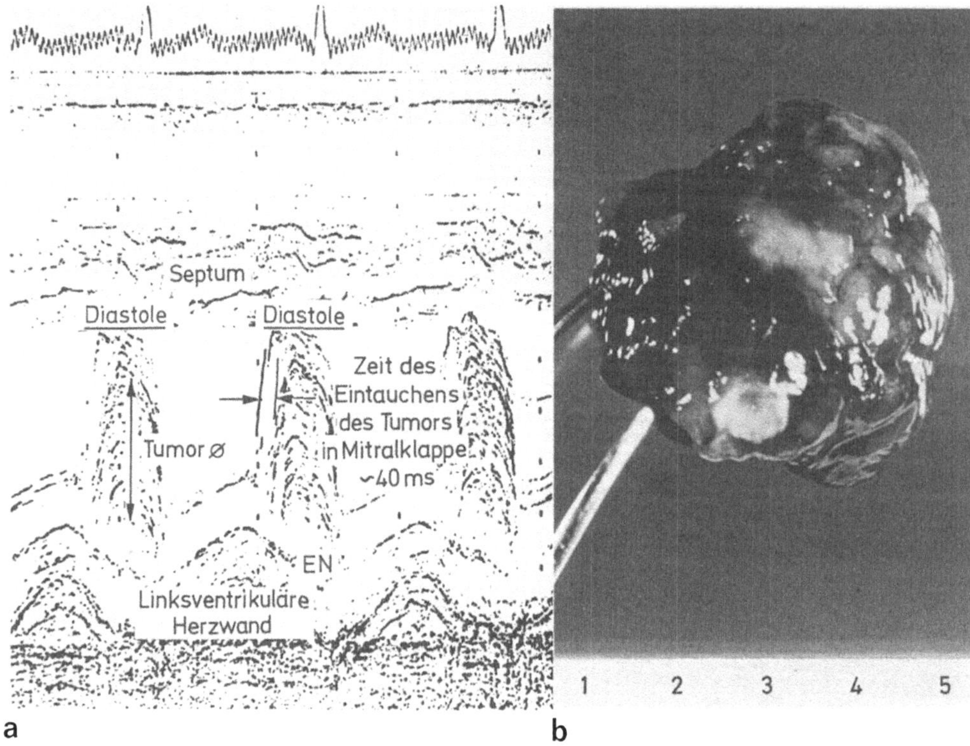

Abb. 4a,b. Echokardiographischer Nachweis (*EN*) eines Vorhoftumors durch abnormale Echos im Bereich des linksventrikulären Ausflußtraktes zwischen dem anterioren Mitralsegel und interventrikulärem Septum

Mit der Echokardiographie steht seit der Erstbeschreibung von Effert u. Domanik [3] eine nicht-invasive Methode zur Verfügung, die eine Unterscheidung zwischen Mitralklappenvitium und Vorhoftumor ermöglicht (Abb. 4a,b).

Chirurgische Therapie

Das chirurgisch taktische Vorgehen bei Herztumoren wird von der Forderung nach radikaler Tumorentfernung unter Vermeidung von Geschwulstfragmentationen bestimmt und ist bei primären Herztumoren weitgehend abhängig von der Tumorlokalisation.

Die Behandlung sekundärer maligner Herztumoren ist lediglich symptomatisch und reicht von Perikardparazentese über Strahlenbehandlung bis zur Verabreichung von Zytostatika.

Perikardtumoren benigner Genese können ohne operationstechnische Schwierigkeiten in der Regel in toto exstirpiert werden. Bei großen Perikarddefekten muß zur Vermeidung einer Herzluxation mit der Gefahr von Inkarzeration ein Kunststofflicken eingenäht werden.

Bei malignen Perikardtumoren, insbesondere im fortgeschrittenen Stadium, ist eine chirurgische Therapie nicht möglich, und auch eine Bestrahlungs- und Zytostatikatherapie führt nur kurzzeitig zu einer Besserung der Symptomatik. Im eigenen Krankengut konnte bei einem 33jährigen Patienten ein malignes, vom Epikard ausgehendes Mesotheliom ebenfalls nur palliativ reseziert werden. Der kindskopfgroße Tumor war in das Myokard des linken Ventrikels und in die linke Lunge invasiv eingewachsen. Der Patient überstand den Eingriff, starb aber am 4. postoperativen Tag unter den Zeichen des kombinierten Herzversagens. Die pathologisch-anatomischen Untersuchungen ergaben eine tumorige Umwachsung der Koronararterien und Durchsetzung der linken Kammerwand, außerdem durch den Tumor bedingte Strangulation der großen Gefäße. Metastasen wurden nicht gefunden.

Intraperikardiale Tumoren, die vom Epikard ausgehen, lassen sich ohne Schwierigkeit entfernen. Bei tiefer vom Myokard ausgehenden Geschwülsten empfiehlt sich eine Exstirpation unter Verwendung des extrakorporalen Kreislaufs. Bei der Entfernung dieser Tumoren muß vor allem auf den Verlauf der Koronargefäße geachtet werden.

Von den intrakavitären Tumoren spielen die Myxome mit bevorzugter Lokalisation in den Vorhöfen die entscheidende Rolle. Je nach Lokalisation des Tumors kann als Zugang eine rechts- oder linksseitige Thorakotomie oder die mediane Sternotomie gewählt werden. Im eigenen Krankengut wurde bei 9 operierten Myxomen in 8 Fällen von einer medianen Sternotomie mit Hilfe des extrakorporalen Kreislaufs der Tumor entfernt [4]. Das Anschlingen der Hohlvenen, insbesondere beim rechtsatrialen Myxom, hat erst nach Etablierung des extrakorporalen Kreislaufs und nach Abklemmen von Aorta und A. pulmonalis zu erfolgen, um eine Tumorembolisation zu vermeiden. Das linksatriale Myxom kann entweder direkt durch den linken Vorhof erreicht werden, oder indirekt über den rechten Vorhof durch das Vorhofseptum. Beim Zugang über den linken Vorhof kann dieser direkte Weg deshalb Nachteile haben, wenn wegen eines kleinen Vorhofs die dem Blickfeld abgekehrte Seite des Vorhofseptums eine Resektion des Tumors erschwert oder sogar unmöglich macht. Um die Radikalität zu wahren, empfiehlt sich eine zusätzliche Inzision im Bereich des rechten Vorhofs. Bei einem Myxom des linken Vorhofs sollte jedoch immer der rechte Vorhof ausgetastet werden, um keinen zweiten Tumor zu übersehen. Die Tumorexstirpation sollte im Bereich der Basis immer unter Mitresektion des Endokards erfolgen; bei breitbasigen Tumoren empfiehlt sich zur Vermeidung von Rezidiven eine Septumteilresektion. Aber selbst eine komplette Resektion des Vorhofseptums garantiert keine 100%ige Heilung. So kann z.B. weit entfernt vom primären septalen Ursprung an anderer Stelle ein Tumor entstehen. Dieses Phänomen wurde bereits 1910 als ein malignes Merkmal eines linksatrialen Tumors beschrieben [10]. Von den 9 operierten Myxomen des eigenen Krankengutes wurden neben der Tumorexstirpation in 5 Fällen eine Endokardresektion, in 2 Fällen eine Vorhofseptumteilresektion mit Patchverschluß des Septumdefekts und in 2 weiteren Fällen ein zusätzlicher Kunststoffklappenersatz durchgeführt. Alle Patienten hatten einen glatten postoperativen Verlauf.

Andere Tumoren, wie Teratome, Fibrome oder Lipome können ebenfalls mit dem extrakorporalen Kreislauf entfernt werden. Aber auch bei kardialen Sarkomen, die eine relativ geringe Malignität und Progressivität aufweisen und deren Metastasierung nicht besonders häufig ist, erscheint der Versuch einer operativen Behandlung gerechtfertigt.

Insbesondere bei intrakavitären Geschwülsten ist für die Exstirpation des Tumors die genaue Kenntnis des Verlaufs des Koronararteriensystems notwendig. Die durch die Tumorentfernung entstandenen Defekte in der Ventrikelwand werden mit über Teflonstreifen gestochenen, durchgreifenden Matratzennähten versorgt.

Bei Myokardtumoren, die aufgrund ihrer Größe und Lokalisation nicht zu resezieren sind, ist auch eine Herztransplantation als therapeutische Maßnahme in Erwägung zu ziehen. Jamieson et al. berichteten erstmals über eine erfolgreiche Transplantation bei einer 17jährigen Patientin mit einem großen, nicht operablen linksventrikulären Fibrom [8].

Die operative Entfernung von Herztumoren bietet, mit Ausnahme der invasiv wachsenden, primär malignen oder der sekundär malignen Tumoren heute praktisch keine Probleme mehr. Wichtig ist auch bei kardialen Tumoren die rechtzeitige Operation nach Stellung der Diagnose, da nur so die tumorbedingten Komplikationen vermieden werden können.

Literatur

1. Adams CW, Collins HA, Dummit ES, Allen IH (1961) Intracardiac myxomas and thrombi, clinical manifestations, pathology and treatment. Am J Cardiol 7:176
2. Baumann RP, Clavadetscher P (1969) Gut- und bösartige Endokardtumoren: Sog. Myxom, mit Embolien in die Aorta- papilläres Endotheliom- myxomatöses Fibrosarkom. Schweiz Med Wochenschr 99:444
3. Effert S, Domanik E (1959) Diagnostik intraaurikulärer Tumoren und großer Tumoren mit dem Ultraschallechoverfahren. Dtsch Med Wochenschr 84:6
4. Ferrans VI, Roberts WC (1978) Structural features of cardiac myxoms. Hum Pathol 14:111
5. Friedberg CK (1972) Erkrankungen des Herzens, 2. Aufl. Thieme, Stuttgart
6. Goudie RB (1955) Secondary tumors of the heart and pericardium. Br Heart J 17:183
7. Hissen W, Linder F, Schmitz W (1971) Tumoren des Herzens. In: Linder F, Ott G, Rudolf H (Hrsg) Diagnostische und therapeutische Fortschritte in der Krebschirurgie. Springer, Berlin Heidelberg New York, S 46-53
8. Jamieson S, Gaudiani V, Reitz B, Oyer P, Stinson E, Shumway N (1981) Operative treatment of an unresectable tumor of the left ventricle. J Thorac Cardiovasc Surg 81:797
9. Manion WC (1964) Tumors and cysts of the heart and major vessels. In: US Govt (ed) Report of the Second National Conference on Cardiovascular Disease, vol 1, p 182. US Govt Printing Office, Washington DC
10. Menetrier M (1911) Un case de cancer primitif du coeur. Presse Med 18:183
11. Pomerance A, Davies MJ (1975) The pathology of the heart. Blackwell, Oxford
12. Read RC, White HJ, Murphy ML, Williams D, Sun N, Flanagan WH (1974) The malignant potentiality of left atrial myxoma. J Thorac Cardiovasc Surg 68:857

13. Renggli L, Schweizer W (1971) Atypische Manifestation von Herzmyxomen. Schweiz Med Wochenschr 101:850
14. Saggau W, SChmith W, Storch HH, Eberhardt-Kritikos K, Ros-Die E (1980) Zur Klinik der Herzmyxome.
15. Schmitz W (1977) Tumoren des Herzens. MMW 119:633

Bronchialkarzinom

H. Lüllig, S. Heinrich, H. Toomes und I. Vogt-Moykopf

Das Bronchialkarzinom ist unverändert die häufigste Krebstodesursache beim Mann über 45 Jahre. Die Tendenz ist weiter steigend. Derzeit muß jährlich mit 25000 Lungenkrebstoten in der Bundesrepublik gerechnet werden.

Die primäre Therapie des Bronchialkarzinoms (Ausnahme: kleinzellige Karzinome) ist die Pneumonektomie und die Lobektomie. Nach wie vor ist international weitgehend einheitlich, daß zum Zeitpunkt der Diagnosestellung im Durchschnitt nur 25% aller Bronchialkrebskranker reseziert werden können, unter Ausschöpfung aller operativer Möglichkeiten, vereinzelt bis zu 40%. Die durchschnittliche Fünfjahresüberlebensquote aller resezierter Patienten liegt weitgehend unverändert bei 25%. Streuungen in den Angaben der Überlebensquoten sind nach eigener Erfahrung nicht nur durch das jeweilige Tumorstadium bedingt, sondern auch durch eine Selektion der Zuweisung der Kranken zum jeweiligen Therapiezentrum, sehr variable Verschleppungszeit (Diagnosefindung), operative Auswahl (Operationsindikation) und deren Risikoabgrenzung. Wesentlich hängt die Prognose auch von den Operationstechniken [4] ab. *Prognostisch relevante Faktoren* für den chirurgischen Therapieerfolg sind bzw. werden diskutiert: Das Tumorstadium (TNM-Klassifizierung), die histologische Tumorklassifizierung und hiervon abhängig das biologische Verhalten des Tumors, weiterhin auch die Kooperationsbereitschaft des Kranken und die immunologische Abwehrlage [5].

Die Aufschlüsselung einer neuen Übersichtsstatistik von Mountain u. Hermes [15] nach Tumorstadien und Zelltyp (s. unten) bestätigt, daß Plattenepithelkarzinome die beste, kleinzellige Karzinome die schlechteste Prognose bei alleiniger operativer Therapie haben. Die anderen histologischen Typen liegen dazwischen. Für die ausgeprägte histologische Variabilität des Bronchialkarzinoms gibt es zahlreiche Klassifizierungsversuche, unter denen derzeit die gängigste die der WHO (1977) ist, nach der wir uns richten (Tabelle 1; vgl. auch [16]).

Besondere Schwierigkeiten bereitet die Einordnung von Kombinationstumoren und der Grad der Differenzierung eines Bronchialkarzinoms. Diese Variabilität dürfte eine der Ursachen von Therapieversagern sein; dies vor allem dann, wenn Gewebsproben aus Randbereichen des Tumors entnommen wurden, wo die Variationsbreite besonders ausgeprägt ist.

Bei der Planung des Untersuchungsgangs zur Sicherung der Diagnose (histologische Klassifizierung) und des Tumorstadiums [23] sollte beim diagnostischen Aufwand die subjektive Belastung und der Zeitverlust für den Patienten bedacht werden, weiterhin, daß die Thorakotomie die genaueste Aussage über Tumorausdehnung (T) und Lymphknotenbefall (N) ermöglicht; sie hat gegenüber allen anderen diagnostischen Verfahren die geringste Quote der Fehldeutung. Außerdem kann auf beiden Seiten bei der Thorakotomie der angrenzende Abdominal- und Retroperitonealraum durch das intakte Zwerchfell hindurch palpatorisch beurteilt werden. Falls erforderlich, kann von der Thorakotomie aus das Zwerchfell gespalten (transdiaphragmale Laparotomie) und das Abdomen ausgetastet werden. Dabei sind gezielte diagnostische Punktionen umschrie-

Tabelle 1. Histologische Klassifizierung des Bronchialkarzinoms (WHO 1977)

I.C. 1. Squamous cell carcinoma (epidermoid carcinoma, Variant):

a) Spindle cell (squamous) carcinoma

2. Small cell carcinoma

a) Oat cell carcinoma
b) Intermediate cell type
c) Combined oat-cell carcinoma

3. Adenocarcinoma

a) Acinar adenocarcinoma
b) Papillary adenocarcinoma
c) Bronchiolo-alveolar carcinoma

4. Large cell carcinoma

a) Giant cell carcinoma
b) Clear cell carcinoma

5. Adenosquamous carcinoma

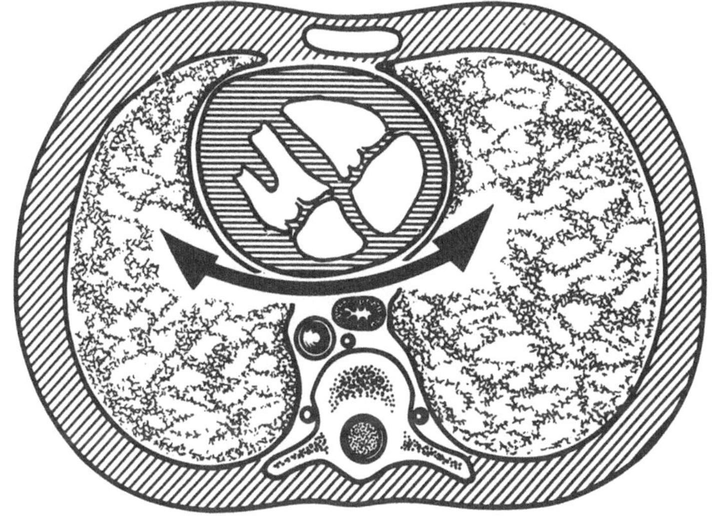

Abb. 1. Schematische Darstellung des Zugangs (*Pfeile*) zum Gegenthorax unmittelbar dorsal des Herzbeutels

bener Herde der Leber möglich. Weiterhin bietet sich an, durch das hintere Mediastinum hindurch bei unklaren doppelseitigen Befunden den Gegenthorax auszutasten (transmediastinale Pleurotomie). Manchmal kann auf diesem Wege auch eine Probeexzision oder Tumorexstirpation vorgenommen werden ([25], Abb. 1).

Prognose

Während bis vor kurzem Fünfjahresüberlebensquoten bei sog. Frühkarzinomen über 40% nur spärlich mitgeteilt wurden [3], geben Mountain u. Hermes [15] in einer Übersichtsstatistik bei 749 resezierten nichtkleinzelligen Bronchialkarzinomen im Stadium I unter 350 Patienten eine Fünfjahresüberlebensquote von 53%, im Stadium II von 29% und im Stadium III von 16% an. Allerdings ist die Operationsletalität nicht berücksichtigt, die i. allg. miteinbezogen wird. Die Stadiengruppierung I-III richtet sich nach Tumorgröße und Lymphknotenbefall (vgl. [23]).

Zehnjahresüberlebensquoten resezierter Kranker mit Lungenkrebs werden unterschiedlich genannt. Oft vermißt man eine histologische Klassifizierung. Auch geht nicht immer eindeutig aus den Angaben hervor, ob die Operationsletalität einbezogen oder ausgeklammert wurde. Das könnte eine Erklärung für die widersprüchlichen Überlebensquoten nach Lobektomien und Pneumonektomien sein (Tabelle 2).

Tabelle 2. Zehnjahresüberlebenszeiten, *Lob.* Lobektomie; *Pneum.* Pneumonektomie (alle Angaben ohne histologische Differenzierung)

Autor	Jahr	Nachresektion	5 Jahre [%]	10 Jahre [%]
Heidelberger Patienten [28]	1973	241 Lob. 331 Pneum.	16 19	12 14
Ashor et al. [1]	1975	358	26	17
Vincent et al. [27]	1975	160 Lob. 101 Pneum.	24,1 15,3	20,1 8
Shields et al. [21]	1975	1370	26,6	
Paulson and Reisch [17]	1976	561 Lob.	35	22
Stanford et al. [22]	1976	981	18,2	14,5

Fünfjahresüberlebensquoten operierter Patienten mit kleinzelligen Karzinomen werden extrem unterschiedlich mitgeteilt. Angaben finden sich zwischen 0% [7] und über 20%; Jenny [9] 15% und Pichlmaier [18] 20,5%. Diese Divergenz könnte durch eine unterschiedliche Deutung der Histologie bei verschiedenen Untersuchern bedingt sein, auf die Salzer [19, 20] hingewiesen hat. Nach unserer Erfahrung sollte derzeit bei kleinzelligen Karzinomen die generelle Indikation zur primären Resektion bei eindeutiger präoperativer histologischer Diagnose nur im Stadium I gestellt werden. Erweiterte Resektionen, insbesondere erweiterte Pneumonektomien, führen wir derzeit bei kleinzelligen Karzinomen nicht durch. Die offenen Fragen können sicher nur über eine einheitliche Diagnostik (Referenzzentren für die Histopathologie des Bronchialkarzinoms), einheitliche Stadiengruppierung und Metastasensuche und einen einheitlichen chirurgisch-internistischen Therapieplan im Sinne kontrollierter Studien beantwortet werden.

Eine besondere Stellung nehmen die sog. Rundherde der Lungen ein. Linder u. Jagdschian haben 1959 bereits darauf hingewiesen, daß 50% maligne Ursachen haben [13]. Andere Statistiken streuen zwischen 20 und 80%. Eine neuere Analyse von 955 solcher operierter Rundherde zeigt (Tabelle 3), daß sie überwiegend zufällig entdeckt wurden (Tabelle 4). Leider zeigt sich, daß es immer noch 7 Monate dauerte, bis der Patient zur endgültigen Abklärung bzw. Operation eingewiesen wurde. Diese "fatale Pause" war in der überwiegenden Zahl auf den Arzt zurückzuführen; je kleiner der Rundherd, um so harmloser seine Deutung und um so größer seine Verschleppungszeit [26].

Der Untersuchungsgang wird aus medizinischen und ökonomischen Gründen in Basis- und weiterführende Diagnostik aufgegliedert (Tabelle 5). Es gibt weder ein führendes klinisches Symptom noch einen typischen Rönt-

Tabelle 3. Diagnostische Gliederung der 955 operierten solitären Rundherde der Lunge

		[%]	Gesamt	[%]
Maligne Erkrankungen			479	49
Bronchialkarzinome	364	38,1		
Metastasen	89	9,2		
Sonstige	16	1,8		
Benigne Erkrankungen			486	51
Gutartige Tumoren	132	13,8		
Tuberkulose	225	23,6		
Sonstige	129	13,5		

Tabelle 4. Anlaß der Diagnose von Rundherden

Zufallsbefund	[%]	Symptome	[%]
Röntgenreihenuntersuchung	28	Husten	7,3
Zufallsbefund anläßlich extrathorakaler Erkrankungen	26,8	Thoraxschmerz	6,4
Betriebsärztliche Untersuchung	10,8	Unspezifische Beschwerden	8,4
Wehrdiensterfassung	4,35		
Einreise in die BRD	4,35		
	74,30		25,7

Tabelle 5. Diagnostik des Bronchialkarzinoms

Basisdiagnostik

Anamnese
Klinische Untersuchung und physikalischer Befund
Basislaboruntersuchungen
Röntgenaufnahmen der Thoraxorgane in 2 Ebenen
(Durchleuchtung und Tomographie nach Befunderhebung)
Sputumzytologie (3mal)
Bronchoskopie (Bronchoslavage, Katheterbiopsie)

Weiterführende Diagnostik

Szintigraphie der Lunge
Mediastinoskopie und Nadelbiopsie (Cave Tumorzellverschleppung!)
Angiographie
Thorakoskopie mit Erweiterungsmöglichkeit zur kleinen
Thorakotomie

genbefund des Bronchialkarzinoms. Der Tumor kann Ursache von Atelektasen und Ventilmechanismen sein oder typische Lungenerkrankungen imitieren. Leistungsknick und Gewichtsverlust sowie Schmerz- und neurologische Symptomatik lassen auf ein fortgeschrittenes Stadium schließen.

Eine Beurteilung der hilären Lymphknoten ist durch röntgenologische Spezialaufnahmen insbesondere die zu wenig angewandten Hilusfilterschichten vor der Computertomographie, möglich. Indirekte Hinweise ergibt die Bronchoskopie, ggf. mit transtrachealer Biopsie, die besondere Erfahrung verlangt. Die Prognose ist nicht nur von der Lymphknotenbeteiligung, ihrer Lokalisation und Anzahl abhängig, sondern auch vom Ausmaß der Metastasierung innerhalb des Lymphknotens und außerhalb seiner Kapsel. Mit zunehmender Entdifferenzierung des Tumors ist eine kontralaterale und bilaterale Lymphknotenmetastasierung im Mediastinum zu erwarten. Grundsätzlich kann das Karzinom aus jedem Lungenlappen in die kontralateralen mediastinalen Lymphknoten metastasieren.

Hinsichtlich der Indikation zur Mediastinoskopie bestehen unterschiedliche Auffassungen. Von einigen Autoren, wie Maassen [14], wird sie generell präoperativ zur Entscheidung des weiteren therapeutischen Vorgehens durchgeführt. Von anderen wird der Mediastinoskopie eine generelle Aussagekraft hinsichtlich der Operabilität des Bronchialkarzinoms abgesprochen, was sicher nicht haltbar ist. Zu empfehlen ist eine individuelle, zwischen den geschilderten extremen Positionen stehende Indikationsstellung zur Mediastinoskopie, die wie folgt empfohlen wird: Bei allen Karzinomen mit Hinweis (Schichtaufnahmen, Computertomogramm) auf befallene mediastinale Lymphknoten; auch unabhängig hiervon bei allen kleinzelligen Karzinomen.

Aber nicht nur das histologische Ergebnis, sondern auch der bei der Mediastinoskopie zu erhebende Palpationsbefund ist von Bedeutung. Wegen starker Blutungsneigung bei oberer Einflußstauung muß gelegentlich auf eine Biopsie verzichtet werden. Wenn der tastende Finger des Operateurs das Mediastinum von fixierten Lymphknotenpaketen ausgemauert vorfindet, bedeutet dieses Resultat die Inoperabilität.

Die Suche nach Fernmetastasen orientiert sich an den Prädilektionsstellen, wie der Leber (30-35%), dem Gehirn (15-20%), dem Skelett (ca. 15%) und den Nebennieren (ca. 10%). Beim kleinzelligen Karzinom werden zusätzlich sehr häufig die abdominellen Lymphknoten (57%), das Pankreas (31%) und die Nieren (22%) metastatisch befallen [6].

Zur Suche nach Fernmetastasen sind folgende Untersuchungen unverzichtbar: Lebersonogramm (ersatzweise Leberszintigraphie) und Skelettszintigramm, beim kleinzelligen Bronchialkarzinom in jedem Falle Computertomogramm des Schädels. Weitere spezielle zusätzliche Diagnostiken ergeben sich aus der individuellen Situation des Tumorpatienten [6].

Resektionsverfahren

Die präoperative Risikoabgrenzung ist für den Erfolg einer Operation genauso entscheidend wie die Operationstechnik. Gegebenenfalls ist auch Besserung der Funktion durch atemgymnastische Vorbereitung des Patienten möglich. Dies sollte von den gleichen Fachkräften vorgenommen werden, die in der unmittelbaren postoperativen Phase für die so entscheidende Bronchialtoilette Sorge tragen. Je schlechter die Vorbereitung, um so häufiger ist die postoperative endobronchiale Absaugung.

Zur präoperativen Risikoabgrenzung gehört die Basisuntersuchung (EKG, Blutgasanalyse mit Belastung und Spirometrie) und, nach Überschreiten der Grenzwerte, die Bodyplethysmographie und ggf. Rechtsherzkatheteruntersuchung (Pulmonalisdruckmessung), besonders vor geplanten Pneumonektomien. Die Risikobeurteilung ist heute so fortgeschritten, daß Resektionen in der 7. Lebensdekade keine Ausnahmen mehr darstellen. Nicht das Lebensalter, sondern die biologischen Reserven entscheiden (Grenzwerte der Basisuntersuchung s. Tabelle 6).

Bis in die 60er Jahre führte als operative Therapie beim Bronchialkarzinom die Pneumonektomie. Dies hat sich offensichtlich allgemein in den letzten Jahren zugunsten der Lobektomie verschoben. Die Lobektomie hat das geringere Risiko und die bessere Prognose, da ein günstigeres Tumorstadium vorliegt. Die Indikation zu sog. *erweiterten* Eingriffen, insbesondere der erweiterten Pneumonektomie, ist begrenzt.

Tabelle 6. Ventilatorische Grenzbereiche (Basis Diagnostik)

	Sekunden-kapazität (l)	Atemgrenzwert (l/min)		
Pneumonektomie	1,2 - 1,7	45 - 65	♂ ♀	35 - 50 45 - 65
Lobektomie	1,2 - 1,5	40 - 55	♂ ♀	31 - 42 40 - 55
Segmentresektion Keilexzision	0,95 - 1,2	35 - 40	♂ ♀	27 - 31 35 - 40

Solche Eingriffe setzen hohe kardiorespiratorische Funktionsreserven voraus. Die Prognose wird zunehmend noch durch das fortgeschrittene Tumorstadium eingeschränkt. Praktische Bedeutung haben die Perikardteilresektion unter Mitnahme des Veneneinmündungsbereichs am Vorhof, die Teilresektion von Brustwand und Zwerchfell. Die operative Entfernung aller intrathorakalen Organabschnitte, die in der Literatur genannt werden, stellen Einzeleingriffe dar und müssen erst noch durch größere Zahlen ihre Wertigkeit beweisen. Dies gilt vor allem für die komplette Bifurkationsresektion, die Kontinuitätsresektion der V. cava und des Ösophagus. Die unmittelbare postoperative Sterblichkeit bei erweiterten Pneumonektomien liegt überwiegend zwischen 15-25%, wobei es sich stets um kleine Patientenzahlen handelt. Die Letalität bei einfachen Pneumonektomien liegt bei 10-15%, bei Lobektomien jetzt unter 4%, teilweise sogar unter 2%. Der Begriff der "radikalen Resektion" ist nach eigenen Erfahrungen irreführend und sollte vermieden werden.

Die sog. organsparenden Operationsverfahren wurden im wesentlichen im letzten Jahrzehnt entwickelt. Sie lassen sich in zwei Kategorien einteilen: Eingriffe, um die Pneumonektomie zu umgehen (plastische Verfahren am Bronchial- und Lungengefäßbaum, Lobektomien mit zusätzlicher Keilresektion angrenzender Lappen), und Eingriffe, um die Lobektomie zu umgehen (Keil- oder Segmentresektion). Für diese Operationen ergeben sich folgende Indikationen: fortgeschrittenes Lebensalter (> 70 Jahre), eingeschränkte ventilatorische Reserven (Unterschreiten der Grenzwerte, vgl. Tabelle 6), Palliativchirurgie und schließlich parenchymsparende Eingriffe unter radikalen Gesichtspunkten der Stadiengruppierung I der TNM-Klassifizierung, T_{1-2}-N_0-M_0-Tumoren.

Unter den Eingriffen zur Vermeidung von Pneumonektomien stehen die Manschettenresektionen und ihre Variation (Abb. 2) am Bronchialbaum im Vordergrund, insbesondere bei Tumoren der Lungenoberlappen. Die operativen Maßnahmen am Lungengefäßbaum, insbesondere an der Pulmonalarterie, lassen sich einteilen in die Tangential-/Keilresektion (häufigste Form s. Abb. 3), die offene Gefäßabsetzung und Kontinuitätsresektion (Abb. 4).

Ergebnisse der Überlebenszeiten gibt die Tabelle 7. Vergleiche mit der Literatur lassen sich nur für die Manschettenresektion (Tabelle 8) und die Segment- bzw. Keilresektion (Tabelle 9) geben. Fünfjahresüberlebensquoten liegen zwischen 25 und 35%. Das Problem ist das Lokalrezidiv, das mit 48% als Maximum sicher den vertretbaren Bereich überschreitet.

Die Letalitätsangaben der Literatur (Tabellen 8 u. 9) lassen Zweifel aufkommen, ob es sich stets um Risikopatienten gehandelt hat. Wegen der hohen Quote der Lokalrezidive, insbesondere der Keilresektion, stellen diese noch keine Therapie der ersten Wahl dar.

Die postoperative Letalität zeigt entsprechend dem Risiko der vorgenommenen Operationen, daß die kombinierten organerhaltenden Operationen mit 17% die größte Letalität haben (Tabelle 10). Als typische Komplikation ist die Arrosionsblutung der Pulmonalarterie zu nennen. Sie wird stets durch einen Mikroabszeß, der klinisch stumm sein kann, bewirkt. Daher ist ein sorgfältiges Abdecken des Operationsbereiches zwischen Bronchus und Gefäß möglichst mit ernährtem Gewebsmaterial, z.B. Perikardlappen, erforderlich.

Über die zusätzlichen therapeutischen Maßnahmen nach Resektionen, nämlich Strahlen- und Chemotherapie, entscheidet die Tumorausdehnung, der Lymphknotenbefall und die histologische Klassifikation. Nach eigenen Erfahrungen ist dies ohne interdisziplinäres Konsilium fachgerecht

Abb. 2. Wichtigste Variationen operativer Maßnahmen am Bronchialbaum, unter denen die komplette Manschettenresektion die häufigste Operation ist

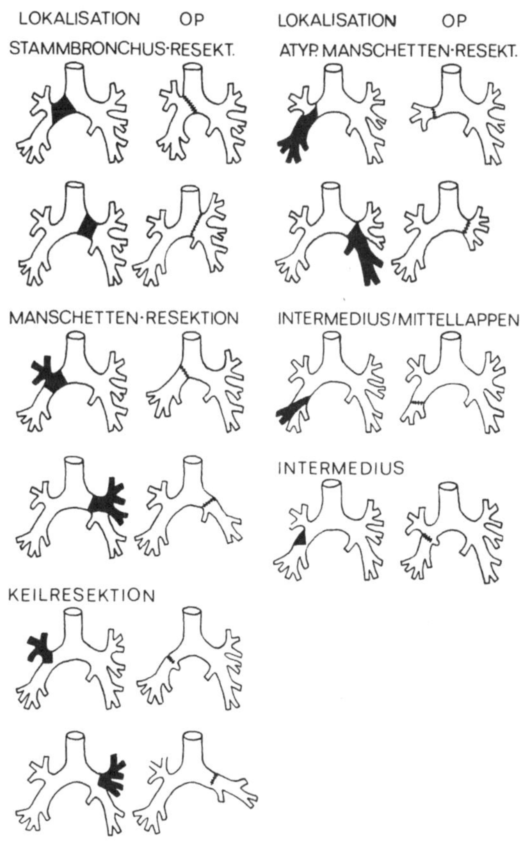

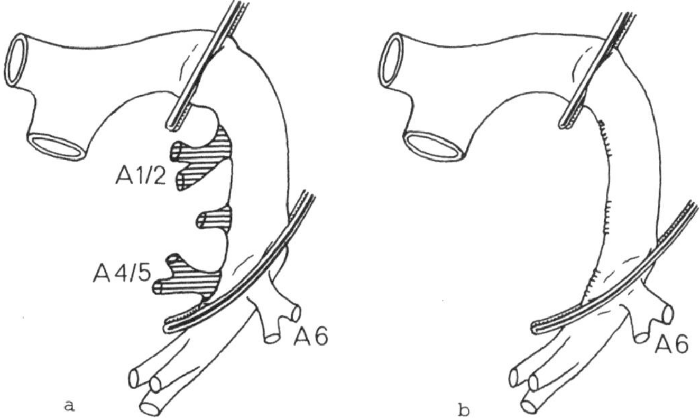

Abb. 3a,b. Tangentialresektion der Pulmonalarterienäste des Oberlappens *links* zur Vermeidung einer Pneumonektomie

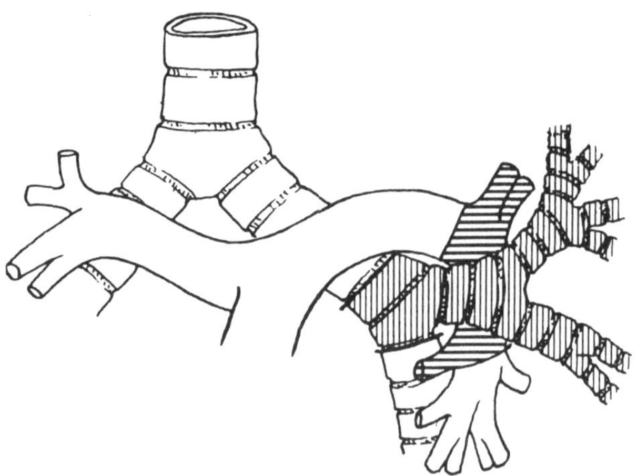

Abb. 4. Manschettenresektion des linken Oberlappens und Segmentresektion der dazugehörenden Pulmonalarterie

Tabelle 7. Das Tumorstadium I ist die Domäne der Manschettenresektion und hat damit auch die besten Überlebensquoten, während die operativen Maßnahmen am Gefäßbaum allein und in Kombination mit Manschettenresektionen stets bei fortgeschrittenen Tumorstadien zur Anwendung kommen; dementsprechend ist ihre Prognose ungünstiger. (Nach Abb. 1 [28])

Überlebensraten bei Bronchialkarzinom nach *organsparender Operation* (*)
an 288 Patienten davon 232 nachuntersucht (--> n)
Heidelberg Rohrbach (1973-1980)

	n	Geschätzter Anteil der noch Lebenden nach 1 Jahr	3 Jahren	5 Jahren [%]
Plastische Operationen				
An A. pulmonalis *und* Bronchus	71	45	23	14
Am Bronchus	93	68	50	34
An der A. pulmonalis	28	52	25	19
Nichtplastische Operationen zur Vermeidung der Pneumonektomie				
Lobektomie mit Keilresektion aus angrenzendem Lappen	12	50	25	
Keilresektion zur Vermeidung der Lobektomie				
Segmentresektion	28	70	30	20

*Schätzung der Überlebensraten nach Kaplan und Meier

Tabelle 8. Manschettenresektion am Bronchus. (Nach Abb. 2 [28])

Autor	Rohrbach-HD [28]	Bennett-Smith [2]	Weisel [29]		Jensik [11]
Anzahl der Patienten [n]	112	96	70		54
Letalität (30 Tage) [%]	8,9	7,5	11,4		7,4
Fünfjahres-überlebensrate [%]	34 (alle Stadien)	34 (alle Stadien)	Stadium I Stadium II Stadium III	43 31 22	25,9 (alle Stadien)
Lokalrezidiv [%]	15,8	48	42		7

Tabelle 9. Keilresektionen. (Nach Abb. 3 [28])

Autor	Rohrbach-HD [28]	Thomsen v. Windheim [24, 30]	Kurpat [12]	Hoffmann [8]]	Jensik [10]
Anzahl der Patienten [n]	40	88	70	33	168
Letalität (30 Tage)	2 (5%)	1 (1,1%)			3 (1,8%)
Fünfjahres-überlebens-rate [%]	20	34,7	35	26	Nicht vergleichbar
Lokalrezidiv [%]	21,4	18,1	2,9	11	

nicht möglich. Plattenepithelkarzinome, Großzell- und Riesenzellkarzinome ab Stadiengruppierung II sollten in jedem Falle nachbestrahlt werden. Für das Adenokarzinom im fortgeschrittenen Stadium kann keine generelle Anweisung gegeben werden. Kleinzellige Karzinome werden nach den Richtlinien der internistischen Tumortherapie behandelt.

Die Indikation zu einer primär palliativen Operation ist die Beseitigung von Beschwerden und Verbesserung der Lebensqualität, nicht jedoch die Lebensverlängerung. Eine Übersicht möglicher konservativer operativer Maßnahmen gibt die Tabelle 11. Die Entscheidung ist stets individuell auf der Basis großer klinischer Erfahrung und einer Absprache im interdisziplinären Konsilium zu treffen.

Tabelle 10. Operationsletalität bei Bronchialkarzinom nach organsparenden Operationen (Heidelberg-Rohrbach 1973-1980). (Nach Abb. 5 [28])

	n	Innerhalb 30 Tagen postoperativ Verstorbene Zahl	Arrosion	Kardial	Pulmonal	
Plastische Operationen zur Vermeidung einer Pneumonektomie						
An A. pulmonalis und Bronchus	88	15	1	3	10	+1 gastrointestinale Blutung
Am Bronchus	112	10	7	1	2	
An der A. pulmonalis	36	4		1	3	
Nichtplastische Operationen zur Vermeidung einer Pneumonektomie						
Lobektomien mit Keilresektion aus angrenzendem Lappen	12	3		1	2	
Operationen zur Vermeidung einer Lobektomie						
Segmentresektion	40	2		1	1	

Die Nachsorge im Anschluß an die operative Therapie des Bronchialkarzinoms aus chirurgischer Sicht ergibt sich wie folgt:

Thoraxröntgenaufnahme 6 Wochen nach Entlassung aus dem Krankenhaus, dann 3 Jahre lang alle 3 Monate Kontrolle, vom 4. bis 5. Jahr alle 6 Monate. Ab 5. Jahr jährliche Kontrollen. Zusätzliche Untersuchungen insbesondere bei Rezidivverdacht nach onkologisch-internistischen Gesichtspunkten. Bei der jeweiligen Nachsorge sind die Folgen des operativen Eingriffs, insbesondere nach Pneumonektomie, gegenüber einer Rezidivsymptomatik abzugrenzen. Insbesondere die langsam einsetzende Dyspnoe, einhergehend mit einer diskreten diffusen Verschattung des Restparenchyms als operative Folge durch chronische Stauung mit langsamer Entwicklung eines Rechtsherzversagens, kann gegenüber einer Lymphangiosis carcinomatosa schwierig abzugrenzen sein. Die Verziehung des Mediastinums mit den zugehörigen Organabschnitten, auch subdiaphragmal gelegener Abdominalorgane, kann unklare, schwer zu deutende Symptome verursachen, die wiederum verwechselt werden können.

Literatur

1. Ashor GL, Kern WH, Meyer BW, Lindesmith GG, Stiles QR, Tucker BL, Jones JC (1975) (1975) Long-term survival in bronchogenic carcinoma. Thorac Cardiovasc Surg 70:581-589
2. Bennett FW, Smith RA (1978) A twenty-year analysis of the results of sleeve resection for primary bronchogenic carcinoma. J Thorac Cardiovasc Surg 76:841
3. Berndt H (1969) Behandlungsergebnisse bei zufällig entdeckten und symptomlosen Bronchialkarzinomen. Dtsch Med Wochenschr 94:1559
4. Brock R (1975) Long survival after operations for cancer of the lung. Br J Surg 62:1

Tabelle 11. Komplikationen des Bronchialkarzinoms und palliative therapeutische Maßnahmen

Symptomatik	Ursache/Befall	Palliative Chirurgie[a]
Dyspnoe	Stenosierung von Bifurkation und Trachea	Elektrochirurgisch-endoskopische Tumorabtragung mit oder ohne Bougierung. Bifurkationsresektion und prothetischer Ersatz
	Ventilmechanismus (obturierender Tumor an Haupt-, Lappen- und Segmentbronchien)	Resektion des befallenen Lungenabschnittes
	Lymphangiosis carcinomatosa (sarkomatosa)	Keine
	Ausgedehnter Pleuraerguß	Punktion/Saugdrainage (Cave! starker Eiweißverlust) Pleurektomie
Husten/Auswurf Eitrig	Tumorkaverne, Tumorbronchiektasie (Bronchusobturation)	Parenchymresektion
	Bronchotracheal/Ösophagusfistel	Gastrostomie (z.B. Witzelfistel), retrosternale Koloninterposition oder ähnliches Verfahren als Bypass, sind nur bei sehr gutem AZ möglich
Blutig	Tumorarrosion von Lungengefäßen	Lungenparenchymresektion
	Tumorarrosion intrathorakaler Gefäße	Keine
Schmerzen	Lymphknotenmetastasen der Supraklavikulargruben (Gefahr der Exulzeration)	Chirurgische Ausräumung
	Pancoast-Syndrom (Tumorkuppeninvasion)	Atypische Lungenparenchymresektion in Kombination mit Thoraxwandresektion
	Thoraxwandschmerz durch lokale Tumorinvasion	Interkostalblockade, Interkostalnervendurchtrennung, kombinierte Lungen- und Thoraxwandresektion
	Pleuratumor	Pleurektomie
	Befall der Brustwirbelsäule mit oder ohne drohende Querschnittssymptomatik	Röntgenbestrahlung, gelegentlich operative Wirbelkörperstabilisierung
Obere Einflußstauung	Oberer Hohlvenenverschluß	Tumorresektion und V.-cava-Plastik, Bypass
	Perikarderguß	Perikardpunktion, transthorakale Perikardfensterung
Dysphagie	Ösophaguskompression	Ösophagusschienung durch Tubuseinlage oder Gastrostomie (z.B. Witzelfistel), retrosternaler Digestionsbypass, nur bei gutem AZ möglich

[a]Vor Einleitung chirurgischer Maßnahmen ist je nach Art des zugrundeliegenden Tumors gegenüber den Möglichkeiten konservativer Therapieverfahren abzuwägen!

5. Cohen MH, Selawry OS (1975) Bronchogenic carcinoma: Prognostic factors and criteria of response. Cancer therapy. Raven, New York, p 185-196
6. Drings P (1980) Durchführung und Problematik des Staging beim Bronchialkarzinom. Onkologie 3:104
7. Fox W, Scadding IG (1975) Medical research council comparative trial of surgery and radiotherapy for primary treatment of small-celled or oat-celled carcinoma of the bronchus. Lancet II:63
8. Hoffmann TH, Ransdell HT (1980) Comparison of lobectomy and wedge resection for carcinoma of the lung. J Thorac Cardiovasc Surg 79:211
9. Jenny H (1971) Histologie, Tumorstadien, Lebenserwartung beim Bronchialkarzinom. Thoraxchirurgie 19:244
10. Jensik RJ, Faber PL, Milloy FJ (1972) Sleeve lobectomy for carcinoma. J Thorac Cardiovasc Surg 64:400
11. Jensik RJ, Faber PL, Kittle FC (1979) Segmental resection for bronchogenic carcinoma. Ann Thorac Surg 28:475
12. Kurpat D, Bredel P, Metzger B (1980) Keilresektion beim Bronchialkarzinom. Z Erkr Atmungsorgane 155:41
13. Linder F, Jagdschian V (1959) Rundherde der Lunge. Langenbecks Arch Chir 292:371
14. Maaßen W (1976) Ergebnisse und Bedeutung der Mediastinoskopie und anderer thoraxbioptischer Verfahren. Springer, Berlin Heidelberg New York
15. Mountain CF, Hermes KH (1979) Management implications of surgiacl staging studies. In: Muggia M, Rozencweig M (Hrsg) Lung cancer: Progress in therapeutic research, vol 11. Raven, New York, p 233
16. Müller KM (1980) Problematik der histologischen Klassifikation des Bronchialkarzinoms. Onkologie 3:127
17. Paulson DL, Reisch JS (1976) Long-term survival after resection for bronchogenic carcinoma. Ann Surg 184:324-332
18. Pichlmaier H, Junginger T, Sommer B (1973) Das sogenannte inoperable Bronchialkarzinom. Dtsch Med Wochenschr 98:347
19. Salzer G (1967) Klinische Überlegung zur Histologie des Bronchialkarzinoms. Thoraxchirurgie 15:121
20. Salzer G (1971) Die Problematik der histologischen Klassifikation des Bronchialkarzinoms. Thorxchirurgie 19:423
21. Shields TW, Higgins GA, Keehn RJ (1972) Factors influencing survival after resection for bronchial carcinoma. J Thorac Cardiovasc Surg 64:391-399
22. Stanford W, Spirey CG Jr, Larsen GL, Alexander JA, Besich WJ (1976) Results of treatment of primary carcinoma of the lung. J Thorac Cardiovasc Surg 72:441-449
23. TNM-Klassifikation der Malignen Tumoren (1979) Herausgeber: Deutschsprachiges TNM-Komitee, 3. Aufl. Springer, Berlin Heidelberg New York
24. Thomsen P (1978) Überlebenschancen beim ökonomisch resezierten Karzinom der Lunge anhand von 88 Fällen des Krankenhauses Großhansdorf in den Jahren 1967-1972. Prax Klin Pneumol 32:665
25. Toomes H, Vogt-Moykopf I (1978) Transmediastinale Pleurotomie. Thoraxchirurgie 26:297
26. Toomes H, Delphendahl A, Manke H-G, Vogt-Moykopf I (1981) Differentialdiagnose und Beurteilung des solitären Lungenrundherdes. Dtsch Aerztebl 37:1717-1722
27. Vincent GR, Takita H, Lane WW, Gutierrez AC, Pickren JW (1976) Surgical therapy of lung cancer. J Thorac Cardiovasc Surg 71:581-591
28. Vogt-Moykopf I, Abel U, Heinrich S, Toomes H, Wesch H (1981) Organsparende Operationsverfahren beim Bronchial-Carcinom, Ergebnisse. Langenbecks Arch Chir 355:117-122
29. Weisel RD, Cooper JD, Delarue NC, Theman TE, Todd TRJ, Pearson GF (1979) Sleeve lobectomy for carcinoma of the lung. J Thorac Cardiovasc Surg 78:839
30. Windheim K von (1978) Sind gewebserhaltende Resektionsverfahren bei bronchopulmonalen Krebserkrankungen vertretbar? Thoraxchirurgie 26:304

Nil nocere in der Primärtherapie des Mammakarzinoms

B. Henningsen

Die im letzten Jahrzehnt immer wieder affektbetonte Diskussion über die Therapie des Mammakarzinoms legt es nahe, an einige Gedankengänge zu erinnern, die Eugen Bleuler vor etwa 50 Jahren in seinem Buch über das autistisch-undisziplinierte Denken in der Medizin niederschrieb:

"Wo gegenüber affektbetonten Problemen Erfahrung und Logik nicht ausreichen, hilft man sich von jeher mit autistischem Denken, das Wirklichkeiten und Wahrscheinlichkeiten aktiv ignoriert, wenn nicht schon bloße Nachlässigkeit im Denken die Schwierigkeiten verhüllt oder mehr zufällig eine Scheinlogik zugunsten des gewünschten Zieles hervorgebracht hat."

An anderer Stelle führt er weiter aus:

"Komplexgründe verschiedener Art fließen zusammen mit dem oft recht offensichtlichen Bestreben, mit den Wölfen zu heulen, nichts Auffallendes zu machen, diejenige therapeutische Krawatte zu tragen, die allgemein Mode ist. Man ist dann vor vielen Diskussionen sicher, und namentlich die Verantwortlichkeiten sind so am geringsten. Es ist aber auch am bequemsten für das Denkorgan. Und vor allem befriedigt es die philiströse Abneigung gegen das Neue..."

"Das Gegenteil, daß man durchaus etwas Besonderes haben will, gehört meiner Erfahrung nach nicht so sehr in das Gebiet des autistischen Denkens, wie in das des bewußten Konkurrenzkampfes, wenn es nicht wie gewöhnlich ganz unschuldig und zufällig ist, indem jeder Arzt natürlich auch seine besonderen Erfahrungen hat und oft aus guten Gründen das eine oder andere Mittel bevorzugt oder es mit besonderem Geschick anwenden kann..."

"Die speziell dem Gelehrten angehörigen Komplexe müssen aber auch hinzugezählt werden. Das Bedürfnis, so viel wie möglich zu verstehen, führt den Arzt wie den Mythendichter der alten Zeit dazu, Zusammenhänge anzunehmen, die doch nicht so sicher sind, wie er glauben möchte...
Er kommt auch in Enthusiasmus für oder gegen eine neue Idee und handelt danach, ganz vergessend, daß die Wissenschaft mit Enthusiasmus nichts zu tun haben sollte. Dieser kann ihn nicht nur dazu verführen, mehr oder weniger leichte Verdrehungen in eine Polemik hineinschliechen zu lassen, sondern auch wissenschaftliche Diskussionen ins Publikum zu tragen, das natürlich in seiner Blindheit am besten das definitive und allein richtige Urteil abgibt wie ein Schwurgericht."

Bleuler beschreibt jedoch nicht nur die Vielzahl der Irrwege, in die das autistische Denken führen kann, sondern er zeigt Möglichkeiten auf, diese zu vermeiden, um zu einem disziplinierten Denken zu gelangen. Eine seiner wichtigsten Empfehlungen ist die der Kooperation. Er führt dazu aus:

"Besonders wichtig ist aber die Organisation gemeinsamen Vorgehens bei der nämlichen Aufgabe. Und das nicht bloß um das Material zu vergrößern und zu ergänzen, sondern vor allem um selbst klarer zu werden, um alle Fehlerquellen zu Bewußtsein zu bekommen und richtig einzuschätzen. In gemeinsamer Besprechung, auch nur unter Zweien, wird unendlich vieles schärfer herausgehoben und umrissen, was der Einzelne verschwommen und niemals fertig denkt."

Mit diesen Feststellungen Bleulers befinden wir uns bereits mitten in der Besprechung des Schlüsselproblemes der Onkologie:

Wie können wir in einer Zeit so stürmischer Entwicklung aller beteiligten Disziplinen die optimale Betreuung des Tumorpatienten gewährleisten?

Die heute gültige Formel für die Lösung dieses Problemes lautet: Interdisziplinäre Arbeit in Krankenbetreuung, Forschung und Lehre.

Interdisziplinäre Arbeit und Weiterbildung ist heute für den Chirurgen erforderlich, um in der Primärtherapie des Mammakarzinoms den Grundsatz des Nil nocere erfüllen zu können.

Zur Kompensation der auf Tagungen und in Publikationen oft verwirrenden Meinungsvielfalt bezüglich der Therapie des Mammakarzinoms wurden von der Deutschen Gesellschaft für Chirurgie Empfehlungen erarbeitet, die dem praktisch tätigen Chirurgen eine Orientierung auf der Basis gesicherter Erkenntnisse ermöglichen sollten.

Bewußt wurde dabei der Darstellung des TNM-Systems besonders viel Beachtung geschenkt, denn die Klassifizierung des Ausbreitungsstadiums mit histologischer Absicherung der verwerteten Befunde kann alleine zu einer brauchbaren Einschätzung der Prognose führen und wird damit zur Basis des individuell zu gestaltenden Therapiekonzeptes.

Nil nocere in der Therapie des Mammakarzinoms heißt konkretisiert: Auf der einen Seite darf für die Patientin keine Heilchance durch unzureichende bzw. unvollständige Therapie versäumt werden. Auf der anderen Seite gilt es, die Therapiemaßnahmen dem Erkrankungsstadium so anzupassen, daß gewonnenes Überleben und Lebensqualität nicht durch überschießende Therapiemaßnahmen beeinträchtigt werden.

Da die Therapie des Mammakarzinoms zunächst eine chirurgische Therapie ist, sei festgestellt, daß weltweit ein eindeutiger Trend zugunsten der eingeschränkt radikalen Mastektomie nach Patey mit Erhaltung des M. pectoralis major festzustellen ist. Dies gilt allerdings grundsätzlich nur für die Fälle, in denen der Tumor von einem sicheren Drüsengewebsmantel umgeben ist, so daß die klassischen Regeln der Tumorchirurgie, nämlich Operation im Gesunden, eingehalten werden können. Bei Tumoren, die der Pectoralisfaszie nahekommen oder ihr gar aufsitzen, ist selbstverständlich auch heute noch die Mitnahme des M. pectoralis major zur lokalen Sanierung erforderlich.

Superradikale Eingriffe mit Entfernung beider Brustmuskeln, radikaler Achselhöhlenausräumung mit vollständiger Lymphbahnzerstörung und parasternaler Lymphknotenausräumung sind abzulehnen.

In bezug auf die axilläre Lymphknotendissektion wurde interdisziplinäre Denkweise speziell unter dem Gesichtspunkt der Radikalitätsdiskussion praktiziert. Während noch vor 5-7 Jahren ein deutlicher Trend zur alleinigen Mastektomie mit Strahlentherapie der Axilla festzustellen war, ist heute besonders auch durch die Forderungen der internistischen Onkologen in bezug auf ein exaktes histologisches Staging eine schonende Axillaausräumung weithin Bestandteil der Operationsmethodik. Die hierfür von Heidelberg aus propagierte operative Technik hat sich bewährt durch eine drastische Reduktion der Lymphödemrate.

Die Durchsetzung der schonenden Axillaausräumung im Sinne einer regionalen Sanierung einerseits und exakten Stagingoperation andererseits wird darüberhinaus dazu führen, daß in etwa 5-10 Jahren endlich Klarheit darüber herrschen dürfte, inwieweit die primäre Strahlentherapie nach einfacher Tumorektomie mit Hilfe der modernen Technik in der Lage ist, die heute mit chirurgischer Therapie erreichbaren Zehnjahresüberlebensziffern zu garantieren oder zu übertreffen.

Besonderes Augenmerk verdienen hierbei die Untersuchungen von Amalric und Spitalier, welche eine kurative Caesiumbestrahlung nach Tumorektomie mit axillärer Lymphknotendissektion vornehmen. In der Behandlungsserie von Amalric und Spitalier wird diese axilläre Stagingmaßnahme erst seit 5 Jahren durchgeführt, nachdem die bisherigen Ergebnisse der Arbeitsgruppe in der internationalen Diskussion wegen der mangelhaften Möglichkeiten zur Stadienklassifizierung nicht standhalten konnten.

Falls die bisherigen Daten dieser Arbeitsgruppe und anderer Autoren mit ähnlicher Primärbehandlungsstrategie sich auch in den Zehnjahresergebnissen bei entsprechend exakter Stadienklassifizierung bestätigen sollten, könnte sich hier eine vollständige Wende in der Primärbehandlung des Mammakarzinoms anbahnen. Einer interdisziplinären Arbeitsgruppe würde dann die Aufgabe zufallen, diejenigen histologisch belegten Tumorstadien exakt zu definieren, die den durch Strahlentherapie brusterhaltenden Behandlungsmaßnahmen zuzuführen wären.

Zum jetzigen Zeitpunkt befinden sich diese Therapieansätze noch eindeutig im Experimentalstadium, wobei allerdings dieses "Experiment am Menschen" aus ethisch-moralischer Sicht nicht nur zu verantworten, sondern sogar zu fordern ist. Allein durch die notwendige höchstmögliche Qualität solcher Studien in bezug auf Studienplanung und Studiendurchführung muß die Zahl solcher Experimentalserien begrenzt bleiben.

Während die Diskussion über die Strahlentherapie im Rahmen der Mammakarzinombehandlung als primäre Therapie erst am Beginn steht, da noch zu wenig verläßliche Daten hierfür vorliegen, wird die Rolle der Strahlentherapie als adjuvante Behandlungsmaßnahme nach adäquater chirurgischer Primärtherapie zunehmend nüchterner beurteilt. Der Automatismus einer obligaten Mammakarzinomnachbestrahlung ist an vielen Zentren einer eingeengten Indikation zur Nachbestrahlung gewichen. Es besteht Einigkeit darüber, daß für die Diskussion dieser Frage lediglich prospektiv gewonnene Daten bei sauberer Stadienklassifizierung Verwendung finden dürfen.

1978 veröffentlichten Scheurlen, Henningsen und Kuttig Fünfjahresergebnisse einer prospektiven Mammakarzinomnachbestrahlungsstudie, die gemeinsam von Radiologen und Chirurgen in Heidelberg getragen wurde[1]. Untersucht wurden zu diesem Zeitpunkt lediglich die rohen Fünfjahresüberlebensziffern, welche keine statistisch sicherbare Differenz zwischen den Gruppen der nachbestrahlten und nicht nachbestrahlten Mammakarzinompatientinnen ergab.

Die Bemühungen von Scheurlen um die Qualität der Heidelberger Strahlentherapiestudie führten dazu, daß die Daten der 142 Heidelberger Patientinnen in eine internationale Verbundauswertung unter britischer Federführung (Hayward und Forrest) einbezogen wurden (BCTCS = [Breast Cancer Trials Coordinating Subcommittee]).

---

[1] Literatur beim Verfasser

Die Publikation der Heidelberger Ergebnisse[2] einerseits wie auch der Gesamtdaten des BCTCS befindet sich in Vorbereitung.

Wesentliche Ergebnisse der Heidelberger Studie, welche in gleicher Weise auch in der umfangreichen BCTCS-Serie wiederkehren, seien im folgenden kurz dargestellt:

142 Patientinnen waren in der Zeit von Juni 1969 bis Mai 1972 in der chirurgischen Universitätsklinik in Heidelberg nach einer modifizierten radikalen Ablatio mammae in 2 Gruppen prospektiv randomisiert worden. Gruppe I erhielt postoperativ 50 Gy supraklavikulär (ventrales und dorsales Stehfeld) sowie eine Herddosis von 50 Gy parasternal (Pendelbestrahlung). In Gruppe II wurden die Patientinnen nicht nachbestrahlt. Randomisierung durch Zufallszahlen. Die Bestrahlung wurde in der Czerny-Klinik in Heidelberg durchgeführt. Für beide Gruppen bestand eine organisierte Nachsorge. Der Stichtag für die Zehnjahresauswertung war der 1.10.1980.

Trotz verschiedener Gruppenstärke zeigen die Patientenmerkmale in beiden Gruppen keine wesentlichen Unterschiede. Altersverteilung, Tumorstadium, Tumorlokalisation und Tumorhistologie sind vergleichbar (Tablle 1). Protokollverletzungen traten 13mal auf, dabei wurde 3mal

Tabelle 1. Patientengut und Behandlungsarten

	Gruppe I	[%]	Gruppe II	[%]
Histologisches Stadium I	45	53,6	30	51,7
Histologisches Stadium II	39	46,4	28	48,3
Klinische Stadien T_{1-2} N_oM_o	43	52	25	43,1
Übrige klinische Stadien	41	48	33	56,9
Lateraler Tumor	42	50	30	51,7
Medialer Tumor	13	15,5	14	24,2
Zentraler Tumor	11	13,1	5	8,6
Übrige	18	21,4	9	15,5
Carcinoma solidum	15	17,8	7	12,1
Duktales Ca.	20	23,8	10	17,2
Szirrhöses u. adenoszirrhöses Ca.	35	42	33	57
Alter bis 30			1	1,7
Alter 30-40	6	7,1	3	5,2
Alter 40-50	12	14,1	11	19
Alter 50-60	21	25	15	25,9
Alter 60-70	29	34,5	13	22,4
Alter 70-80	10	11,9	14	24,1
Alter 80-90	6	7,1	1	1,7

[2] Nachuntersuchungen und Auswertung durch W. Friedl und H. Scheurlen

gegen die Aufnahmebedingungen verstoßen. 10mal trat eine Protokollverletzung im Sinne einer Therapieabweichung auf. 9mal davon wurde eine vorgesehene Bestrahlung aus verschiedenen Gründen nicht durchgeführt. Nur eine Patientin wurde bestrahlt, ohne dafür vorgesehen zu sein. Die Auswertung wurde entsprechend der Randomisation durchgeführt.

Zentraler Untersuchungspunkt bei der Zehnjahresauswertung war die Überlebenszeit bzw. die Überlebensrate in beiden Gruppen. Wie Abb. 1 zeigt, läßt sich nach 10 Jahren keine Differenz zwischen beiden Gruppen sichern. Als Aussage resultiert, daß die beschriebene Nachbestrahlung keinen positiven Einfluß auf die Überlebensrate hat, betrachtet man das Gesamtkollektiv.

Als nächstes sollen die wichtigsten Untergruppen dargestellt werden (Abb. 2). Für die Patientinnen der Gruppe I und II mit negativem histologischem Lymphknotenbefund läßt sich während des gesamten Zehnjahreszeitraums keine Differenz in der Überlebensrate infolge Strahlenbehandlung nachweisen.

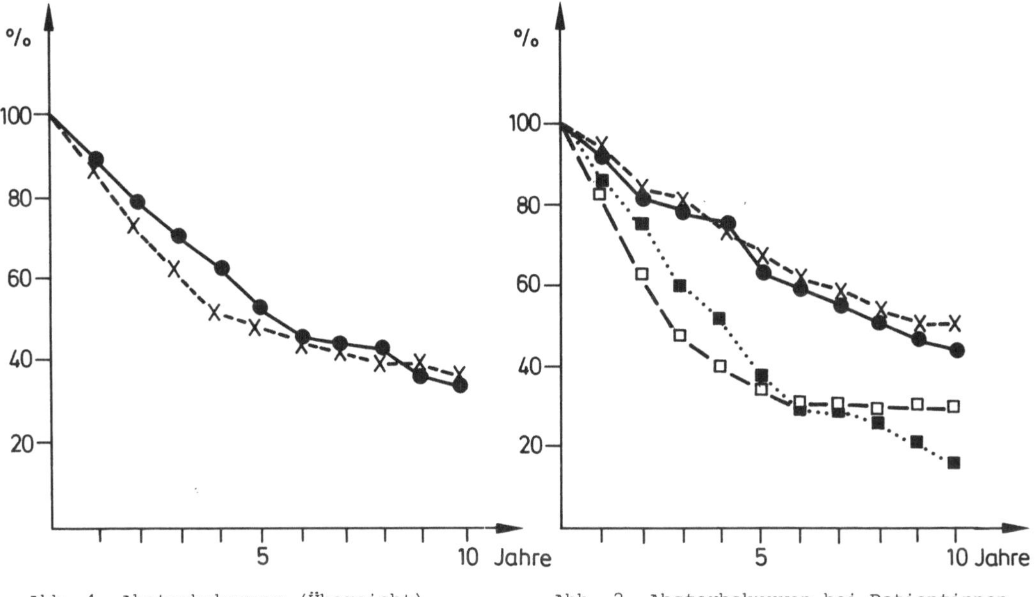

Abb. 1. Absterbekurven (Übersicht).
x——x Gruppe I (OP + Nachbestrahlung);
●——● Gruppe II (OP)

Abb. 2. Absterbekurven bei Patientinnen mit und ohne regionale Metastasen.
x——x Gruppe II N_0, ●——● Gruppe I N_0,
□——□ Gruppe I N_+, ■——■ Gruppe II N_+
(Gruppe I = OP + Nachbestrahlung,
Gruppe II = OP)

Für Patientinnen mit positivem axillärem Lymphknotenbefund ist ebenfalls ein günstiger Einfluß der Strahlentherapie nicht zu sichern.

Untersucht man die Prognose der Tumorpatientinnen in Abhängigkeit von der Tumorlokalisation, so fällt die schlechte Prognose der Patientinnen mit Karzinomen im oberen inneren Quadranten sowie in der zentralen Mammaregion auf. Für diese Tumorlokalisation bietet die Strahlentherapie offenbar eine Möglichkeit der Prognoseverbesserung (Tabelle 2).

Tabelle 2. Behandlungsergebnisse

Tumorlokalisation	Häufigkeit [%]	Überlebensrate [%]	Mittlere Überlebenszeit [%]	Überlebensrate Gruppe I (Mast.+Rad.) [%]	Überlebensrate Gruppe I (Mast.) [%]
Oberer innerer Quadrant	15,5	27,27	62,81	36,36	18,18
Unterer innerer Quadrant	5,63	62,5	94,37	50	75
Oberer äußerer Quadrant	41,55	44	69,4	40,6	48,14
Unterer äußerer Quadrant	9,86	42,8	63,6	37,5	50
Zentral	11,26	31,25	73,06	33,3	28,57
Diffus	4,22	0	14,83	0	0
Nicht zuzuordnen	11,97				

Die Lokalrezidivrate betrug für Patientinnen ohne Nachbestrahlung 17,2%, für Patientinnen mit Nachbestrahlung 13,1%, bei einem mittleren lokalrezidivfreien Intervall von 3 Jahren für die nichtbestrahlten und 2,4 Jahren für die bestrahlten Patientinnen. Hierbei ist zu berücksichtigen, daß keine Nachbestrahlung des Operationsfeldes der Brustwand vorgenommen wurde.

Regionale Lymphknotenmetastasen wurden bei den bestrahlten Patientinnen in 8,3% und den nichtbestrahlten Patientinnen in 8,6% nach im Mittel 2 bzw. 1,33 Jahren gefunden.

Unsere Ergebnisse zeigen, daß als Ziele für die Strahlentherapie im Sinne einer adjuvanten Maßnahme bei suffizienter chirurgischer Behandlung lediglich die Parasternalregion verbleibt, wenn man zunächst von der Lokalrezidivprophylaxe absieht. Eine Indikation zur Bestrahlung der Parasternalregion geben nach den vorgelegten Befunden spezielle Patientinnen ab, deren Tumor im oberen inneren Quadranten oder in der zentralen Mammaregion lokalisiert war.

Die Notwendigkeit einer Lokalrezidivprophylaxe durch Thoraxwandnachbestrahlung erscheint abhängig von der Qualität der Tumornachsorge, da zwar die Lokalrezidivrate drastisch gesenkt werden kann, die Überlebensraten dadurch jedoch nicht verbessert werden. Vielmehr ist es besonders wichtig, das Lokalrezidiv frühzeitig erkennen zu können, um dann die in fast allen Fällen wegen der zumeist bestehenden gleichzeitigen Fernmetastasierung notwendige systemische Therapie einzuleiten. Die lokale Therapie des Lokalrezidivs ist bei frühzeitiger Entdeckung unproblematisch.

Die hier nur skizzenhaft wiedergegebenen Befunde der Heidelberger Strahlentherapiestudie stehen für die Möglichkeiten einer interdisziplinären Bemühung in kleinerem Rahmen. Die angekündigte Publikation der gesamten BCTCS-Daten von ca. 6000 Patientinnen dürfte dazu führen, daß der Stellenwert der Mammakarzinomnachbestrahlung in unseren bisherigen Therapieplänen korrigiert wird. Sinnvollerweise könnte eine Kommission aus Strahlentherapeuten, Chirurgen und möglichst auch Gynäkologen die notwendigen Korrekturen vornehmen.

Der Grundsatz - nil nocere - wäre so am besten zu erfüllen.

Literatur

1. Amalric R, Spitalier JM (1973) Kurative Cäsium - 137 - Teletherapie des Brustkrebses. Erste 5 Jahresergebnisse. Strahlentherapie 145:513
2. Bleuler E (1975) Das autistisch-undisziplinierte Denken in der Medizin und seine Überwindung. Springer, Berlin Heidelberg New York
3. Patey DH, Dyson WH (1948) The prognosis of carcinoma of the breast in relation to the type of operation performed. Br J Cancer 2:7
4. Scheurlen H, Henningsen B, Kuttig H (1978) Mammacarcinom - Nachbestrahlung (Heidelberger Strahlentherapie-Studie). In: Schmähl D (Hrsg) Behandlung und Nachbehandlung des Mammacarcinoms. Thieme, Stuttgart S 102-103
5. Spitalier J, Brandone H, Ayme Y, Amalric R, Santamaria F, Seigle J (1977) Cesium therapie of breast cancer. A five year report on 400 consecutive patients. Radiat Oncol 2:231
6. Veronesi U (1977) Surgical treatment of primary breast cancer according to disease extent. In: Montague A, Stonesifer G, Levison E (eds) Breast Cancer. Liss, New York, pp 347-357

Plastische Eingriffe in der onkologischen Mammachirurgie

H. Krebs

Plastische Eingriffe im Rahmen der chirurgischen Onkologie befassen sich - neben Operationen an der Haut - besonders häufig mit Erkrankungen der Mamma. Auf Grund der differenzierten Behandlungsarten bei der Therapie des Brustkrebses, wie sie seit mehreren Jahren propagiert werden, fällt dem plastischen Chirurgen im Rahmen der Behandlung des Mammakarzinoms eine zunehmend wichtige Rolle zu.

Zu den plastischen Eingriffen in der Mammachirurgie zählen

1. Eingriffe zur Prophylaxe des Mammakarzinoms,
2. Operationsverfahren nach den Richtlinien der plastischen Chirurgie bei der Primärbehandlung des Brustkrebses;
3. Wiederaufbau der Brust nach Ablatio mammae und
4. plastisch-rekonstruktive Maßnahmen bei Spätfolgen des Mammakarzinoms.

Eingriffe zur Prophylaxe

Der subkutanen Mastektomie kommt als Prophylaxe des Mammakarzinoms eine wichtige Rolle zu. Durch diesen Eingriff läßt sich die Entstehung eines Mammakarzinoms bei bestimmten Erkrankungen der weiblichen Brust weitgehend vermeiden.

Indikationen zur subkutanen Mastektomie sind im wesentlichen

a) die fibrös-zystische proliferative Mastopathie,
b) rezidivierende Knoten der Mamma mit ausgedehnten Narben,
c) multiple intraduktale Papillome und
d) diffuse Verhärtungen in der Mamma, die lange Zeit bestehen und keine Rückbildungstendenz zeigen.

Eine weitere Indikation zur subkutanen Mastektomie kann, in sorgfältig ausgewählten und kontrollierten Fällen, das lobuläre Carcinoma in situ darstellen, während das invasive Mammakarzinom, sei es noch so klein, wegen der ungenügenden Radikalität keine Indikation zur subkutanen Mastektomie darstellt. Bei der Durchführung dieses Eingriffs ist von entscheidender Bedeutung, daß es sich tatsächlich um eine Mastektomie mit breiter Freilegung und totaler Entfernung des Drüsenkörpers handelt und daß nur im Bereich der Brustwarze zur Vermeidung einer Mamillennekrose etwas Gewebe zurückbleibt.

Im Anschluß an diesen Eingriff ist ein Wiederaufbau der Brust mittels einer Prothese möglich. Diese Kunststoffprothese wird - im Gegensatz zur Augmentationsplastik aus kosmetischer Indikation - zwischen Thoraxwand und Pektoralmuskulatur eingelegt. Die Implantation kann ein- oder zweizeitig durchgeführt werden. Die einzeitige Implantation stellt zwar den äußeren Aspekt der Brust sofort wieder her, dafür ist die zweizeitige Prothesenimplantation einige Monate nach der subkutanen Mastektomie weniger von Komplikationen belastet. Erleichtert wird die Prothesenimplantation in der 2. Sitzung mittels temporärer Einlage einer Siliconplatte als Platzhalter bei der Erstoperation. Handelt es sich um relativ große Mammae, ist die Implantation der Prothese mit einer Hautreduktionsplastik zu kombinieren. Wegen der relativ hohen Komplikationsrate nach Protheseimplantation im Anschluß an eine subkutane Mastektomie, ist die Indikation zu diesem Eingriff allerdings streng zu stellen.

Operationsverfahren nach den Richtlinien der plastischen Chirurgie bei der Primärbehandlung

Im Gegensatz zu früher mit dem kosmetisch unbefriedigenden, oft bis auf die Schulter hochziehenden Schnitt - der besonders, wenn eine postoperative Bestrahlung durchgeführt wurde, eine hohe Rate von postoperativen Lymphödemen des Arms zur Folge hatte - hat sich inzwischen bei der primären Behandlung des Mammakarzinoms die kosmetisch wesentlich günstigere quere oder leicht schräge bis zur vorderen Axillarlinie ziehende Inzision für die Ablatio mammae weitgehend durchgesetzt. Diese verbirgt einmal die Narbe unter einem BH oder Badeanzug, andererseits vermeidet sie weitgehend die Entstehung eines postoperativen Lymphödems, besonders dann, wenn eine postoperative Strahlentherapie nicht durchgeführt wird und durch Einlage einer Redondrainage Wundhämatome und Infekte im Bereich der Operationswunde vermieden werden und das Gewebe in der Axilla ohne völlige Freilegung der Gefäße und des Plexus atraumatisch behandelt wird. Allerdings darf diese kosmetische Inzision für die Ablatio mammae nicht auf Kosten der Radikalität gehen, da es in diesen Fällen unweigerlich zum Auftreten eines lokalen Rezidivs kranial der Narbe kommt. Der äußere Aspekt läßt sich außerdem durch das inzwischen übliche Belassen des M. pectoralis major im Sinne der modifizierten radikalen Mastektomie gegenüber früher verbessern, wobei allerdings zu beachten ist, daß bei Tumoren, die der Fascia pectoralis major aufsitzen, und bei großen Tumoren (über 3 cm Durchmesser) der M. pectoralis major aus Radikalitätsgründen mitgenommen werden muß.

Plastisch-chirurgische Eingriffe bei der primären Behandlung des Mammakarzinoms sind angezeigt, wenn es sich um relativ große Geschwülste handelt, bei denen nach radikaler Entfernung der Mamma und der Brust ein Hautdefekt resultiert, der sich primär nicht schließen läßt. In diesen Fällen ist entweder eine Spalthautlappenplastik oder ein lokaler Verschiebelappen, wie er bei der Behandlung von Spätfolgen des Mammakarzinoms nachfolgend beschrieben wird, indiziert.

Trotz aller geschilderten Vorteile, die Ablatio mammae nach plastischen Grundsätzen durchzuführen, ist stets darauf zu achten, daß auch bei der Behandlung des Mammakarzinoms die Radikalität vor kosmetischen Gesichtspunkten unbedingt Vorrang zu haben hat.

Wiederaufbau der Brust nach Ablatio mammae

Die Rekonstruktion der weiblichen Brust nach der Behandlung eines Mammakarzinoms durch Amputation gewinnt in den letzten Jahren eine ständig zunehmende Bedeutung. Der Chirurg wird daher in zunehmendem Maße mit der Frage eines Wiederaufbaus der weiblichen Brust konfrontiert. Die Wiederherstellungsmöglichkeit hängt weitgehend von der anatomischen Ausgangssituation ab. Der Wiederaufbau ist um so leichter, je mehr gesunde Haut und Muskulatur vorhanden sind. Die Indikation sollte abhängig von dem morphologischen Befund und dem zeitlichen Abstand von der Mastektomie gestellt werden. Bei einer Ablatio mammae ohne Nachbestrahlung wegen eines nichtinfiltrierenden duktalen oder lobulären Carcinoma in situ kann die Mammarekonstruktion unverzüglich durchgeführt werden. Bei einem infiltrierenden Karzinom ohne histologischen Befall der Achsellymphknoten sollte in der Regel der Zeitraum zwischen Wiederaufbau der Brust und Ablatio mammae 5 Jahre betragen, in ausgewählten Fällen kann man bei jüngeren Frauen mit Frühkarzinomen schon nach etwa 3 Jahren operieren. In den USA erfolgt der Wiederaufbau der Brust bei Stadien T_{0-1} N_0 M_0 entweder sofort oder nach 6-12 Monaten. Bei Befall axillärer Lymphknoten sollte eine Wiederaufbauplastik der weiblichen Brust unterlassen werden.

Für die Rekonstruktion eignen sich im wesentlichen Rotationslappen aus der Umgebung - entweder mit einem lateral gestielten Lappen nach Pierer oder einem medial gestielten Lappen nach Bohmert - oder als Fernlappen die Latissimusplastik. Nach Ersatz der fehlenden Hautgewebskapsel mit einem dieser Verfahren kann in 2. Sitzung nach einigen Wochen eine Siliconprothese in der erforderlichen Größe implantiert werden. Liegt eine Strahlenschädigung im Bereich der vorderen Thoraxwand nach Ablatio mammae vor und ist auch der M. pectoralis mitentfernt worden, bietet oft der myokutane Latissimuslappen günstigere Voraussetzugen für die Wiederherstellung der Hautweichteildecke zur sekundären Aufnahme der Prothese, da dieser Lappen auch einen Muskel enthält.

Eine spezielle Methode bietet die von Bostwick empfohlene Latissimuslappenplastik, bei der ein aus Haut und einem Teil des M. latissimus bestehender Lappen von dorsal her durch einen subkutanen Tunnel in den Defekt hindurchgezogen wird. Vorteile dieses Verfahrens sind wesentlich weniger auffällige Narben, als bei der üblichen myokutanen Latissimuslappenplastik.

Bei querverlaufender Narbe mit intakter Haut kann die Mammaprothese ohne Lappenplastik direkt im Narbenbereich implantiert werden.

Die Rekonstruktion der Brustwarze erfolgt entweder durch eine Mamillentransposition von der gesunden Brust und Wiederherstellung des Warzenhofs durch ein Spalthauttransplantat vom Oberschenkel, oder mittels Tätowierung. Die Mamillenrekonstruktion sollte nicht in gleicher Sitzung wie der Brustaufbau erfolgen, sondern erst etwa 2 Monate später, da die wiederaufgebaute Brust erst nach dieser Zeit ihre endgültige Form erhält.

Plastische Eingriffe bei Spätfolgen

Mit Spätfolgen des Mammakarzinoms wird der plastische Chirurg besonders häufig konfrontiert, sei es wegen der Behandlung eines Strahlenulkus oder eines lokalen Rezidivs. Das Ulcus radiologicum wurde bis vor wenigen Jahren als häufige Folge einer konventionellen Nachbestrahlung beobachtet und bedurfte oft plastisch-chirurgischer Eingriffe zur Beseitigung des meist tiefen, gangränösen und verjauchten Geschwürs. Erfreulicherweise hat die Zahl der Strahlenulzera seit dem Übergang auf die Behandlung mit Megavoltgeräten abgenommen, so daß Strahlenschädigungen, die einer operativen Behandlung bedürfen, heute seltener beobachtet werden. Läßt sich ein Ulcus radiologicum mit konservativen Maßnahmen nicht beherrschen, kommt als alleinige erfolgversprechende

Maßnahme eine Exzision der strahlengeschädigten Haut mit anschließender plastischer Deckung in Frage, wozu Schwenklappenplastiken, die Transposition der gesunden Brust und die Omentumtransposition geeignet sind. Die Transplantation von Spalthautlappen führt in der Regel zu einem Mißerfolg, da die transplantierte Haut auf dem strahlengeschädigten, schlechten Untergrund so gut wie nie anheilt. Nur das Heranbringen gesunder, nicht bestrahlter Haut aus der Umgebung ist in der Regel in der Lage, das Ulkus mit einem gutem kosmetischen Resultat zu beseitigen.

Dem lokalen Mammakarzinomrezidiv kommt unter den Spätkomplikationen besondere Bedeutung zu, führt es doch in über 90% der Fälle innerhalb von 2 Jahren zu einer Generalisierung und damit zu einem nicht mehr zu beherrschenden Leiden. Das Lokalrezidiv nach der Behandlung eines Brustkrebses tritt je nach Tumorstadium in 1-66% der Fälle auf, in mehr als der Hälfte in den ersten beiden Jahren. Es ist abhängig von der Größe des Primärtumors, dem Befall der axillären Lymphknoten und von der Art der primär durchgeführten Therapie. Zur Zeit ist es noch umstritten, ob das Mammakarzinom nur das Indiz einer bereits eingetretenen Fernmetastasierung ist, oder ob die Fernmetastasierung vom lokalen Rezidiv ausgeht. Da auch auf Grund eigener Erfahrungen die letztere Annahme wahrscheinlicher ist, muß der möglichst radikalen Behandlung des Rezidivs der Vorzug gegeben werden.

Seiner Form nach entwickelt sich das Lokalrezidiv als disseminierte Hautmetastase, seltener als isolierter Tumorknoten oder als exulzeriertes Karzinom. Der Radikalität bei der Primärbehandlung des Brustkrebses kommt eine ganz entscheidende prophylaktische Bedeutung zur Vermeidung eines Lokalrezidivs zu. Zur Vermeidung disseminierter Hautmetastasen muß schon primär ausreichend im Gesunden exzidiert werden, zumal keine Behandlung solcher Metastasen einen dauerhaften Erfolg verspricht. Die radikale Entfernung des Mammakarzinoms ohne Rücksicht auf die dadurch evtl. auftretende Schwierigkeit der Defektdeckung ist daher oberstes Gesetz. Im Gegensatz zu disseminierten Metastasen sind der isolierte Tumorknoten und das exulzerierte Karzinom die Domäne der chirurgischen Behandlung. Die Erfolgschancen sind hier sogar etwas besser als bei der Behandlung von primären Großgeschwülsten, sofern man ausreichend radikal vorgeht.

Bei der Behandlung des Mammakarzinoms wird heute der Psyche der Frau eine besonders große Bedeutung zuerkannt und aus diesem Grunde von manchen Chirurgen, häufiger noch Gynäkologen, im Gegensatz zu der bei allen anderen Krebserkrankungen geforderten, radikalen Therapie, einem eingeschränkten Operationsverfahren, u.U. mit Erhaltung der Brust, der Vorzug gegeben. Wenn man sich aus psychischen Gründen zu einem eingeschränkten, nicht sicher radikalen Eingriff entschließt, muß man sich darüber im Klaren sein, daß hierbei die Rate der lokalen Rezidive eindeutig höher ist, wie es auch Atkins [1] in seiner Studie nachweisen konnte. Auf Grund eigener Erfahrungen bei einer großen Zahl von ausgedehnten lokalen Rezidiven konnte ebenfalls festgestellt werden, daß so gut wie alle diese Patienten primär ungenügend radikal mit eingeschränkten Operationsverfahren behandelt wurden, oder daß der Ersteingriff wegen primärer Großtumoren erfolgte. Das Gleiche gilt für das Auftreten von Metastasen im Bereich der Axilla, die so gut wie nie nach sorgfältiger Axillaausräumung beobachtet werden. Der sekundären Axillaausräumung mit Entfernung der exulzerierten, meist strahlengeschädigten Haut in der Axilla, muß eine plastische Deckung durch Schwenkklappenplastik folgen.

Mißt man der Psyche bei der Behandlung des Brustkrebses eine so entscheidende Rolle zu, muß man auch zugestehen, daß die psychische Belastung beim Auftreten des lokalen Rezidivs mindestens genau so groß ist wie bei der Brustamputation, da dieses doch augenscheinlich die fortschreitende Erkrankung zeigt und die Hoffnung zunichte macht, mit der Erstoperation vom Brustkrebs geheilt zu sein. Unter den Spätfolgen des Mammakarzinoms stellt das Lokalrezidiv wohl die größte psychische Belastung dar, denn im Gegensatz zu Fernmetastasen wird es von der Patientin tagtäglich wahrgenommen. In den letzten Jahren ist eine deutliche Zunahme ausgedehnter lokaler Rezidive nach der Behandlung eines Mammakarzinoms festzustellen, obwohl die Voraussetzungen für die Heilung in Folge der heute vorhandenen Möglichkeiten der Früherkennung, der intensiven Aufklärung und der Tatsache, daß heute kleinere Mammakarzinome als früher operiert werden, besser sind. Zu erklären ist dies auf Grund der zahlreichen empfohlenen und häufig nicht radikal genug durchgeführten primären Eingriffe bei der Behandlung des Brustkrebses. Mit Leis kann gesagt werden, daß eine zu radikale Behandlung des Mammakarzinoms höchstens zu einem schlechten kosmetischen Ergebnis führt, während eine zu konservative Behandlung für das Mammakarzinom fatal endet. Unter diesem Gesichtspunkt ist stets die Frage zu prüfen, ob die Ästhetik über die Radikalität wirklich Priorität haben sollte.

Ist es zu einem lokalen Rezidiv gekommen, sollte unverzüglich bei der knotigen Form und dem Ulkuskarzinom eine operative Behandlung durchgeführt werden (Abb. 1, Abb. 2).

Für die Therapie des lokalen Mammakarzinomrezidivs werden heute immer noch verschiedentlich die lokale Exzision und Nachbestrahlung empfohlen. Dieses Vorgehen hat jedoch den Nachteil der nicht sicheren Ausrottung des Tumors und der Entwicklung eines Strahlenulkus. Im Gegensatz hierzu ist die sofortige radikale Entfernung des gesamten befallenen Areals mit anschließender plastischer Deckung des Sekundärdefekts wesentlich günstiger. Nur hierbei kann der nötige Abstand von mindestens 3 cm vom Tumorrand eingehalten werden. Bei Rezidiven ohne Infiltration in die Thoraxwand genügt eine Exzision bis auf die Rippen. Ist die Thoraxwand befallen, muß diese en bloc unter Mitnahme der Rippen, der Pleura parietalis, evtl. auch unter Mitentfernung von Teilen des Sternums, mitreseziert werden.

Nach solch einem Vorgehen muß der Thorax vor der plastischen Deckung mit Kutis oder einem Kunststoffnetz abgedichtet werden. Der danach vorhandene Defekt benötigt das Heranführen gesunder Haut aus der Umgebung als Verschiebe- oder Schwenklappen, eine Mamma- oder Omentumtransposition (Abb. 3). Der Rotationslappen vom Abdomen her ist am bekanntesten, sein Vorteil ist die große Variabilität und Elastizität. Liegt ein großer Defekt mit Verlust des Muskels vor, kann mit gutem Erfolg auch die bereits für den Mammaaufbau empfohlene myokutane Latissimusplastik durchgeführt werden. Wenn auch die verschiedenen Lappenplastiken eine ausgezeichnete Methode darstellen, bietet auch die Verlagerung des Omentum majus in geeigneten Fällen eine sehr gute Möglichkeit der Defektdeckung, insbesondere, wenn bei der Mastektomie die thorakodorsalen Gefäße ligiert wurden, eine Strahlenschädigung der Thoraxwand besteht oder ein stark infiziertes Lokalrezidiv vorliegt. Die Omentumtransposition belastet die Patientin kaum mehr als eine ausgedehnte Lappenplastik, allerdings sind mindestens 2 Operationen notwendig (Abb. 4, Abb. 5).

In erster Sitzung wird nach radikaler Exzision des Lokalrezidivs das mittels Laparotomie mobilisierte Omentum subkutan in den Defekt eingeschlagen, in etwa 2 Wochen wird das inzwischen gut granulierende Omentum majus mit Spalthauttransplantaten gedeckt. Bei entsprechenden Beschwerden durch das hochgezogene Netz und die notwendige Lücke in der Faszie empfiehlt sich nach etwa 6 Wochen die Durchtrennung des

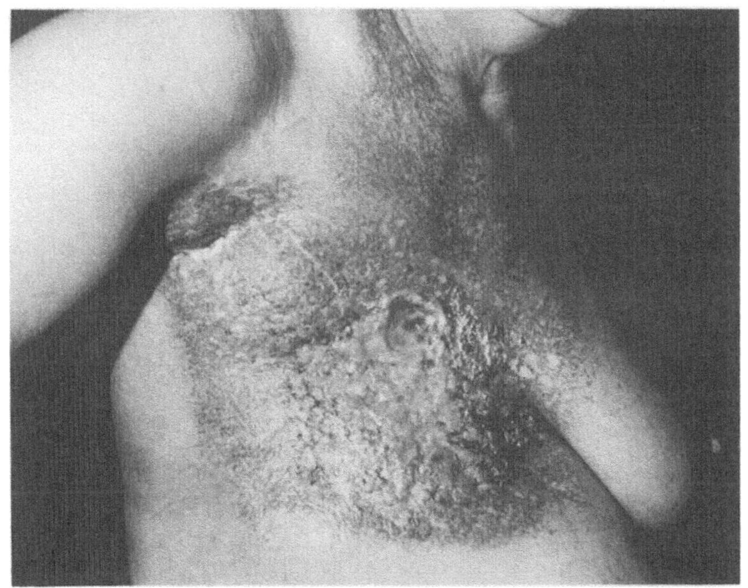

a

b

Abb. 1. a Tiefes Strahlenulkus nach Mammaamputation und b Befund 5 Jahre nach Transposition der kontralateralen Mamma

Omentumstiels und der Verschluß der Faszienlücke. Zurückhaltend mit der Omentumtransposition sollte man allerdings bei vorausgegangenen Laparotomien sein.

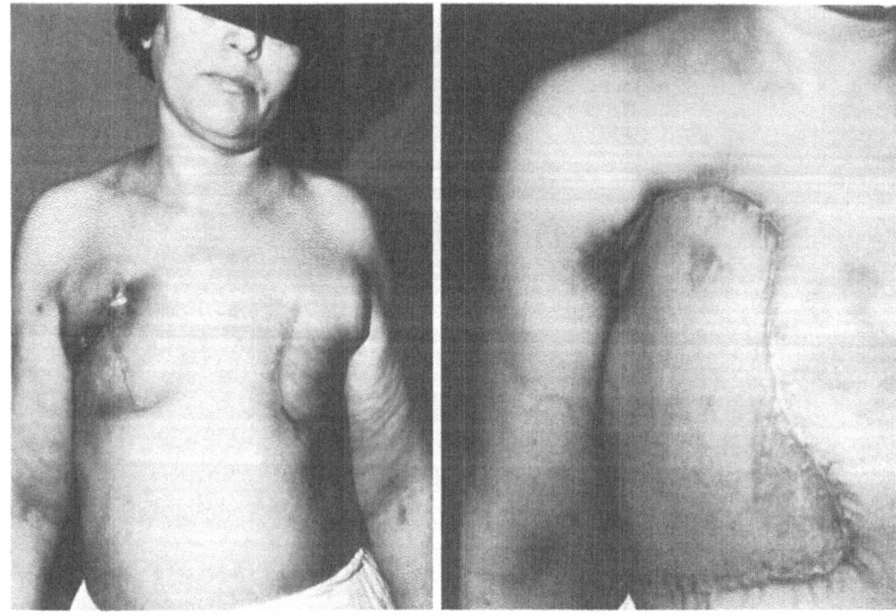

a b

Abb. 2. a Ausgedehntes Lokalrezidiv nach Ablatio simplex auf beiden Seiten, b Befund nach Verschiebelappenplastik

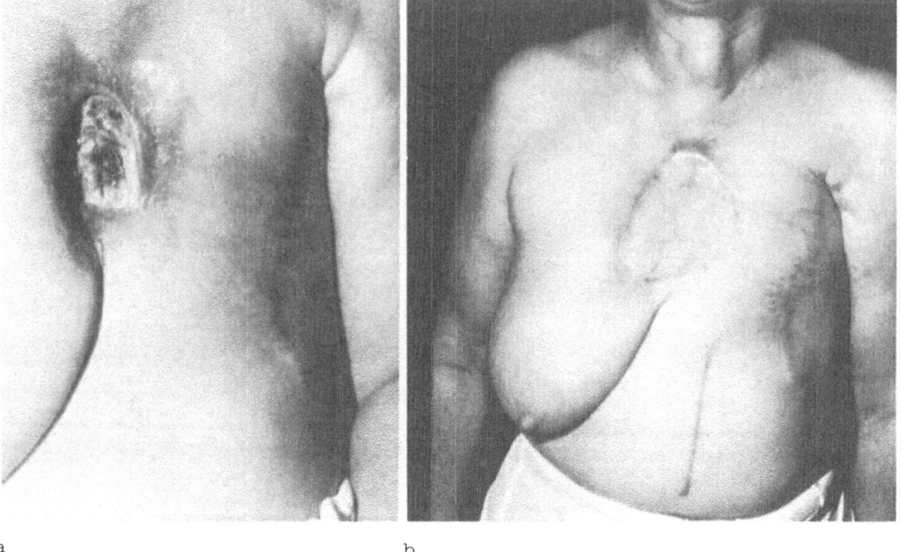

a b

Abb. 3. a Prästernales Ulkuskarzinom, b Befund nach Omentumtransposition

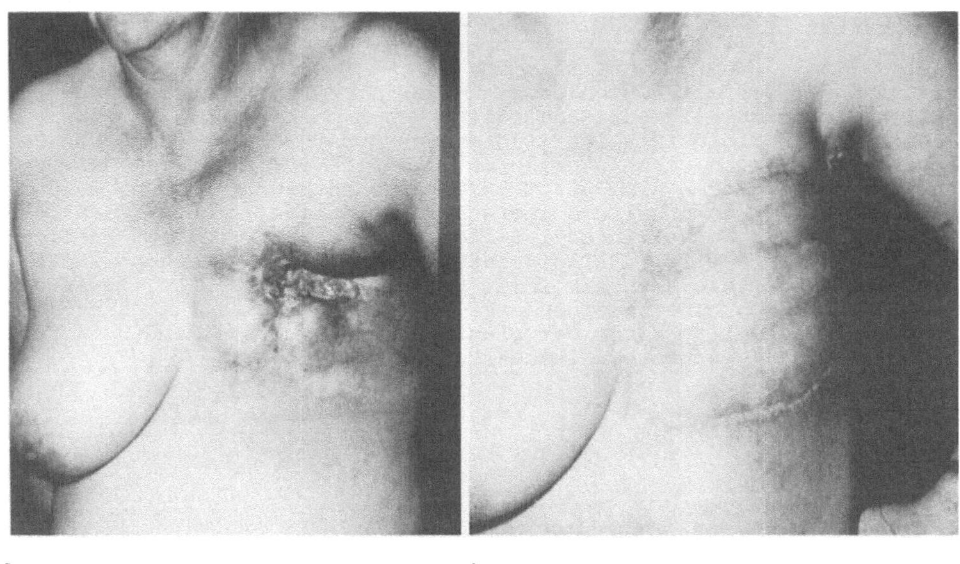

a b

Abb. 4. a Ausgedehntes Lokalrezidiv nach primär bestrahltem Mammakarzinom, b Omentumtransposition nach erweiterter radikaler Mastektomie

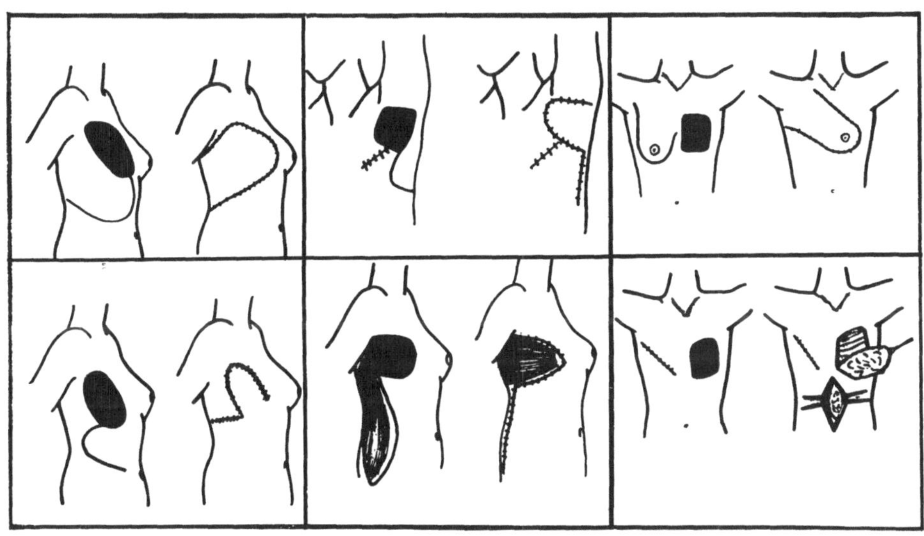

Abb. 5. Verschiedene Möglichkeiten der Defektdeckung im Bereich des vorderen Thorax und der Axilla

Zusammenfassung

Auf Grund der derzeit empfohlenen, leider nicht immer ausreichend radikalen Operationen für die Behandlung des Mammakarzinoms gewinnen plastische Eingriffe in allen Stadien des Brustkrebses zunehmende Bedeutung. Die verschiedenen Verfahren, die sich dem Autor bei der Behandlung einer großen Zahl von Mammakarzinomen bewährt haben, werden geschildert. Bei der Wahl des operativen Eingriffs für die Primärbehandlung eines Mammakarzinoms ist stets zu bedenken, daß im Hinblick auf das für die Patientin allein entscheidende Langzeitergebnis die Radikalität über die Ästhetik immer Priorität haben sollte, zumal sich primär kosmetisch unbefriedigende Ergebnisse in vielen Fällen mit den verschiedenen Möglichkeiten der plastisch-wiederherstellenden Chirurgie befriedigend verbessern lassen.

Literatur

1. Atkins H (1974) The treatment of breast cancer. Proc R Soc Med 67:277
2. Brink HG (1972) Verschluß von Thoraxwanddefekten nach Resektion von Mammacarcinomrezidiven. Chir Plast 1:265
3. Dupont C, Menard Y (1972) Transposition of the greater omentum for reconstruction of the chest wall. Plast Reconstr Surg 49:263
4. Gall FP, Schick A (1978) Radikaloperation beim lokalen Carcinomrezidiv nach vorausgegangener Mammaamputation. Klinikarzt 7:159
5. Kiricuta I (1963) L'emploi du grand épiploon dans la chirurgie du sein cancereux. Presse Med 71:15
6. Krebs H (1975) Richtlinien zur operativen Behandlung des Mammacarcinoms. Chirurg 46:548
7. Krebs H (1977) Plastische Eingriffe beim Mammacarcinom. Aerztebl Rheinland Pfalz 2:119
8. Krebs H (1979) Therapie ossärer Extremitätenmetastasen beim Mammacarcinom. Chirurgie 25:11
9. Krebs H (1980) Operative Möglichkeiten zur Behandlung von Spätfolgen des Mammacarcinoms. Therapiewoche 30:4169
10. Schepelmann E (1972) Plastische Deckung nach Mammaamputation. Zentralbl Gynaekol 35:263
11. Starzynsky JF, Snyderman RK, Beattic EJ (1969) Problems of major chest wall reconstruction. Plast Reconstr Surg 44:525

Prostatakarzinom

B. Kopper und M. Ziegler

Der Prostatakrebs, der häufigste maligne Tumor des männlichen Urogenitale, steht nach dem Lungen- und Magen-Darm-Krebs an dritter Stelle der männlichen Karzinomtodesfälle mit einem kontinuierlichen Anstieg der Erkrankungshäufigkeit jenseits des 50. Lebensjahres. Mit zunehmender Lebenserwartung nimmt die Zahl der klinisch manifesten Karzinome zu, von denen das latente Karzinom (autoptischer Zufallsbefund) zu unterscheiden ist. So sind nach großen Sektionsstatistiken etwa 30% aller 50jährigen und etwa 50% aller 70jährigen Männer Prostatakarzinomträger. Nur ein Teil der ruhenden Karzinome tritt zu Lebzeiten klinisch in Erscheinung, wobei Ursache und Zeitpunkt des Übergangs vom Latenzstadium ins maligne Wachstum ebenso unklar sind wie die Ätiologie. Dabei scheint die Bedeutung von Hormonen für die Genese des Prostatakarzinoms nicht in der Entstehung, sondern in der Wachstumsregulierung des bestehenden Tumors zu liegen [8].

Das Prostatakarzinom entsteht in der Regel in der peripheren Zone des Organs. Es kann jedoch überall innerhalb der Drüse seinen Ursprung nehmen oder primär multifokal wachsen. Dorsolaterale Zonen sind am häufigsten betroffen, ventrale Anteile sind jedoch keineswegs von Tumorinfiltraten ausgespart [6, 10].

Durch die harnröhrenferne Entwicklung der Neoplasie besteht im Anfangsstadium keinerlei *Symptomatik*, das Initialstadium ist ausschließlich durch die rektale Palpation zu erfassen. Dieser kommt bei der Früherkennung des Karzinoms eine ganz wesentliche Bedeutung zu, da nur in den Stadien mit Beschränkung des Tumors auf das Organ ohne Kapselüberschreitung oder Metastasierung eine kurative Behandlung möglich ist.

Histopathologisch läßt sich das Prostatakarzinom nach Dhom u. Hohbach [6] in vier Grundtypen klassifizieren:

1. hochdifferenziertes Adenokarzinom,
2. wenig differenziertes Adenokarzinom,
3. kribriformes Karzinom,
4. solide-anaplastisches Karzinom.

Sonderformen des Prostatakarzinoms sind das Urothelkarzinom, das Plattenepithelkarzinom und das schleimbildende Karzinom.

Nach den derzeit laufenden Bemühungen um eine stärkere Angleichung in der Terminologie, die für vergleichende Studien von erheblicher Bedeutung ist, erscheint eine histologische Einteilung des Prostatakarzinoms in Malignitätsgrade sinnvoll. Dabei unterscheidet Dhom [5] je nach dem Anteil der Drüsenstruktur bzw. der Zellanaplasie 3 Grade der histopathologischen Tumordifferenzierung (Tabelle 1).

Die verschiedenen Differenzierungsrade können entweder in Reinform oder in Mischform auftreten [6]. Von den Tumoren mit uniformem Muster, die weniger als die Hälfte (45%) der Prostatakarzinome ausmachen, lassen sich pluriform gebaute Tumoren mit verschiedenen Differenzierungsrichtungen und Differenzierungskombinationen abgrenzen [64, 65]. Kribri-

Tabelle 1. Histologischer Differenzierungsrad (Grading) des Prostatakarzinoms. (Nach Dhom [5])

G_1	Hochdifferenziertes Adenokarzinom mit geringer Kernanaplasie
G_2	Wenig differenziertes Adenokarzinom ohne oder mit einzelnen kribriformen Herden und mäßiger Kernanaplasie
G_3	Kribriformes und solides Karzinom mit starker Kernanaplasie

forme Tumoranteile sind am häufigsten mit anderen Differenzierungen kombiniert [6].

Der Malignitätsgrad bei den Tumoren mit pluriformem Muster richtet sich nach dem Tumoranteil mit der geringsten Differenzierung.

Malignitätsgrad und Tumorstadium steigen nahezu parallel an. Die hochdifferenzierten Adenokarzinome bilden den Hauptteil in den Frühstadien, während in den fortgeschrittenen Stadien unreife, niederdifferenzierte Prostatakarzinomformen überwiegen [6].

Stadieneinteilung

Beim Prostatakarzinom werden 5 Stadien unterschieden (s. Abb. 3), nach denen sich die individuelle Therapie richten sollte. Aus Gründen einer Vereinheitlichung der Nomenklatur mit besseren Vergleichsmöglichkeiten und aufgrund der differenzierteren Stadienzuordnung sollte das Prostatakarzinom in das TNM-System [13] eingegliedert werden. *Stadium 0 oder T0* wird als Zufallsbefund bezeichnet, d.h. nach einer suprapubischen Adenomektomie oder nach einer Transurethralen Adenomresektion werden Karzinomzellen mikroskopisch im Operationspräparat gefunden (incidental carcinoma). Der Anteil der T-0-Karzinome in Prostatektomiepräparaten beträgt etwa 10%. Ein Großteil dieser T-0-Tumoren entspricht einem latenten Karzinom oder besitzt aufgrund der guten histologischen Differenzierung einen geringen Malignitätsgrad. Ausgenommen davon und prognostisch entschieden ungünstiger sind niederdifferenzierte [4] oder vor dem 50. Lebensjahr nachweisbare Prostatakarzinome im Stadium 0 [12]. In seltenen Fällen bestehen bereits in diesem frühen Stadium Lymphknotenmetastasen.

Stadium A oder T1 bezeichnet den isolierten Knoten in der sonst gut abgrenzbaren Drüse, *Stadium B oder T2* den Befall eines oder beider Prostatalappen bei noch intakter Organgrenze. Bereits im Stadium B oder T2 können in 7-27% der Fälle isoliert vorkommende regionäre Lymphknotenmetastasen vorliegen [2, 7, 11]. Im *Stadium C oder T3-T4* sind die Organgrenzen überschritten, der Tumor breitet sich lokal in Richtung Samenblasen, Blasenboden und Beckenwand aus. Durch Ummauerung eines oder beider Harnleiter kann sich nach Funktionsverlust einer oder beider Nieren eine konsekutive Urämie entwickeln. Die Harnröhre wird sehr spät vom Karzinom befallen, eine Tumorinfiltration des Rektums ist äußerst selten. Im *Stadium D oder (T1-4, N1-4, M1-2)* hat der Tumor Fernmetastasen gesetzt, die bei etwa der Hälfte der Erkrankten bereits zum Zeitpunkt der Diagnosestellung nachgewiesen werden, wobei oft sehr frühzeitig die regionären Lymphknoten (N1,2) von Tumorzellen befallen sind. Am häufigsten sind die obturatorischen, die hypogastrischen und die iliakalen Lymphknoten betroffen. Hämatogen metastasiert das Prostatakarzinom in die Wirbelsäule, Beckenknochen, langen Röhrenknochen, Leber, Lunge, Rippen und in den Schädel. Ein rektal tastbares Stadium A (T1) kann sich als Stadium D herausstellen, falls Fernmetastasen gefunden werden. Stadium O (TO), A (T1) und B (T2) sind bezüglich der Therapie als günstige Stadien anzusehen.

Diagnose

Frühsymptome sind beim Prostatakarzinom äußerst selten, d.h. Miktionsstörungen, lokale Schmerzen oder Hämaturie sind meist Zeichen eines fortgeschrittenen Stadiums. Flankenschmerzen als Hinsweis auf Harnstauungsnieren können erste Anzeichen des Stadiums C (T3-T4) sein, während radikuläre und ischialgiforme Beschwerden, Gewichtsabnahme und Anämie das Stadium D kennzeichnen.

Die Diagnostik und die Festlegung des Stadiums beginnt mit der rektalen Untersuchung, durch die sich in über 90% der Fälle die Verdachtsdiagnose stellen läßt. Frühstadien sind nach wie vor ausschließlich durch die rektale Palpation zu erfassen. Daher steht die rektale Untersuchung an erster und wichtigster Stelle der diagnostischen Maßnahmen. Jeder Konsistenzunterschied muß als karzinomverdächtig gelten und bedarf einer erweiterten urologischen Diagnostik.

Eine Sicherung der palpatorisch erhobenen Verdachtsdiagnose durch Biopsie ist unbedingt erforderlich, da die Behandlung des Prostatakarzinoms in der Regel mit tiefgreifenden psychichen und physichen Konsequenzen verbunden ist. Eine Therapie lediglich auf Verdacht hin ist daher als gravierender Fehler anzusehen. Obwohl Tumorzellen durch eine Biopsie in Lymphe und/oder Blut gelangen können, steigert dies nicht das Risiko einer Fernmetastasierung [9]. Wenn auch in ganz seltenen Fällen Impfmetastasen nach transperinealer Stanzbiopsie beobachtet wurden, sollte dieser Umstand den Untersucher nicht von einer exakten Diagnosestellung abhalten. Die Biopsie der Prostata auf transrektalem Weg ist mit vielen Komplikationen behaftet und sollte daher ausschließlich auf perinealem Weg erfolgen. Der klinische Tumorverdacht läßt sich auch zytologisch durch die transrektale Feinnadel- bzw. Saugbiopsie sichern. Der Vorteil dieses Untersuchungsverfahrens liegt darin, daß es aufgrund des wesentlich geringeren Nadelkalibers kaum Komplikationen bietet und ohne jede Anästhesie durchgeführt werden kann. Große Erfahrung des Urologen in der Aspirationstechnik und des Zytologen in der Prostatazytologie vorausgesetzt, sind Aspirations- und Stanzbiopsie in ihrer Aussagekraft gleichwertig. Die Trefferquote liegt für beide Verfahren bei 90%.

Therapie - Operationsindikation

Die Festlegung eines individuellen Behandlungsplans beim Prostatakarzinom setzt die genaue Kenntnis der Tumorausdehnung voraus. Die Entscheidung für oder gegen eine Therapie mit kurativer Zielsetzung - radikale Prostatektomie oder Bestrahlung - fällt im Rahmen der Stadienbestimmung, d.h. der lokalen Operabilität bzw. der Diagnostik hämatogener oder lymphogener Metastasen. Neben der exakten Erfassung des Tumorstadiums (Staging) ist für die Planung der Therapie der histologische Differenzierungsgrad des Tumors (Grading) von großer Bedeutung, gibt er doch die wesentliche Information bezüglich der biologischen Aktivität und damit der Wachstums- und Metastasierungstendenz der Geschwulst.

Für eine exakte Stadienbestimmung ergibt sich unter Berücksichtigung des Früherkennungswertes, der Aufwendigkeit und einer sinnvollen Untersuchungsfolge der verschiedenen diagnostischen Verfahren folgendes Untersuchungsprogramm:

Nach der rektal-digitalen Untersuchung erfolgt die exakte Festlegung der Tumorausdehnung in der *T-Kategorie* durch die Sonographie, die den Prostatatastbefund zu objektivieren vermag. Ausscheidungsurographie und Thoraxaufnahme in 2 Ebenen sind Bestandteil der röntgenologischen Basisdiagnostik. Für die Bestimmung der Tumorausbreitung in der *M-Kategorie* ist das Knochenszintigramm obligat, das durch gezielte Röntgenaufnahmen fakultativ ergänzt werden kann. Die enzymatisch und radioimmunologisch bestimmten Prostataphosphatasen sind für die Frühdiagnostik ossärer Metastasen ohne Bedeutung. Dagegen stellen die Hydroxiprolinbestimmung im Urin und die radioimmunologische Bestimmung der sauren Phosphatasen im Knochenmark adjunktive Diagnostika dar, insbesondere bei szintigraphisch und radiologisch unklarem Knochenbefund.

Nach Ausschluß von Metastasen ist vor der Entscheidung über eine lokale Behandlung des Prostatakarzinoms in kurativer Absicht die Festlegung der *N-Kategorie* unabdingbar. Wenn auch die pelvine Computertomographie und die postlymphographische Lymphknotenbiopsie für einen Teil der Patienten die operative Lymphknotenexploration entbehrlich zu machen scheinen, so bietet doch allein dieses Verfahren den exakten Ausschluß regionärer Lymphknotenmetastasen.

Die *Therapie des Prostatakarzinoms* umfaßt die radikale Prostatektomie, die Hochvolttherapie, die Orchiektomie, die Behandlung mit Hormonen, Radioisotopen und Zytostatika. Die Indikation zu den verschiedenen Behandlungsformen ergeben sich aus dem vorliegenden Stadium des Tumors und seinem Malignitätsgrad. Daneben finden Alter und Allgemeinzustand des Patienten Berücksichtigung bei der Auswahl der individuellen Therapieart. Bis heute ist es nicht möglich, eine einheitliche Behandlung für alle Stadien festzulegen, vielmehr muß die Therapie oft kurzfristig geändert oder mehrere Behandlungsmethoden müssen miteinander kombiniert werden.

Beim "incidental carcinome" (Stadium O oder TO) ist ein aktives Vorgehen in Abhängigkeit von der Ausdehnung und dem Differenzierungsgrad des Tumors angezeigt. Bei multifokalem oder diffusem Wachstum eines gering differenzierten Tumors besteht die Indikation zur radikalen Prostatektomie oder Hochvolttherapie. Ein abwartendes Verhalten mit regelmäßiger Verlaufskontrolle ist gerechtfertigt, wenn der Tumor nur einen geringen Anteil im Operationsmaterial ausmacht und ein hochdifferenziertes Karzinom vorliegt.

Radikale Prostatektomie

Das Ziel jeder Karzinomtherapie ist die vollständige Entfernung oder Zerstörung des Tumors. Nach exakter Bestimmung des Tumorstadiums bietet die radikale Prostatektomie die hohe Wahrscheinlichkeit einer kurativen Behandlung in den Stadien T1 und T2. Bei der radikalen Prostatektomie, die sowohl retopubisch als auch perineal durchgeführt werden kann, wird die gesamte Prostata einschließlich der Samenblasen entfernt. Der retropubische Zugangsweg bietet den Vorteil, die diagnostische Lymphadenektomie zur exakten Bestimmung des Tumorstadiums vor der Prostatovesikulektomie in gleicher Sitzung durchführen zu können. Nur bei mittels Schnellschnittuntersuchung diagnostizierter Metastasenfreiheit ist die Radikaloperation angezeigt. Die Mortalität der totalen Prostatektomie liegt bei etwa 3%. An Komplikationen ist an erster Stelle bleibende Impotenz bei fast allen Patienten zu nennen sowie das Risiko der totalen Harninkontinenz bei etwa 10%. Im Bereich der Harnblasen-Harnröhren-Anastomose können Strikturen auftreten. Die Überlebensraten betragen für 5 Jahre 70-80%, für 10 Jahre 50%. Die Bedingungen zu diesem radikalen Eingriff - Stadium T1 und T2, Lebenserwartung von mindestens 10 Jahren - erfüllen jedoch höchstens 5-6% aller Patienten zum Zeitpunkt der Diagnose.

Strahlentherapie

Eine Alternative zur radikalen Prostatektomie in den Frühstadien T1 und T2 stellt die Strahlentherapie des Prostatakarzinoms dar. Allerdings setzt die Strahlentherapie wie die radikale Prostatektomie eine diagnostische pelvine Lymphadenektomie voraus, da die lokale Behandlung eines Tumors mit bereits vorhandenen Lymphknotenmetastasen wenig Aussicht auf Erfolg hat.

Die Strahlentherapie wird an der Universitätsklinik Homburg (Saar) seit 1971 mit gutem Erfolg durchgeführt. Der Bestrahlungsmodus ist eine Kobaltpendelbestrahlung, die über 1 oder 2 Zentren durchgeführt wird [1]. Die Lokalisation der Drehachse, die in der Harnröhre liegt, erfolgt in Anlehnung an die von Bagshaw et al. [3] beschriebenen Methode mit Kontrastdarstellung der Harnröhre, der Harnblase und des Mastdarms. Die Achsendosis beträgt 76 Gy. Da das gesamte Zielvolumen von der 90%igen Isodose umgriffen werden soll, so daß jeder Bereich der Prostata mindestens mit 68 Gy Gesamtherddosis belastet werden muß, erfordert die Ermittlung der Parameter zur Einstellung eine computerunterstützte physikalische Bestrahlungsplanung.

Aus unserem Krankengut wurden 117 Patienten, die weder hormonell noch durch Orchiektomie behandelt waren, primär der Strahlentherapie zugeführt. Die Indikation zur Radiotherapie umfaßt den gleichen Patientenkreis wie den zur radikalen Prostatektomie und darüberhinaus alle die Patienten, die wegen des erhöhten Operationsrisikos bzw. des Alters für diesen Eingriff nicht in Frage kommen oder den Eingriff ablehnen. Der Wert der Hochvolttherapie wird an der lokalen Zerstörung des Tumors, an den Überlebensdaten, an den Nebenwirkungen der Bestrahlung und an der Lebensqualität gemessen.

Bei 2/3 der Patienten konnten in regelmäßigen Abständen histologische Kontrolluntersuchungen durchgeführt werden. In mehr als der Hälfte unserer Fälle mit wiederholten Biopsien ist eine sehr gute bis vollständige Regression des Tumors zu beobachten.

Von 73 Patienten, bei denen vor über 5 Jahren das Prostatakarzinom diagnostiziert worden ist, leben noch 57 Patienten, das entspricht einer Fünfjahresüberlebensrate von 78%. Aus Abb. 1 geht hervor, daß sich die Überlebensraten abhängig von der Größe des lokalen Tumors verringern. Die Abb. 2 zeigt die prozentualen Überlebensraten in Korrelation zum Differenzierungsgrad.

Nebenwirkungen sind bei der von uns angewandten Strahlentechnik gering und passager. Die Potenz bleibt in 80% der Fälle erhalten [1].

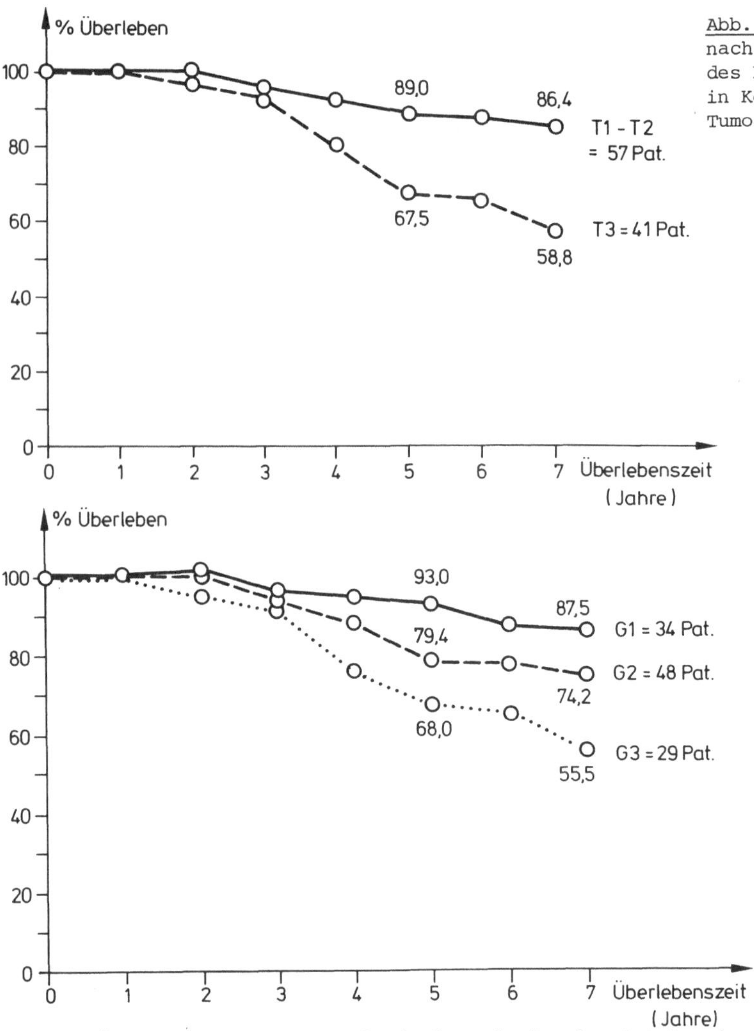

Abb. 1. Überlebenszeit nach Hochvolttherapie des Prostatakarzinoms in Korrelation zum Tumorstadium

Abb. 2. Überlebenszeit nach Hochvolttherapie des Prostatakarzinoms in Korrelation zum Differenzierungsgrad

Orchiektomie - Hormontherapie

Hat das Prostatakarzinom die Organgrenzen bereits überschritten (T3-T4) oder Metastasen (N1-4, M1) gesetzt, so ist nur eine palliative Therapie mittels Orchiektomie und/oder Hormontherapie möglich. Ziel der Behandlung sind die Ausschaltung der körpereigenen Androgenquellen durch Ausschälung des Hodenparenchyms (operative Kastration) und/oder die Unterdrückung der Androgenbildung durch Gabe von Östrogenen (medikamentöse Kastration), die darüberhinaus den Testosteronrezeptor im Zielorgan Prostatazelle kompetitiv hemmen. Daneben wird den Östrogenen eine direkte zytostatische bzw. zytotoxische Wirkung auf die Karzinomzelle zugeschrieben.

Basistherapie des fortgeschrittenen Prostatakarzinoms (Stadium C und D) ist die Orchiektomie. Erfolgt diese subkapsulär, ggf. in Lokalanästhesie, so wird lediglich das hormonbildende Hodenparenchym entfernt,

Nebenhoden und Hodenhüllen werden belassen. Diese Art der Technik ist schon aus psychologischen Gründen zu empfehlen, da ein hodenähnliches Gebilde im Skrotalfach zurückbleibt.

Die Behandlung mit Östrogenen, die sich klinisch bewährt hat, ist neben der Orchiektomie die klassische Methode der Behandlung des fortgeschrittenen Prostatakarzinoms. Außer kardiovaskulären Komplikationen treten während der Hormontherapie vor allem Potenz- und Libidoverlust sowie psychische Veränderungen auf. Die Entwicklung einer schmerzhaften Gynäkomastie kann durch Hochvolttherapie der Brustdrüsen mit 12 Gy vor Therapiebeginn weitgehend verhindert werden. Bezüglich der zusätzlichen palliativen Therapie bei fortgeschrittenem Tumorstadium (T4, N1,2, M1) sei auf die in Abb. 3 angegebenen Maßnahmen verwiesen.

Stadium		Therapie
0 T0	operativer Zufallsbefund	Telekobaltbestrahlung (7600 R) oder radikale Prostatektomie a) in Abhängigkeit von der Ausdehnung und b) Histologie des Carcinoms
A T 1	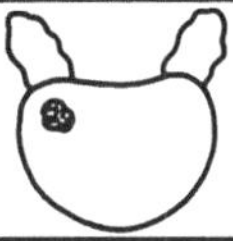	I. Radikale Prostatektomie 1. wenn Lebenserwartung > 10 Jahre oder II. Telekobaltbestrahlung (7600 R) 1. wenn Lebenserwartung < 10 Jahre 2. bei Inoperabilität 3 bei Ablehnung der Radikaloperation
B T 2	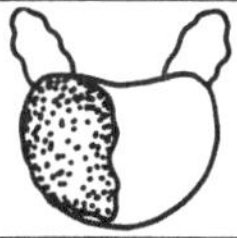	
C T 3 - T4	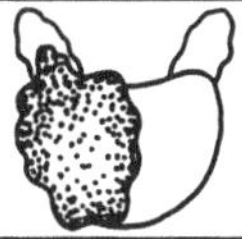	I. Basistherapie 1. subkapsuläre Orchiektomie II. Zusatztherapie bei Progression 1 prophylaktische Mammabestrahlung (1200 R) 2 HONVAN^{R}- Stoß (10,2 g i.v. in 9 Tagen) 3. PROGYNON^{R} - Depot (100 mg i.m. alle 3 Wochen) oder ESTRADURIN^{R} (80 mg i m alle 4 Wochen)
D T 4 N1,2 M1	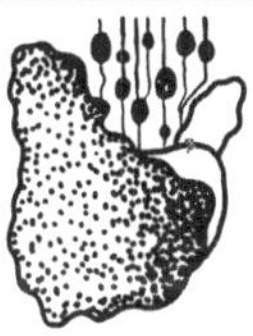 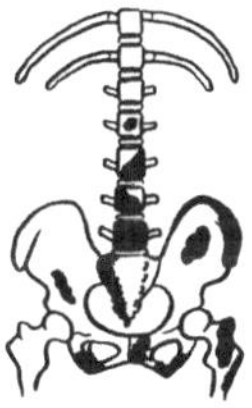	I. Basistherapie 1. subkapsuläre Orchiektomie 2. prophylaktische Mammabestrahlung (1200 R) 3. HONVAN^{R} - Stoß (10,2 g i.v. in 9 Tagen) 4. PROGYNON^{R} - Depot (100 mg i m. alle 3 Wochen) oder ESTRADURIN^{R} (80mg i.m. alle 4 Wochen) II. Zusatztherapie bei Progression 1. HONVAN^{R} - Stoß (10,2 g i.v. in 9 Tagen), CORTISON, ESTRACYT^{R}, STRONTIUM - 89, PHOSPHOR - 32, Zytostatika Hypophysenausschaltung

Abb. 3. Derzeitige Therapie des Prostatakarzinom in Abhängigkeit vom Stadium

Blasenentleerungsstörungen infolge karzinombedingter subvesikaler Obstruktion werden durch transurethrale Palliativresektion angegangen. Die kryochirurgische Behandlung des Prostatakarzinoms, ebenfalls eine palliative Maßnahme bei subvesikalem Harnabflußhindernis durch das Karzinom, hat keine Verbreitung gefunden.

Literatur

1. Alken CE, Dhom G, Kopper B, Rehker H, Dietz R, Kopp S, Ziegler M (1977) Verlaufskontrolle nach Hochvolttherapie des Prostatacarcinoms. Urologe [A] 16:272
2. Arduino LJ, Glucksmann MA (1962) Lymphnode metastases in early carcinome of the prostate. J Urol 88:91
3. Bagshaw MA, Pistenma DA, Ray GR, Freiha FS, Kempson RL (1977) Evaluation of extended-field radiotherapy for prostatic neoplasm: 1976 progress report. Cancer Treat Rep 61:297
4. Correa RJ Jr, Anderson RG, Gibbons RP, Mason JT (1974) Latent carcinoma of the prostate - why the controversy? J Urol 111:644
5. Dhom G (1981) Prostatakrzinom, Pathologie. In: Nagel H (Hrsg) Verh. Dtsch. Ges. Urol., 32. Tagung Berlin. Springer, Berlin Heidelberg New York, S 9-16
6. Dhom G, Hohbach M (1972) Mortality and morbidity of prostatic cancer. Recent Results Cancer Res 39:141
7. Flocks RH, Culp DA, Porto R (1959) Lymphatic spread from prostatic cancer. J Urol 81:194
8. Franks LM (1973) Etiology, epidemiology and pathology of prostatic cancer. Cancer 32:1092
9. Grundmann E (1979) Keine Metastasenförderung durch Biopsien. Dtsch Aerztebl 11:699
10. Kastendick H, Altenähr E, Häusselmann H, Bressel M (1976) Carcinoma and dysplastic lesions of the prostate. A histomorphological analysis of 50 total prostatectomies by stepsection technique. Z Krebsforsch 88:33
11. McCullough DL, Prout GR Jr, Daly JJ (1974) Carcinoma of prostate and lymphatic metastases. J Urol 111:65
12. Tjalen HB, Culp DA, Flocks RH (1965) Clinical adenocarcinoma of the prostate under 50 years of age. J Urol 93:73
13. Union Internationale Contre le Cancer (1979) TNM-Klassifikation der malignen Tumoren. Springer, Berlin Heidelberg New York

Nierenkarzinom

O. Hallwachs

Inzidenz

Das Nieren-(zell-)karzinom, der häufigste bösartige Nierentumor, betrifft vorwiegend höhere Lebensalter mit einem Häufigkeitsgipfel um das 6. Lebensjahrzehnt, Männer etwa doppelt so häufig wie Frauen [7]. Im Alter von 50 Jahren ist eine Inzidenz von 5 Nierenkarzinomen auf 100.000 Männer, um das 70. Lebensjahr eine solche von etwa 22 auf 100.000 zu erwarten. Durch die zunehmend höhere Lebenserwartung entfallen in der BRD etwa 2,2% der jährlichen Krebstodesfälle auf Nierenkarzinome (1976 wurden 3.334, und 1978 3.500 Todesfälle als Folge einer malignen Geschwulst des Nierenparenchyms registriert), in den USA sind es mehr als 2%, wobei die tatsächliche Inzidenz, bezogen auf die Todesrate, auf 2,2:1 geschätzt wird [25]. Auf die BRD übertragen würde dies jährlich ca. 7.300 Neuerkrankungen entsprechen.

Epidemiologie

Obwohl morphologisch ähnliche Tumoren am Labortier durch Bestrahlung, Virusinokulation, hormonelle Manipulationen oder die Verabreichung von Karzinogenen induziert werden können, ist die Epidemiologie des Nierenkarzinoms beim Menschen noch unklar [46].

Histopathologie

Für den Kliniker ist es wichtig, 3 Tumorgruppen von gut- und bösartigen Nierengeschwülsten zu unterscheiden (Tabelle 1). Beim Nierenkarzinom, das als epitheliales Malignom des reifen Nierenparenchyms definiert wird, kann jeder Abschnitt der Rinde gleichermaßen betroffen sein. Im typischen Fall findet sich ein polyzyklisch wachsender Geschwulstknoten, der mit zunehmender Größe das Nierenhohlsystem, die Nierenvenen und die Nierenkapsel verdrängt bzw. infiltriert. Auf der Schnittfläche erscheint der Tumor weißlich-gelb und durch eine fibrinöse Pseudokapsel gegen das umliegende Nierenparenchym abgegrenzt; hämorrhagische und nekrotische Areale können ihm ein buntfleckiges Aussehen verleihen. Ungefähr 10% der Tumoren zeigen als Folge regressiver Veränderungen eine ausgedehnte intratumorale Zystenbildung [1].

Grading

Histologisch zeigt das Nierenkarzinom eine große Variationsbreite. Der UICC empfiehlt eine Dreiteilung auf Grund des vorherrschenden Differenzierungsgrades in hoch-(G1), mittelgradig-(G2) und niederdifferenziertes (G3) Karzinom.

Die Klassifizierungsvorschläge von Hermanek [12] passen in dieses Schema und zeigen eine gute Korrelation zum Tumorstadium.

Tabelle 1. Schematische Darstellung der Nierengeschwülste. (Nach Zollinger et al. [48])

		Gutartig	Bösartig
I.	*Tumoren des Nierenparenchyms*		
	1. Epithelial	Adenom	Nierenkarzinom
	2. Mesenchymal	Fibrom, Myom, Lipom	Fibrosarkom, Liposarkom, Myosarkom, Angioendotheliom
	3. Mischtumoren	Angiomyolipom (M. Bourneville-Pringle)	Nephroblastom (Wilms-Tumor)
II.	*Tumoren des Nierenbeckens*		
	1. Epithelial	Papillom	Übergangsepithelkarzinom
	2. Mesenchymal	Fibrom, Myxom, Lipom	Myxosarkom
III.	*Tumoren der Nierenkapsel*		
	Mesenchymal	Fibrom, Myom, Lipom	Fibrosarkom, Myosarkom, Liposarkom
IV.	*Metastasen anderer Tumoren*		

Hellzellige Nierenkarzinome mit vorwiegend zytoplasmareichen, optisch oft leeren Zellen, meist mit kleinen Kernen ohne auffallende Atypie, entsprechen dem Grad I des Nierenkarzinoms.

Eine Zuordnung zum Grad I ist ausgeschlossen bei einer drüsig bzw. drüsigpapillären Struktur, wobei ebenfalls helle, häufiger jedoch blaß-eosinrot gekörnte Zellen vorliegen, einem soliden nest- oder strangförmigen Bau, jedoch nicht mit typischen hellen Zellen, sondern mit deutlich eosinrot gekörnten onkozytoiden Zellen oder gar spindeligen Zellen mit sarkomähnlichen Anteilen, wobei stellenweise sogar eine metaplastische Knochenbildung vorliegen kann.

Bei ausschließlich oder überwiegend glandulären oder glandulär-papillären Strukturen oder bei Vorhandensein von granulierten Zellen sowie bei auch nur stellenweise erkennbaren sarkomähnlichen Anteilen ist das Nierenkarzinom als Grad III einzustufen.

In Grad II sind alle Nierenkarzinome einzuordnen, die "weder" dem Grad I "noch" Grad III entsprechen.

Hermanek at al. [12] fanden interessanterweise statistisch signifikante Unterschiede in der Zwei- und Fünfjahresüberlebenszeit (Abb. 1), d.h. die histologische Klassifizierung von Hermanek ermöglicht offenbar auch eine prognostische Aussage .

Nach einer Analyse des Innsbrucker Krankengutes [28] scheinen Patienten mit einem hochdifferenzierten Nierenkarzinom ebenfalls eine günstigere Prognose zu haben (20% Fünfjahresüberlebenszeit im Stadium III und IV nach Robson) als Patienten in den gleichen Stadien mit niederdifferenziertem Nierenkarzinom (89% der Patienten innerhalb eines Jahres nach Diagnosestellung verstorben).

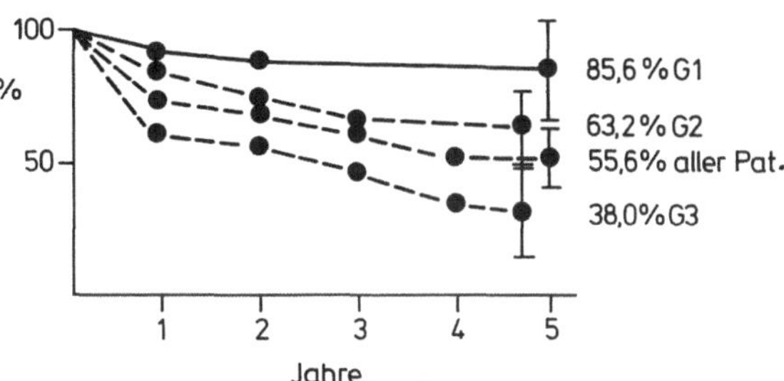

Abb. 1. Nierenkarzinom, Nephrektomie. Nichtkorrigierte Überlebenskurven; *G1* Stadium 1, *G2* Stadium 2, *G3* Stadium 3. [12]

Staging

Nach den Empfehlungen der UICC [43] wird das Nierenkarzinom nach dem TNM-System einschließlich der V-Kategorie (Tumoreinbruch in Nierenvene und V. cava) klassifiziert (Tabelle 2).

Weit verbreitet ist auch die klinische Klassifizierung nach Robson et al. [32] (Abb. 2).

Tabelle 2. TNM-Klassifikation des Nierenkarzinoms. (Kurzfassung, UICC 1979) [43]

Ausdehnung des Primärtumors (T_0-T_4)	
T_0	Kein Primärtumor nachweisbar
T_1	Kleiner Tumor. Keine Nierenvergrößerung
T_2	Großer Tumor. Kortex erhalten
T_3	Befall des Nierenbeckenfettgewebes oder der Hilusgefäße
T_4	Befall benachbarter Organe
Regionäre und juxtaregionäre Lymphknoten (N_0-N_4)	
N_0	Lymphknoten tumorfrei
N_1	Einzelner, homolateraler Lymphknoten
N_2	Kontralaterale oder bilaterale/multiple Lymphknoten
N_3	Fixierte regionäre Lymphknoten (intraoperativ!)
N_4	Juxtaregionäre Lymphknoten
Fernmetastasen (M_0-M_1)	
M_0	Keine Fernmetastasen
M_1	Fernmetastasen vorhanden
Venenbefall (V_0-V_2)	
V_0	Venen tumorfrei
V_1	Tumor in Nierenvene
V_2	Tumor in V. cava
T, N, M, VX	Minimalforderungen zur Bestimmung sind nicht erfüllt

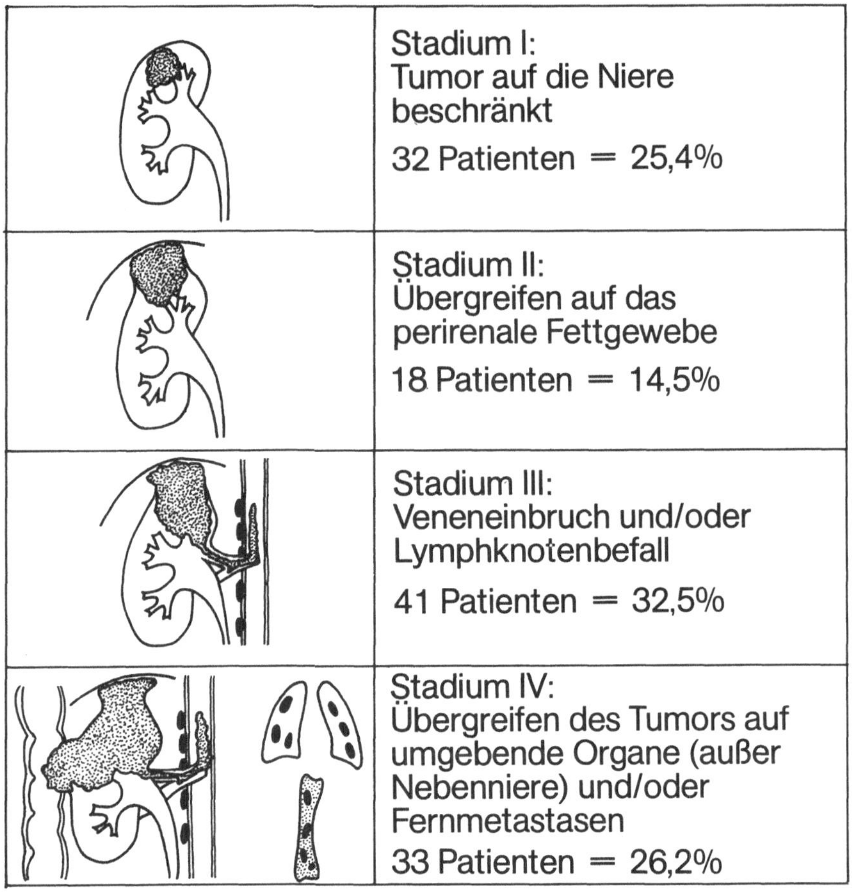

	Stadium I: Tumor auf die Niere beschränkt 32 Patienten = 25,4%
	Stadium II: Übergreifen auf das perirenale Fettgewebe 18 Patienten = 14,5%
	Stadium III: Veneneinbruch und/oder Lymphknotenbefall 41 Patienten = 32,5%
	Stadium IV: Übergreifen des Tumors auf umgebende Organe (außer Nebenniere) und/oder Fernmetastasen 33 Patienten = 26,2%

Abb. 2. Stadieneinteilung der Nierenkarzinome nach Robson und entsprechende Zuordnung der eigenen Patienten

Symptomatologie

Zumindest im Anfangsstadium fehlen bei etwa der Hälfte der Patienten mit einem Nierenkarzinom lokale Beschwerden. Bei den seit 1972 in unsere Klinik wegen Nierenkarzinom oder Verdacht eines Nierentumors eingewiesenen 156 Patienten betrug das Intervall zwischen Erstsymptom und Diagnosestellung im Durchschnitt 4,5 Monate (bei Stadium I 3,7 Monate, bei Stadium IV 8 Monate). Von 124 tumornephrektomierten Patienten hatten anamnestisch 49,2% eine Makrohämaturie und 40,3% Flankenschmerzen angegeben. Ein palpabler Tumor fand sich nur bei 24,2% der operierten Patienten (Tabelle 3).

Die Inzidenzrate der Hypertonie bei Patienten mit Nierenkarzinom liegt zwischen 10 und 40% [22]. 29,4% der von uns operierten 124 Patienten hatten präoperativ einen Hypertonus, aber nur 15,8% einen auf eine renale Hypertonie deutenden diastolischen Druck > 100 mmHg. Hierbei ist außerdem zu berücksichtigen, daß es sich meist um eine Altersgruppe handelt, bei der in etwa 10% bereits eine essentielle Hypertonie besteht.

Tabelle 3. Häufigkeit typischer Symptome beim Nierenkarzinom. [36]

	Riches 1951 [%]	Grabstald 1964 [%]	Mayo-Klinik 1970 [%]	Wagle 1970 [%]	Ruedi 1975 [%]	Rattenhuber 1979 [%]	Hallwachs 1981 [%]
Makrohämaturie	62	59	32	39	63	67	49
Flankenschmerz	50	40-50	24	35	49	34	40
Palpabler Tumor	34	40-80	34	17	46	19	24
Trias (Schmerz, Hämaturie, palpabler Tumor)	11		5	14	20	13	4
Gewichtsverlust		33	22	45	53	26	26
Varikozele	1,2			1,7		6	6
Hypertonie				3,9		15	29

Für die tumorbedingte renale Hypertonie sind drei Mechanismen als mögliche Ursache einer erhöhten Aktivität des Renin-Angiotensin-Systems zu diskutieren: Eine Minderdurchblutung einzelner Nierenbezirke entweder durch Kompression einer oder mehrerer intrarenal verlaufender Segmentarterien durch den Tumor oder/und als Folge der für maligne Nierentumoren typischen arteriovenösen Shunts. Auf einen dritten kausalen Mechanismus der tumorbedingten renalen Hypertonie hat erstmals Linder [17] hingewiesen. Er beobachtete bei 2 Patienten mit Nierenkarzinom und Hypertonie eine Normalisierung des Blutdrucks nach Exstirpation der Tumorniere obwohl beide Tumoren nach ihrer Lokalisation kaum Ursache für eine Minderdurchblutung der Niere gewesen sein konnten. Linder postulierte bereits damals auf Grund seiner Untersuchungen die Fähigkeit der Tumorzellen zur Eigenproduktion und Abgabe vasopressiver Substanzen als Ursache der tumorbedingten renalen Hypertonie.

Diese von Linder geäußerte Vermutung konnte inzwischen sowohl durch den Nachweis von Renin im Tumorgewebe als auch der Fähigkeit der Tumorzellen zur Eigenproduktion von Renin [47] bestätigt werden.

Diagnostik

Der diagnostische Leitsatz: "Jede schmerzlose Makro- oder Mikrohämaturie ist so lange tumorverdächtig, bis das Gegenteil bewiesen ist", kann nicht oft genug betont werden, zumal bis heute keine ausreichend spezifischen Screeningmethoden (evtl. Sonographie) zur Früherkennung eines Nierenkarzinoms zur Verfügung stehen. Im eigenen Patientengut war eine schmerzlose Hämaturie anamnestisch in 49,2% der Fälle zu eruieren. Da ca. 50% der Nierentumoren nur zufällig entdeckt werden [8], verdienen die sog. paraneoplastischen Syndrome die gerade beim Nierenkarzinom sehr vielfältig sein können [45], besonderes Interesse. Neben dem Nachweis einer vermehrten Produktion von Renin, Erythropoetin und Prostaglandin A und E in Nierenkarzinomzellen sowie der ektopen Produktion von Parathormon, Gonadotropin, Prolaktin und ACTH [4], ist vor allem das sog. Stauffer-Syndrom zu nennen, für dessen

Ätiologie sowohl eine aktive sekretorische Leistung des Tumors [30] wie auch direkte lebertoxische Mechanismen [29] angeführt werden. Stauffer [40] hatte erstmals 1961 bei 5 Patienten mit Nierenkarzinom ein später nach ihm benanntes paraneoplastisches Leberdysfunktions-syndrom beobachtet mit Hepatosplenomegalie, Veränderungen der Serumproteine, Erhöhung der Bromsulphthaleinretention (Gamma-GT), Aktivitätserhöhung der alkalischen Phosphatase sowie Verlängerung der Prothrombinzeit. Dieses Syndrom konnte in der Folgezeit mehrfach bestätigt werden [44] und findet sich nach Angaben in der Literatur bei bis zu 15% der Nierenkarzinompatienten (in unserer Klinik 7,9%). Isolierte Veränderungen einzelner Parameter sind wesentlich häufiger - bis zu 40% (in unserer Klinik: Erhöhung der alkalischen Phosphatase in 25,3%, Alpha-2-Globuline in 44,4%, Gamma-GT in 21,4% und Erniedrigung der Albumine in 51,6% der Fälle), ohne daß diesen Veränderungen für sich betrachtet allerdings eine besondere diagnostische Wertigkeit zukommt [22].

In der bildgebenden Diagnostik maligner Nierentumoren hat die Szintigraphie nur noch einen untergeordneten Stellenwert, weil es kein szintigraphisches Defektmuster gibt, das für einen malignen Nierentumor spezifisch ist. Zur Differentialdiagnose einer renalen Raumforderung steht heute an erster Stelle die Sonographie als nichtinvasive und den Kranken nicht belastende Untersuchung; mit über 90%iger Sicherheit kann hierdurch ein solider Tumor von einem zystischen Prozeß unterschieden werden. Ergibt ein Ausscheidungsurogramm einschließlich Schichtaufnahmen den Verdacht einer renalen Raumforderung, schließt sich eine Ultraschalluntersuchung an. Zeigt diese einen sicher zystischen Bezirk, ist bei größeren parenchymverdrängenden Prozessen die Punktion möglich, ansonsten ist die Diagnostik abgeschlossen. Bei nicht sicher zystischen Bezirken (einige Echos innerhalb eines flüssigkeitsgefüllten Bezirks) wird unter Ultraschallkontrolle punktiert mit anschließender zytologischer Untersuchung der gewonnenen Punktionsflüssigkeit.

Bei eindeutig oder fraglich soliden Raumforderungen der Niere führt die Computertomographie weiter. Zeigt diese ebenfalls einen soliden Tumorbezirk, bedarf die Diagnose eines malignen Nierentumors eigentlich keiner weiteren Ergänzung mehr. Eine Übersichtsaortographie einschließlich selektiver Renovasographie der Tumorniere erscheint dann nur noch aus operationstaktischen Überlegungen (Beziehung des Tumors zur Umgebung, Hinweise auf nicht seltene Variationen der Nierenarterien), eine Cavographie vor allem beim rechtsseitigen Nierenkarzinom zur Darstellung möglicher intrakavaler Tumorthromben indiziert (bei linksseitigem Nierenkarzinom nur bei röntgenologisch stummer Niere oder im Angiogramm verzögertem Kontrastmitteldurchfluß als Hinweis auf einen evtl. Tumorbefall der linken Nierenvene).

Die Treffsicherheit der aufgeführten diagnostischen Verfahren zeigt Tabelle 4.

Metastasen

Zum Zeitpunkt der Diagnose eines Nierenkarzinoms haben 25-57% der Patienten bereits manifeste oder okkulte Metastasen [18]; neben regionalen Lymphknoten vor allem in der Lunge, im Skelett und in der Leber. Die Operation deckt bei mindestens 25% der Patienten regionale Lymphknotenmetastasen im Bereich des Nierengefäßkreuzes auf, bei Aufarbeitung der operativ entfernten Lymphknoten in Stufenschnitten sogar bis zu 37% [5]. Von 74 in unserer Klinik in den Stadien III und IV nach Robson tumornephrektomierten Patienten hatten 32,4% Lymphknotenbefall.

Tabelle 4. Staging des Nierenkarzinoms: Treffsicherheit der diagnostischen Verfahren

Kategorie	Verfahren	Treffsicherheit [%]
Primärtumor	Sonographie	85-95
T	Computertomographie	95
	Angiographie	90-97
Lymphknoten	Lymphographie	50-60
N	Computertomographie	90-95
	Sonographie	75
Fernmetastasen	Knochenscan	97
(Leber, Knochen)	Leberszintigraphie	81
M	Computertomographie	87
	Sonographie	73

Mit einer lymphogenen Metastasierung ist vor allem bei Infiltration der Nierenfettkapsel, bei makroskopisch feststellbarer Veneninvasion und bei histologischem Malignitätsgrad III zu rechnen. Bei weniger als 5% der Patienten führen erst Symptome von Fernmetastasen, vor allem im Skelett, zur nachträglichen Diagnose eines Nierenkarzinoms [31].

Therapie

Operative Therapie

Bei fehlendem Hinweis für Metastasen kommt der Tumornephrektomie unter Mitnahme der Nierenfettkapsel, Nebenniere und der regionalen Lymphknoten die zentrale Stellung im kurativen Therapieplan zu (Fünfjahresüberlebensraten bis zu 90%). Bei extremer Indiaktionsstellung zum operativen Eingriff, sowohl hinsichtlich Tumorausdehnung als auch des internen Operationsrisikos, liegt die postoperative Mortalitätsrate heute bei ca. 5%. Die einfache lumbale Nephrektomie hat nur mehr Geltung für Patienten mit hohem internem Risiko und kleinen Tumoren vor allem im unteren Polbereich [11]. Auch bei diagnostisch nicht ganz eindeutigen Fällen kann noch lumbal vorgegangen werden [36]

An unserer Klinik wird seit 1972 routinemäßig die transperitoneale Tumornephrektomie mit Entfernung der Hiluslymphknoten und der Nebenniere durchgeführt, früher von einem vom 11. ICR nach kaudal verlaufenden Pararektalschnitt aus, in den letzten Jahren mittels eines bogenförmigen queren Oberbauchschnittes. Durch eine laterokolische Inzision wird das Kolon über eine Strecke von etwa 20 cm mobilisiert und dann das Retroperitoneum bis über die großen Gefäße abgelöst.

In Tabelle 5 [11] ist die Fünfjahresüberlebenszeit in Abhängigkeit vom Stadium bei einfacher lumbaler Nephrektomie den Ergebnissen nach erweiterten Eingriffen gegenübergestellt. Um die intraoperative Ausschwemmung von Tumorzellen und -thromben möglichst gering zu halten, sollte als erster Schritt vor jeder Manipulation am Tumor die Nierenarterie ligiert werden, was technisch allerdings nur möglich ist, wenn

Tabelle 5. Fünfjahresüberlebenszeit in Abhängigkeit von Stadium und Nephrektomiekonzeption. Anzahl der Patienten (). [11]

Stadium nach Robson	Radikale Tumornephrektomie			Einfach-lumbale Nephrektomie	
	Sigel u.Chlepas (1975) [%]	Skinner et al. (1971) [%]	Robson et al. (1968) [%]	Skinner et al. (1971) [%]	Haschek et al. (1979) [%]
I	91 (43)	68 (51)	66 (33)	62 (49)	64 (78)
II	67 (27)	58 (17)	64 (15)	40 (5)	51 (41)
III	43 (21)	49 (81)	42 (27)	54 (26)	35 (103)
IV	0 (8)	9,3 (54)	11 (12)	7,7 (13)	9,5 (21)
Gesamt	67 (99)	44 (203)	52 (87)	41 (93)	45 (243)

der Nierenstiel von ventral freigelegt wird. Alle herkömmlichen Operationstechniken, am meisten die lumbale, weniger die thorakoabdominale und abdominolaterokolische, nähern sich aber von der Peripherie (Tumorniere) dem Zentrum (Gefäßkreuz). Weiterhin kann bei diesen Operationsmethoden nicht immer vermieden werden, daß die Nierenvene vor der Arterie unterbunden wird, weil die Arterie hinter der Vene liegt und darüberziehende andere Venen, Kollateralen, Lymph- und Fettgewebe den Weg zur Arterie erschweren. Bis zur nachfolgenden Unterbindung der Arterie können Minuten vergehen; die tumoröse Niere wird mit Blut überfüllt, schwillt an und verändert zwangsläufig ihre Hämodynamik. Der venöse Abstrom dringt retrograd in die bekannten Zuflüsse der V. renalis (V. testicularis bzw. ovarica und lumbotrunkale Vene), sowie in die nach portal abfließenden Kollateralen, und kann durch die Ausschwemmung von Tumorzellen ein potentielles Metastasenfeld in der Portaregion, Wirbelsäule und Genitalregion eröffnen.

Deshalb erscheint nur der rein abdominale Zugang, d.h. die von Sigel mehrfach beschriebene und seit Jahren von ihm selbst praktizierte ventrale "Non-touch-Technik" [37] mit präliminarer arterieller, venöser und lymphatischer Devaskularisierung des Tumors vor jeglicher Manipulation der Tumorniere, alle Erfordernisse zu erfüllen - vorausgesetzt, große spezielle Aperturhaken machen die Thoraxapertur weit und flachen sie ab (Abb. 3a-g).

Bei großen vaskularisierten, vor allem zentral lokalisierten Tumoren mit Infiltration des Nierenstiels kann unmittelbar vor der Operation der Verschluß der Nierenarterie mit einem Swan-Ganz-Ballonkatheter [20] oder die Embolisation der Nierenarterie den Eingriff u.U. erleichtern. Da keine permanente Vasookklusion notwendig ist, kommen für die Embolisation auch Substanzen in Frage, die bei der palliativen Embolisation wegen des Eintretens einer Rekanalisation der Nierenarterie heute nicht mehr angewandt werden sollten (Tabelle 6). Bei bereits metastasierendem Nierenkarzinom ist der Sinn einer palliativen Nephrektomie umstritten [14].

Nach den Angaben von Hermanek et al. [12] und zuletzt Pauer et al. [28] wird die Prognose aber weitgehend von der histologischen Klassifizierung des Tumors mitbestimmt und somit erscheint es auch beim metastasierenden Nierenkarzinom u.U. sinnvoll, den Differenzierungsgrad zu-

Tabelle 6. Klinisch bei Nierentumoren angewandte Embolisationsmaterialien. [24]

Muskelhomgenisat	Eisensilikonkolloid unter Magnetsteuerung
Autologes Subkutangewebe	Butylakrylat (Histoacryl)(+Lipidol)
Thrombinlösung	Stahlfedern mit Wollfäden armiert (Gianturco-Anderson-Wallace-Spirale)
Autologe Blutgerinnsel	Ablösbarer Silikonballon
Gelfoam	Equiner Kollagenschaum (Tachotop)
Fibrospum	Ethibloc Okklusionsgel
Polyvinylalkoholschaum	Silikon-Elastomer
Isopropylpalmitat/Bariumsulfat	

Idealforderungen an ein Embolisationsmaterial (palliative Embolisation):

Leichte Handhabung	Atoxizität
Röntgenkontrast	Keine Rekanalisation

nächst durch eine Feinnadelbiopsie zu bestimmen und dann hochdifferenzierte Tumoren unabhängig von der Anzahl der Metastasen doch mit aggressiven Maßnahmen zu therapieren.

Die Annahme, nach der Tumornephrektomie könne es zur spontanen Metastasenregression kommen, ist trotz Einzelkasuistiken rein spekulativ.

Bei solitären Metastasen ist der günstige Effekt einer aggressiven Therapie durch Berichte von Middleton [26], Tolia u. Whitmore [42] sowie Skinner et al. [39] mit einer 35%igen Fünfjahresüberlebensrate belegt.

Die palliative Embolisation inoperabler Nierenkarzinome erscheint auf Grund der Komplikationsmöglichkeiten [24] nur noch bei akuter, konservativ nicht beherrschbarer Tumorblutung indiziert. Durch Ausbildung einer kollateralen Gefäßversorgung des Malignoms ist selbst durch einen kompletten irreversiblen Verschluß der A. renalis kein langfristiger Stillstand des Tumorwachstums zu erreichen [8].

Hermanek et al. [13] fanden bei 188 Nierenkarzinomen in 49% eine bereits makroskopisch erkennbare (Fünfjahresüberlebenszeit 40,8%), und in 28% eine mikroskopische (Fünfjahresüberlebenszeit 60,6%) Gefäßinvasion des Tumors. Wir sahen bei 34,1% der von uns operierten Patienten einen Veneneinbruch des Tumors. Ein Tumorthrombus in der unteren V. cava, der sich beim rechtsseitigen Nierenkarzinom in etwa 10% der Fälle findet, kann bei temporärer Kompression bzw. Abklemmung der oberen Hohlvene in Höhe des unteren Zwerchfellrandes entfernt werden.

Von den von Skinner [38] nephrektomierten 11 Patienten, die zum Zeitpunkt der Operation bereits eine Tumorausdehnung in die V. cava zeigten, lebten 5 Jahre nach Nephrektomie und Entfernung des Tumorthrombus aus der V. cava noch 6 Patienten.

Besteht bereits eine Wandadhärenz oder Wandinfiltration des Geschwulstthrombus in der unteren Hohlvene, dann ist zwar noch eine en-bloc-Resektion des Nierenkarzinoms mit dem den Tumorthrombus tragenden Abschnitt der Venenwand möglich, dieser Eingriff jedoch mit einem hohen Risiko belastet. Von den bis 1975 in der Weltliteratur publizierten 8 Fällen mit Tumornephrektomie und radikaler Exzision des Tumorthrom-

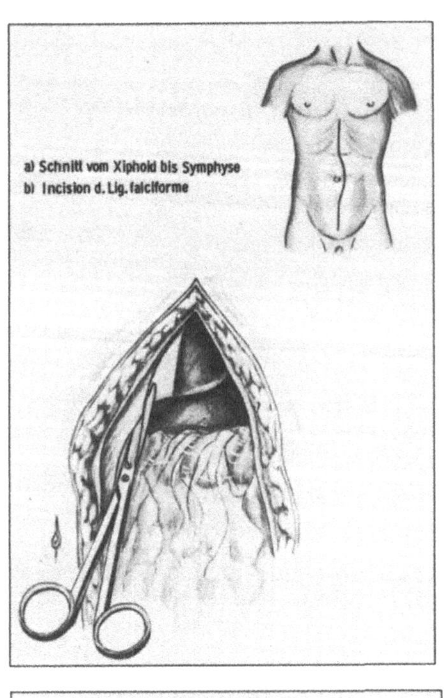

a

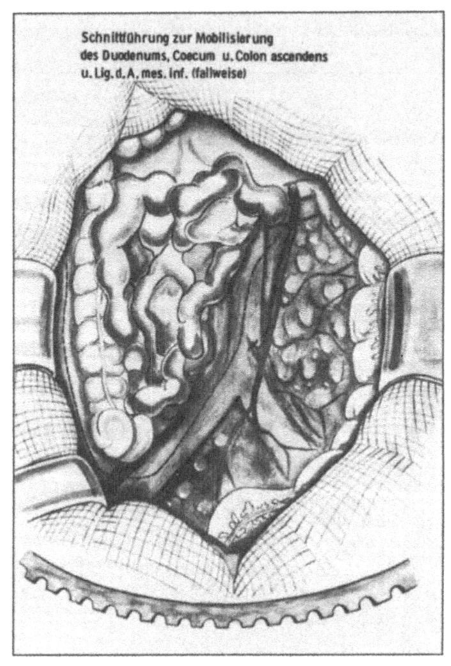

b

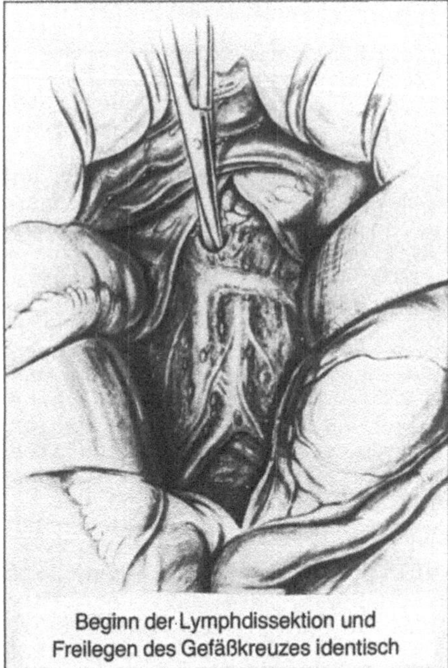

c

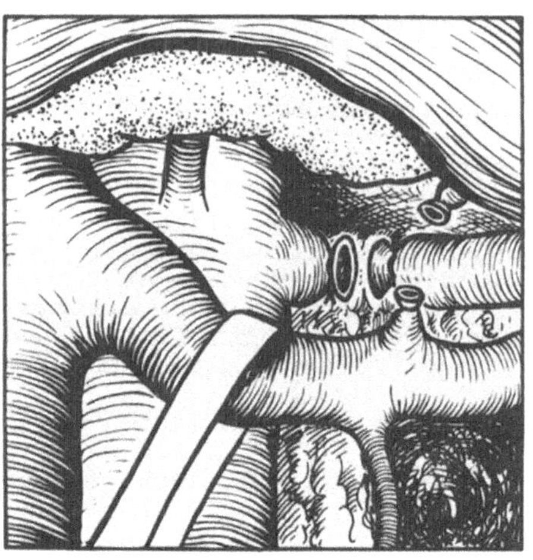

d

Abb. 3. a Äußere Voraussetzungen der radikalen Tumornephrektomie. Mediane Laparotomie vom Schwertfortsatz bis Symphysennähe, Durchtrennung des Ligamentum falciforme. Großes Rahmenspekulum, Aperturhaken, eingesetzt in festen Bügel des Operationstisches (Haken in 2 verschiedenen Größen im Handel)
b Freilegung des Retroperitoneums. Inzision des Peritoneum dorsale entlang der

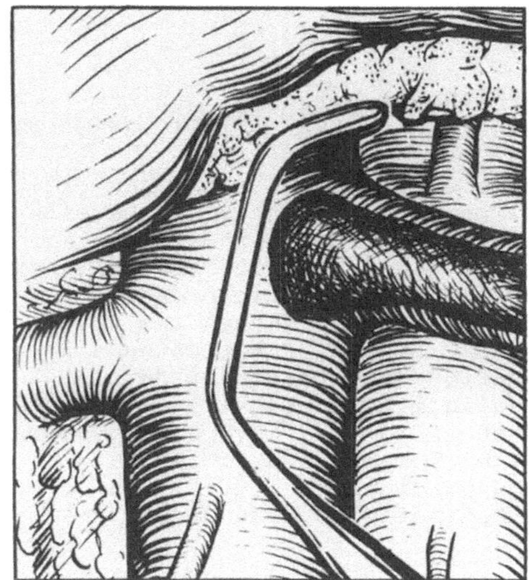

e

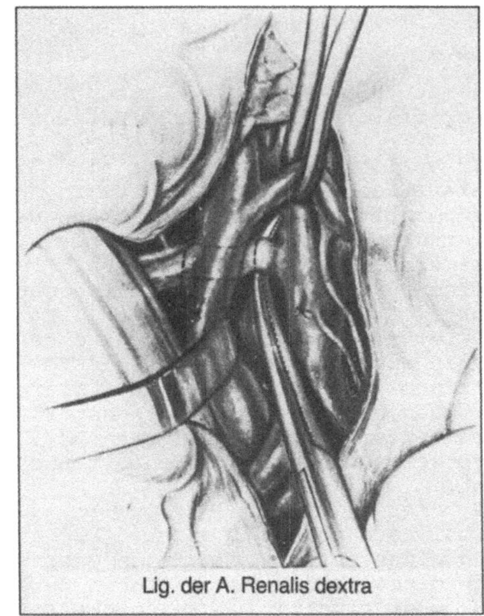

f

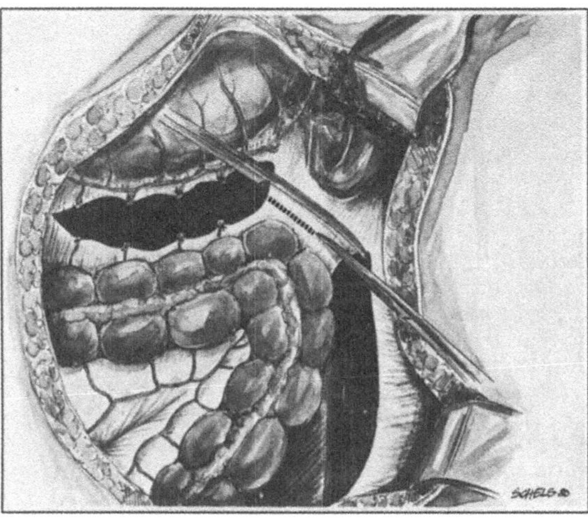

g

Radix mesenterii von der Plica duodeno jejunalis nach rechts unten, das Zökum umschneidend, fortgesetzt laterokolisch bis zur rechten Kolonflexur. Dicht an der Aorta Abtrennung der A. mesenterica inferior bei linksseitigem Nierentumor
c Mediales Freipräparieren des renalen Gefäßkreuzes, beginnend an der A. mesenterica superior, vorläufig identisch mit Beginn der Lymphdissektion
d Arterie vor Vene. Linksseitige Tumorniere. Darstellung und Abtrennung der V. suprarenalis, der V. testicularis und der (unregelmäßigen) V. lumborenalis. Unter und hinter der so beweglich gemachten V. renalis Abtrennung der A. renalis. In der *Mitte* die freidissezierte A. mesenterica superior
e Unbehindertes Abrennen der tumorhaltigen V. renalis sinistra, hinterher Gefäßnaht der V. cava
f Initiales und zentrales Abtrennen der A. renalis bei rechtsseitiger Tumorniere zwischen Aorta und V. cava
g Mobilisierung der linken Kolonflexur zur laterokolischen Entnahme der medial devaskularisierten linken Tumorniere. Präparation der Schicht zwischen Peritoneum laterale und Fascia renalis (Gerota), *oben* die linke Kolonflexur bis zur Mitte des Transversum umfahrend. Es existiert eine Blattschicht zwischen Bursa omentalis und Mesokolon, so daß (anders als in der Abbildung) der Magen und seine ernährenden Gefäße außerhalb des Operationsfeldes bleiben

bus mit V. cava waren 7 Patienten innerhalb eines Jahres nach dem Eingriff verstorben, nur 1 Patient hatte 2 Jahre überlebt [6, 27].

1978 berichteten Schefft et al. [35] über 21 Patienten mit einem Nierenkarzinom und Tumorthrombus in der V. cava, von denen 9 mit bereits präoperativ bekannten Metastasen nach radikaler Tumornephrektomie mit Tumorthrombektomie aus der V. cava, und in einigen Fällen zusätzlicher Resektion der V. cava, innerhalb des ersten postoperativen Jahres verstorben waren; von 12 Patienten ohne Fernmetastasen lebten zum Zeitpunkt der Publikation noch 6 (1 Patient 120 Monate, 2 Patienten 41 Monate). Wir hatten 1975 über eine 66jährige, zum Zeitpunkt der Klinikeinweisung bereits azotämische Patientin mit rechtsseitigem Nierenkarzinom und Verschluß beider Nierenvenen und der V. cava durch Tumorthromben berichtet. Nach transperitonealer Tumornephrektomie und Thrombektomie aus der V. cava bzw. linken Nierenvene hatten sich alle Laborwerte wieder normalisiert und die Patientin noch 16 Monate überlebt.

Obwohl nach Marshall et al. [23] eine Tumornephrektomie ohne Entfernung eines evtl. vorhandenen Geschwulstthrombus aus der V. cava innerhalb eines Jahres zur diffusen Karzinomatose führen soll, konnten wir 1981 über einen - zum Zeitpunkt der Diagnose eines großen rechtsseitigen Nierenkarzinoms und gut hühnereigroßen Tumorthrombus in der V. cava - 74 Jahre alten Patienten berichten, der seinerzeit als inoperabel angesehen wurde und trotzdem ohne Anhalt für Metastasen noch 4 Jahre überlebte (Abb. 4).

Findet sich ein Karzinom in einer anatomischen oder funktionellen Einzelniere oder gleichzeitig in beiden Nieren, und der verbleibende Nierenparenchymanteil läßt eine ausreichende Ausscheidungsfunktion erwarten, sind je nach Lage und Ausdehnung des Tumors verschiedene Vorgehen möglich. Relativ problemlos ist die operative Entfernung kleiner polständig gelegener Tumoren in Einzelnieren durch Polresektion oder, wenn diese gut abgegrenzt sind, selbst in Nierenmitte, durch Enukleation. Ansonsten ist eine möglichst exakte Entfernung des Tumorgewebes durch Teilresektion - u.U. mit externer Parenchymkühlung - oder in situ Perfusion und Kühlung mit einem Swan-Ganz-Katheter [21] anzustreben. Im Extremfall kann die Einzelniere aus dem Kreislauf operativ ausgeschaltet, der Tumor extrakorporal entfernt und die Niere reimplantiert werden [33]. Diese erstmals 1963 von Hardy beschriebene "work-bench-surgery" hat allerdings beim Nierenkarzinom inzwischen nur noch in Ausnahmefällen eine Berechtigung. Auch Röhl et al. [34] bevorzugen jetzt die In-situ-Tumorresektion, halten sich allerdings im Einzelfall die Möglichkeit zur Extrakorporalchirurgie offen.

Adjunktive Therapie

Das Hauptproblem in der Behandlung des metastasierenden Nierenkarzinoms liegt bei seinem schlechten Ansprechen auf adjunktive Therapiemaßnahmen.

Strahlentherapie

Die Bedeutung der Hochvolttherapie nach Tumornephrektomie ist bis heute umstritten. Das Zielvolumen reicht kranial von TH XI/XII bis kaudal nach L IV, umfaßt das Nierenlager sowie paraaortale und parakavale Lymphknoten. Seine Grenzen stellen dorsal die hintere Thorakoabdominalwand, ventral die prävertebral gelegenen Lymphknoten und lateral die seitliche Thorakoabdominalwand dar. Medial greift es um

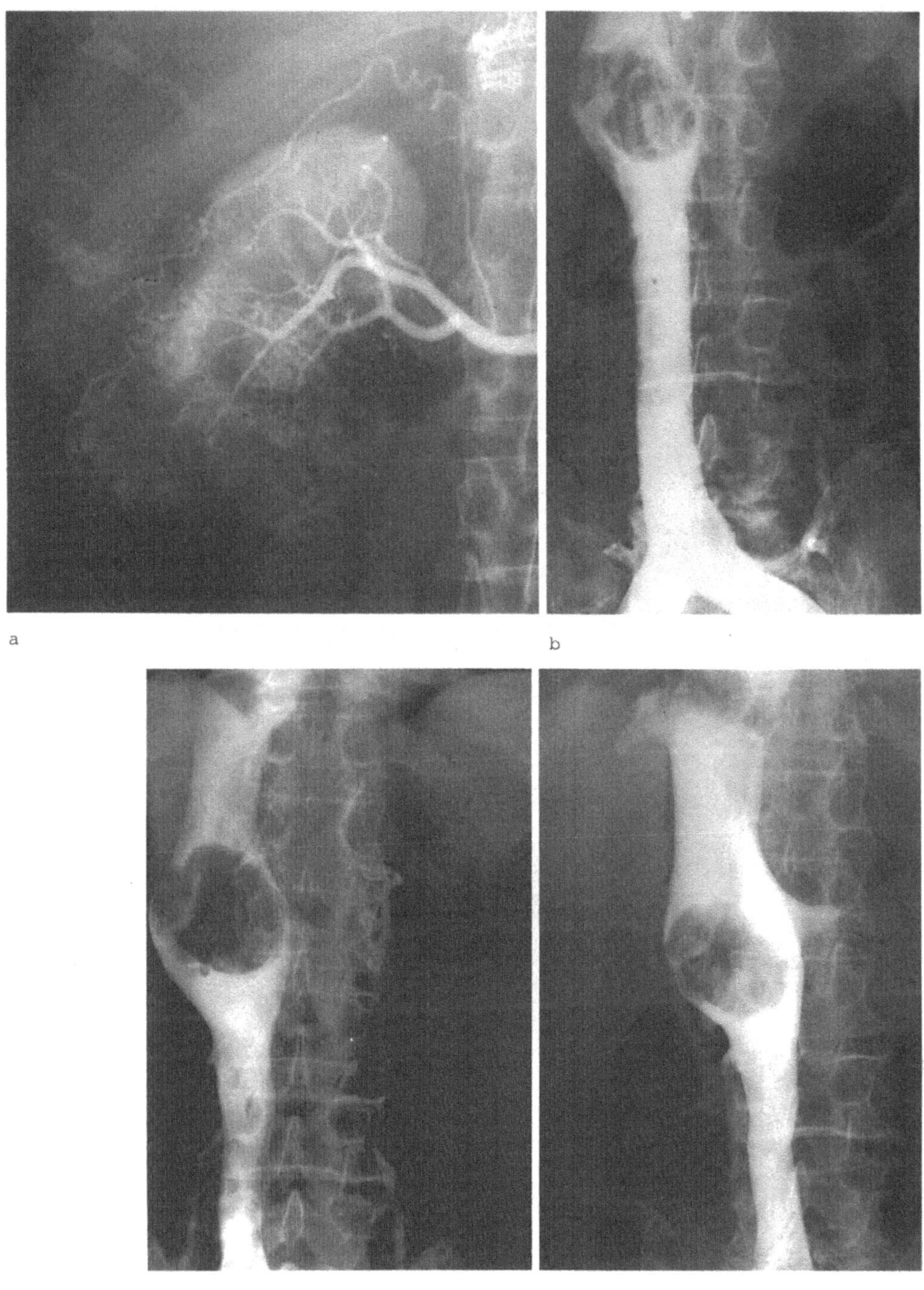

Abb. 4. a Renovasogramm eines rechtsseitigen Nierenkarzinoms; b-d Verlaufskontrolle des Cavogramms des gleichen Falles [10]

etwa 2-3 cm über die Mediane hinaus, um die kontralateralen Lymphknoten zu erfassen. Dosislimitierung wegen der Gefahr der Schädigung von Nachbarorganen und Gegenniere und fortschreitendes Tumorwachstum jenseits des Bestrahlungsfeldes schränken den therapeutischen Effekt jedoch ein (Tabelle 7).

Tabelle 7. Fünfjahresüberlebensraten von Patienten mit Nierenkarzinomen im Stadium I (Robson) bei verschiedener Behandlung; *OP* Operation, *NR* Nachbestrahlung, *VR* Vorbestrahlung. [Aus: Rattenhuber U, Wieland W (Hrsg) (1981) Klinische und experimentelle Urologie, Bd 2: Diagnostik und Therapie des Nierenkarzinoms. Zuckschwerdt, München, S 180]

Autoren	n/n	[%]	Methode
Skinner	59/102	58	OP
	(59/91)	(65)	
Robson	21/32	66	OP
Sigel	30/37	81	OP
König	38/62	62	OP
Haschek	57/88	65	OP
Evers	12/15	80	OP + NR
Voss	13/17	76	OP + NR
Heinze	14/20	70	OP + NR
Rafla	15/29	51	OP, OP + NR
Flocks	33/60	55	OP, OP + NR, VR + OP
Cox	29/45	64	OP, OP + NR, VR + OP
Hauck	35/44	80	VR + OP +/- NR

Durch eine präoperative Kurzzeitbestrahlung kann mit relativ niederen Dosen eine Devitalisierung peripherer, leicht ablösbarer Tumorzellen und eine Rarefizierung von Kollateralvenen erreicht werden. Wir führen seit 1975 routinemäßig eine präoperative Telekobaltschlagbestrahlung (3 mal 5 Gy) durch, wobei die dritte Dosis unmittelbar vor der Tumornephrektomie gegeben wird. Bei einem Vergleich der Dreijahresüberlebensraten der vorbestrahlten und nichtvorbestrahlten, nephrektomierten Patienten ist jedoch im Gegensatz zu den Ergebnissen der Mainzer Klinik (Abb. 5) bis jetzt keine eindeutige Verbesserung der Prognose zu erkennen.

Zytostatische Therapie

Da etwa 90% der Nierenkarzinome primär zytostatikarefraktär sind [41], hat der Einsatz selbst aggressivster Chemotherapeutikakombinationen keinerlei Wirkung gezeigt [16, 18, 22]. Lediglich Velbe scheint eine begrenzte Wirksamkeit zu besitzen. So konnten bei 135 Patienten durch die Gabe von 0,1-0,3 mg/kg Velbe/Woche i.v. 3 Vollremissionen und 23 Teilremissionen erzielt werden [3]. Kombinationen von Velbe mit anderen Zytostatika erbrachten keine weitere Steigerung der Remissionsraten. Wegen des extrem niedrigen Anteils DNS-synthetisierender Zellen bei Nierenkarzinomen - der Fraktion also, die durch Zytostatika zu schädigen ist - sind Erwartungen auf bessere Behandlungsergebnisse eher skeptisch zu beurteilen.

Abb. 5. Überlebensraten von Patienten mit Nierenkarzinomen mit und ohne Vorbestrahlung vor der Tumornephrektomie. —— Vorbestrahlung und OP, ---- nur Operation [22]

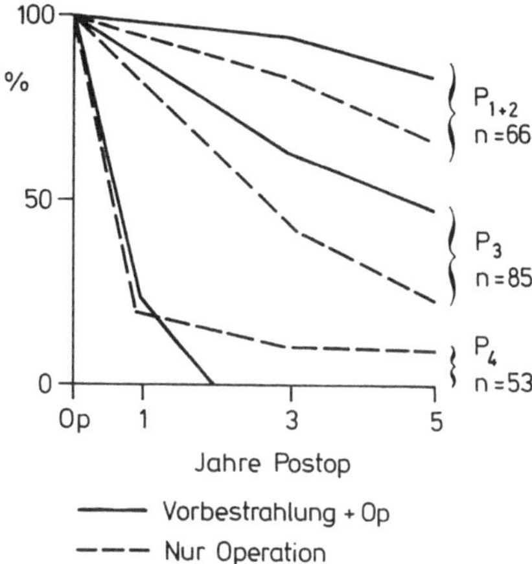

Hormontherapie

Durch Verabreichung von Hormonen, insbesondere Gestagenen oder Androgenen, kann das Wachstum von Nierentumoren zumindest im Tierexperiment beeinflußt werden. Wenngleich die Übertragbarkeit tierexperimenteller Ergebnisse auf das menschliche Nierenkarzinom problematisch ist, hat zumindest die Gestagentherapie klinische Verbreitung gefunden, wobei besonders der anabolisch-roborierende Begleiteffekt des Gestagens als positiv zu vermerken ist [2]. Nebenwirkungen der Gestagenzufuhr (Hochdruck, Steroiddiabetes und Impotenz) werden in weniger als 5% beobachtet.

Im eigenen Krankengut erhielten 42 Patienten nach der Tumornephrektomie mehrere Monate Depostat (wöchentlich 200 mg i.m.) und seit 1976 weitere 50 Patienten Clinovir (täglich 3 mal 100 mg). Bei einer früheren Zusammenstellung der Mittelwerte der konstant kontrollierten Körpergewichte von 15 tumornephrektomierten Patienten, bei denen der Eingriff länger als 1 Jahr zurücklag, geht eindeutig hervor, daß bei den mit Depostat behandelten Patienten das Körpergewicht postoperativ wieder anstieg oder zumindest konstant blieb; alle Patienten befanden sich zum Zeitpunkt der Nachuntersuchung in gutem Allgemeinzustand, während sich bei den Patienten, die nach der Tumornephrektomie kein Depostat erhalten hatten, eindeutig eine Gewichtsabnahme und Verschlechterung des Allgemeinbefindens zeigte (Abb. 6). Eine sichere Teilremission oder Lebensverlängerung durch eine adjuvante Hormontherapie mit einem Gestagenpräparat konnten wir genauso wenig wie die Mainzer Klinik beobachten.

Klippel u. Altwein berichteten 1979 über vorläufige Ergebnisse der Eastern Cooperative Oncology Group, wo in einer randomisierten Studie mit dem Antiöstrogen Nafoyidin in einer Dosierung von 4 mg/kg Tag 6 von 41 Patienten in eine Partialremission gebracht werden konnten [14].

Immuntherapie

Eine echte Immuntherapie, die im Gegensatz zur Radio-, Chemo- und Hormontherapie selektiv Tumorzellen vernichtet, ohne normale körpereigene Zellen zu schädigen, hat den zusätzlichen theoretischen Vorteil, daß

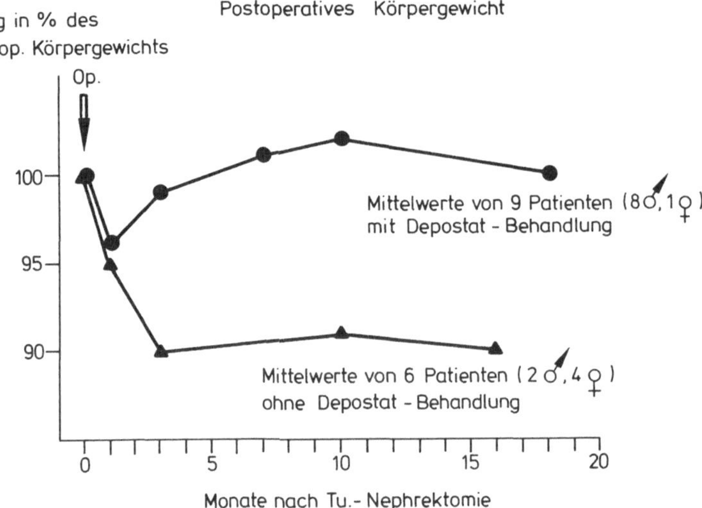

Abb. 6. Postoperatives Körpergewicht tumornephrektomierter Patienten mit und ohne Depostatbehandlung

nicht nur in Teilung befindliche Tumorzellen wie bei der Chemotherapie angegriffen werden, sondern jede Zelle, die das spezifische Tumorantigen aufweist. Voraussetzung hierzu ist allerdings das Vorhandensein eines tumorspezifischen Antigens und eine vorausgegangene zytoreduktive Chirurgie, d.h. Verringerung der Tumormasse oder Entfernung sämtlicher makroskopisch sichtbarer Tumorgewebe.

Klippel et al. [15] führten bei 7 Patienten mit metastasierendem Nierenkarzinom eine aktive Immuntherapie durch. 4 Patienten erhielten ein allogenes, 3 Patienten ein autochthones Tumorzellvakzinat zusammen mit einem Immunstimulator. 3 Patienten verstarben durchschnittlich 22 Monate nach Therapiebeginn. 4 Patienten leben, davon 2 mit "stabilisierten Metastasen", bei 2 weiteren Fällen mit autochthonem Tumorzellvakzinat ließen sich nach etwa 15 Monaten Immuntherapie präoperativ vorhandene Lungenmetastasen nicht mehr nachweisen, in einem Fall fand sich eine Regression einer Lebermetastase (Nachbeobachtungszeit 2 Jahre).

Diese Ergebnisse sollten zumindest für bestimmte Zentren mit personeller, apparativer und logistischer Voraussetzung Anlaß sein für weitere kontrollierte Studien, um möglichst bald vielleicht schon verbindlichere Aussagen über den tatsächlichen Wert einer adjunktiven Immuntherapie beim Nierenkarzinom machen zu können.

Literatur

1. Beyer D, Fiedler V (1977) Ist die Nierenzystenpunktion eine brauchbare Methode? Urologe [A] 16:339
2. Bloom HJG (1973) Hormone - induced and spontaneous regression of metastatic renal cancer. Cancer 32:1066

3. Bodey GP (1979) Current status of chemotherapy in metastatic renal carcinoma. In: Johnson, Samuels (eds) Cancer of the genitourinary tract. Raven, New York
4. Chisholm GD (1980) Clinical and biochemical markers in renal carinoma. Renal cancer, vol 49. UICC-Technical report series, p 182
5. Chlepas S, Hermanek P, Sigel A (1977) Regionale Lymphknotenmetastasen beim Nierenparenchymkrebs. Morphologische Befunde und klinische Konsequenzen. Urologe [A] 16:208
6. Cole AT, Julian WA, Fried FA (1975) Aggressive surgery for renal cell carcinoma with vena cava tumor thrombus. Urology 6:277
7. Doerr W, Uehlinger E, Zollinger HU (1966) Spezielle pathologische Anatomie, Bd 3, Niere und ableitende Harnwege. Springer, Berlin Heidelberg New York
8. Flamm J, Sapik H, Glantschnig W (1979) Behandlung maligner Nierentumoren durch selektive Embolisation der Arteria renalis. Urologe [A] 18:79
9. Hallwachs O (1981) Der interessante Fall: Vierjährige Beobachtung eines Patienten mit nicht operiertem rechtsseitigem Hypernephrom und Tumor-Thrombus in der Vena cava. Aktuel Urol 12:34
10. Hallwachs O, Valesky A (1975) Kompletter beidseitiger Nierenvenenverschluß bei rechtsseitigem Hypernephrom mit fortschreitender Ausscheidungsinsuffizienz. Urologe [A] 14:27
11. Haschek H (1981) Zur operativen Therapie des Nierenkarzinoms. In: Rattenhuber U, Wieland W (Hrsg) Klinische und experimentelle Urologie, Bd 2. Zuckschwerdt, München (Diagnostik und Therapie des Nierenkarzinoms, S 130)
12. Hermanek P, Sigel A, Chlepas S (1976) Renal cell carcinoma-invasion of veins. Eur Urol 2:142
13. Hermanek P, Sigel A, Chlepas S (1976) Histological grading of renal cell carcinoma. Eur Urol 2:189
14. Klippel KF, Altwein JE (1979) Palliative Therapiemöglichkeiten beim metastasierenden Hypernephrom. Dtsch Med Wochenschr 104:28
15. Klippel KF, Jacobi GH, Schulte-Wissermann H (1981) Aktive Immuntherapie beim metastasierenden Hypernephrom. Aktuel Urol 12:161
16. Klugo RC, Detmers M, Stiles RE, Talley RW, Cerrny JC (1977) Aggresive versus conservative management of stage IV renal cell carcinoma. J Urol 118:244
17. Linder F (1947) Über blutdrucksteigernde Nierentumoren. Klin Wochenschr 25:498
18. Lokich JJ, Harrison JH (1975) Renal cell carcinomanatural history and chemotherapeutic experience. J Urol 114:371
19. Luckê B, Schlumberger HG (1975) Tumors of the kidney, renal pelvis und ureter. Armed Forces Institute of Pathology, Washington, p 30
20. Marberger M (1978) Ischämie und regionale Hypothermie bei Operationen am Nierenparenchym. Steinkopff, Darmstadt
21. Marberger M, Georgi M (1975) Balloon occlusion of the renal artery in tumor nephrectomy. J Urol 114:360
22. Marberger M, Hohenfellner R (1979) Das Nierenkarzinom. Nieren Hochdruckkr 6:253
23. Marshall UF, Middleton RG, Holswade GR, Goldsmith EJ (1970) Surgery for renal cell carcinoma in the vena cava. J Urol 103:414
24. Marx FJ, Chaussy C, Moser E (1981) Nierentumoren-embolisation-Indikation und Ergebnisse. In: Rattenhuber U, Wieland W (Hrsg) Klinische und experimentelle Urologie, Bd 2. Zuckschwerdt, München (Diagnostik und Therapie des Nierenkarzinoms, S 140)
25. Melman A, Grim GE, Weinberger MH (1977) Increased incidence of renal cell carcinoma with hypertension. J Urol 118:531
26. Middleton RG (1967) Surgery for metastatic renal cell carcinoma. J Urol 97:973
27. Mocculllough DL, Talner LB (1974) Inferior vena cava extension of renal carcinoma: A lost cause? Am J Roentgenol 121:819
28. Pauer W, Mikuz G, Jakse G (1981) Ist die Nephrektomie beim metastasierenden Nierenkarzinom sinnvoll? Aktuel Urol 12:146
29. Piard A, Mabille JP, Putelat R et al. Sem Hôp Paris 49:341
30. Ramos CV, Taylor HB (1972) Cancer 29:1287
31. Riches EW (1964) Tumors of the kidney and ureter. In: Neoplastic disease, Bd 5. Livingstone, Edinburgh London
32. Robson CJ, Churchill BM, Anderson W (19) The results of radical nephrectomy for renal cell carcinoma. J Urol 101:297

33. Röhl L, Dreikorn K, Heering H (1977) Organerhaltende Chirurgie bei der Behandlung von Nierentumoren in Solitärnieren und doppelseitigen Nierentumoren. Helv Chir Acta 46:309
34. Röhl L, Dreikorn K, Horsch R (1981) Erfahrungen und Ergebnisse der in situ- und extrakorporalen Exstirpation von Tumoren in Solitärnieren und bei Patienten mit bilateralen Nierentumoren. Verhandlungsbericht: Dtsch Gesellschaft für Urologie, 32, Tagung. Springer, Berlin Heidelberg New York, S 281
35. Schefft P, Novick AC, Straffon RA, Stewart BH (1978) Surgery for renal cell carcinoma extending into the inferior vena cava. J Urol 120:28
36. Schmiedt E, Rattenhuber U (1981) Operative Therapie des Nierenkarzinoms - Indikation, Methode, Ergebnisse und Prognose. In: Rattenhuber U, Wieland W (Hrsg) Klinische und experimentelle Urologie, Bd 2. Zuckschwerdt, München (Diagnostik und Therapie des Nierenkarzinoms, S 134)
37. Sigel A, Chlepas S, Hermanek P, Herrlinger A (1981) Stagnation in der Therapie der Nierentumoren - Chancen einer Besserung. In: Rattenhuber U, Wieland W (Hrsg) Klinische und experimentelle Urologie. Diagnostik und Therapie des Nierenkarzinoms. Bd 2, S 109
38. Skinner DG, Pfister RF, Colvin R (1972) Extension of renal cell carcinoma into vena cava: The rationale for aggressive surgical management. J Urol 107:711
39. Skinner DG, Vermillion CD, Colvin RB (1973) The surgical management of renal cell carcinoma. J Urol 107:705
40. Stauffer MH (1961) Nephrogenic hepatosplenomegaly. Gastroenterology 40:694
41. Talley RW (1973) Chemotherapy of adenocarcinoma of the kidney. Cancer 32:1064
42. Tolia BM, Whitmore FW (1975) Solitary metastasis from renal cell carcinoma. J Urol 114:836
43. UICC (1979) TNM Klassifikation der malignen Tumoren. Springer, Berlin Heidelberg New York
44. Utz DC, Warren MM, Gregg JA, Ludwig J (1970) Mayo Clin Proc 45:161
45. Warren MM, Kelalis PP, Utz DC (1970) The changing concept of hypernephroma. J Urol 104:376
46. Wynder EL, Mabuchi K, Whitmore FW Jr (1974) Epidemiology of adenocarcinoma of the kidney. J Natl Cancer Inst 53:1619
47. Ziegler M, Mast GJ (1980) Urologische Aspekte der renalen Hypertonie. In: Rosenthal J (Hrsg) Arterielle Hypertonie. Springer, Berlin Heidelberg New York, S 201-231
48. Zollinger HU, Mihatch MJ (1978) Renal pathology in biops. Springer, Berlin Heidelberg New York

Sachverzeichnis